「日本食品標準成分表 2015 年版（七訂）」による

七訂 食品80キロカロリーミニガイド

大きさ・量が
ひと目でわかる

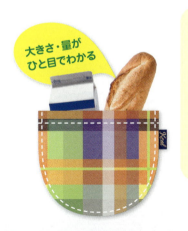

はじめに

　本書は食品の1点／80キ
栄養…
す。…
関係…
にコン…
グに入…
だけれ…

女子栄養大学学長　香川明夫

女子栄養大学出版部

食品
80キロカロリー
ミニガイド

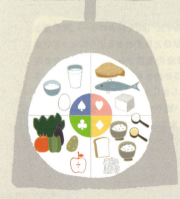

なにをどれだけ食べたらいいの?……………………………………… 4
第1群から第4群までの、基本の組み合わせ………………………… 6
第1群にもっとくわしくなる……………………………………………… 8
第2群にもっとくわしくなる……………………………………………… 9
第3群にもっとくわしくなる……………………………………………… 10
第4群にもっとくわしくなる……………………………………………… 11
1日20点の献立の立て方………………………………………………… 12
年齢別・性別・身体活動レベル別点数構成………………………… 14
自分の標準体重と、適したエネルギー量点数を決めましょう… 16
間違ったダイエットで、健康を害さないようにしましょう………… 18
四群点数法の食品群の群分けと
　1点実用値の改訂について…………………………………………… 20
食品の重さを計るのが基本。いろいろな計り方があります…… 24
本書の見方………………………………………………………………… 26

写真で見る食品1点 (80キロカロリー) 実用値 …… 27

※1点実用値とは、その食品で80キロカロリーのエネルギーをとるのに必要な重量のことです。厳密に80キロカロリーということではなく、端数を切り上げたり切り捨てたりして、使いやすく覚えやすいようにした数値です。併記してある成分値は、1点 (80キロカロリー) 実用値のものです。

第1群
乳・乳製品 (牛乳類) …… 28
乳・乳製品 (乳製品) …… 29
乳・乳製品 (チーズ類) …… 31
卵・卵製品 …… 34

第2群
魚介類 (魚) …… 36
魚介類 (貝類、イカ、エビ、カニ、タコ、その他)… 50
魚介類 (加工品) …… 56
魚介類 (魚卵加工品) …… 62
魚介類 (水産練り製品) …… 64
肉類／牛肉 (脂身つき) …… 66
肉類／豚肉 (大型種脂身つき) …… 70
肉類／うし・ぶたの副生物 …… 72
肉類／鶏肉 (若鶏)・鶏の副生物 …… 74
肉類／その他の肉類 …… 78
肉類／食肉加工品 …… 80
大豆・大豆製品 …… 84
豆 …… 90

第3群
緑黄色野菜 …… 92
淡色野菜 …… 104
野菜 (加工品) …… 116
きのこ …… 120
きのこ (加工品) …… 122
海藻 …… 124
芋・芋 (加工品) …… 128
果物 …… 130
果物 (加工品) …… 138

第4群
穀類 (米) …… 142
穀類 (ごはん) …… 144
穀類 (米加工品) …… 146
穀類 (粉類) …… 148
その他の穀類 …… 152
穀類 (めん類) …… 154
穀類 (加工品) …… 160
パン …… 162

菓子パン …… 164
砂糖・甘味類 …… 166
種実 …… 170
油脂類 (植物油脂類) …… 172
油脂類 (脂身、バター類、マーガリン類他) …… 174
油脂類 (クリーム類) …… 176
油脂類 (ドレッシング類) …… 177
菓子 (豆加工品) …… 178
菓子 (種実加工品) …… 180
菓子 (果物加工品) …… 182
菓子 (冷菓) …… 184
菓子 …… 186
飲料類 …… 198
アルコール飲料 …… 204
調味料 …… 208

食品1点 (80キロカロリー) 実用値一覧
 (五十音順) …… 212
標準計量カップ・スプーンによる重量表
 …… 245

表紙デザイン／横田洋子
本文デザイン／横田洋子 (1〜27ページ、212〜248ページ)
食材ページフォーマット／中野正皓＆ディレクション・ナカ (28〜211ページ)
撮影／松園多聞　木村拓　中村淳
　　　岩本朗　高木隆成　中村一平
　　　青山紀子　編集部
イラスト／横田洋子
献立再現／千ँे宏子
校正／くすのき舎

なにをどれだけ食べたらいいの？

毎日食べるべき食品の量と質が簡単につかめ、
健康な食生活を送ることができる食事法、それが「四群点数法」です。
しかも、栄養や食品についてのむずかしい知識は必要としません。
覚えることは以下の4つのことです。

❶ **食品を栄養的な特徴によって4つのグループ（食品群）に分けて、**それぞれを第1群、第2群、第3群、第4群とする。

❷ **食品の重量は80kcalを1点とする単位（エネルギー量点数）で表わす。**

❸ 1日に食べるべき食品の量を**第1群〜第4群の各食品ごとにエネルギー量点数で示す。**

❹ **1日20点（1600kcal）を基本とし、**年齢・性・活動の程度などで増減する。20点の内訳は、**第1群で3点**（乳・乳製品で2点、卵で1点）、**第2群で3点**（魚介・肉で2点、豆・豆製品で1点）、**第3群で3点**（野菜で1点、芋で1点、果物で1点）、**第4群で11点**（穀類で9点、油脂で1.5点、砂糖で0.5点）**とする。**

以上のことを右のページにまとめました。1日20点の食品の組み合わせはほんの一例にすぎません。
決められたエネルギー量点数の範囲内であれば、食品の選び方は自由です。

♠ 第1群

乳・乳製品、卵
日本人に不足しがちな栄養素を含み、
栄養バランスを完全にする食品群。
毎日、欠かさずにとるようにする。
乳・乳製品…2点
卵…1点

♥ 第2群

魚介、肉、豆・豆製品
肉や血を作る良質たんぱく質の食品群。
体のたんぱく質はつねに作りかえられるので、
毎日適量を食べたい。
魚介…1点
肉…1点
豆・豆製品…1点

♣ 第3群

野菜（きのこ、海藻を含む）、芋、果物
体の調子をよくする食品群。
野菜は、緑黄色野菜120g以上と
淡色野菜（きのこ、海藻を含む）
の計350gで1点とする。
野菜…1点
芋…1点
果物…1点

♦ 第4群

穀類、油脂、砂糖、その他
力や体温となる食品群。
この群だけは自分の体重などを
考慮して増減し、
ふさわしい量をとる。
穀類…9点
油脂…1.5点
砂糖…0.5点

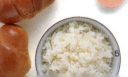

第1群から第4群までの、基本の組み合わせ

4つのグループに分けた食品を
どのように組み合わせて
食べたらいいかを、
実際に見てみましょう。

1日=20点
1日にこれだけ食べよう
1600 kcal

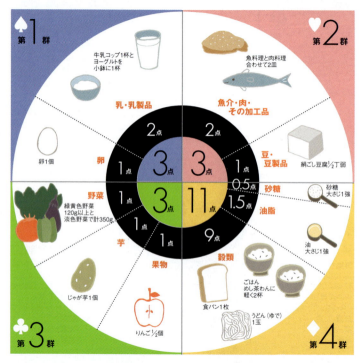

3、3、3、11は基本パターン

基本パターンは、第1群で3点、第2群で3点、第3群で3点、第4群で11点の合計20点（1600kcal）です。
3、3、3、11（サン、サン、サン、ジュウイチ）が基本、と覚えましょう。
各群の点数配分と食品の目安量は、左の図をごらんください。

点数は、個人の必要量に応じて調整する

1日に必要なエネルギー量は、個人で異なります。
しかし、ほとんどの人で1日20点（1600kcal）は最低限必要となるエネルギー量です。
それを3、3、3、11の基本パターンで摂取すると、たんぱく質、ミネラル、ビタミン類のほとんどが
必要量を満たすことができます。
ただ、成長期の人、体の大きな人、運動量の多い人などは3、3、3、11の基本パターンを摂取したうえで、
各個人の必要量に合わせて点数を増やすことができます。

野菜は1点＝350g

3、3、3、11の中で、第3群の野菜はエネルギーが低いものが多く、
ある1種類の野菜で1点をとろうとすると大量に食べなくてはいけません。
また、野菜は何種類かを少量ずつ組み合わせて食べることが多いので、便宜的に「350g＝1点」としています。
350gの内訳は、「緑黄色野菜120g以上＋淡色野菜」です。きのこと海藻は淡色野菜に含まれ、
摂取量は合わせて30〜40gを目指します。

第1群にもっとくわしくなる
乳・乳製品、卵

牛乳、加工乳、スキムミルク、
チーズ、ヨーグルトなど
鶏卵、うずら卵、ピータンなど
(タラコやスジコなどの魚卵は第2群)

日本人に不足しやすい栄養素

　乳・乳製品にはカルシウム、ビタミンB_2が豊富に含まれます。また、たんぱく質、脂質、ビタミンA、ビタミンB_1なども含みます。卵はたんぱく質や脂質、鉄をはじめ、さまざまな栄養素を含みます。

　カルシウムや鉄、ビタミンA、ビタミンB_2などは日本人の食生活に不足しやすい栄養素で、それらをバランスよく含むのも第1群の長所です。

子どもも必要、大人も必要

　第1群の食品に特に多く含まれるのは、カルシウムとビタミンB_2です。

　カルシウムは骨の成分です。成長期はもちろんカルシウムを必要としますが、骨がもろくなる中高年も充分に摂取する必要があります。乳・乳製品に含まれるカルシウムは体内に吸収されやすいという特徴もあります。

　ビタミンB_2は成長を促す作用を持ちます。体内で炭水化物や脂質をエネルギーに変える働きもあり、成長期の子どもやスポーツ選手、筋肉労働に従事している人はより多くのビタミンB_2が必要となります。また、健康でみずみずしい肌を保つ作用もあります。

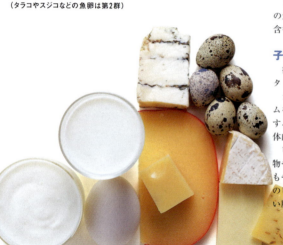

第2群にもっとくわしくなる
魚介、肉、豆・豆製品

魚、貝、魚卵、魚の加工品
肉、レバーなどの内臓類、肉の加工品
大豆やいんげん豆などの豆類
豆腐や納豆などの豆製品

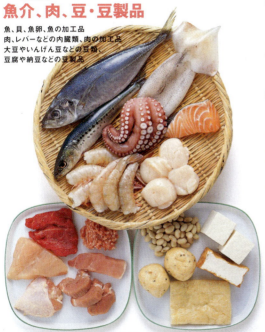

たんぱく質はもちろん
ビタミン類やミネラルも豊富

　魚介や肉にはたんぱく質のほかに、脂質やビタミンB_1、ビタミンB_2、鉄が含まれます。豆・豆製品はビタミンB_1やカルシウム、鉄、食物繊維を含むとともに、低脂肪なのも利点です。また、第2群の食品には血液を作ったりその働きを維持したりする重要な役割もあります。

食品の選び方のコツ

　魚介と肉の栄養的特徴は異なるので、一方に偏らないようにしましょう。「四群点数法」では、魚介や肉を1点あたりのたんぱく質の量によってA、B、Cの3つのグループに分類しています。Aは「たんぱく質が多くて脂質は少ない」もの、Cは「たんぱく質が少なくて脂質は多い」ものです。脂質が気になる人は、AまたはBのものを選ぶとよいでしょう。低脂肪の豆・豆製品もおすすめします。

魚介の1点に含まれるたんぱく質と脂質

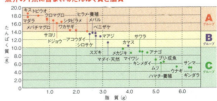

♣第3群にもっとくわしくなる
野菜(きのこ、海藻を含む)、芋、果物

緑黄色野菜（にんじん、かぼちゃ、ほうれんそう、
ブロッコリー、さやえんどう、トマトなど）、
淡色野菜（きゅうり、白菜、キャベツ、レタス、もやし、大根など）
しいたけ、わかめ、ひじき、じゃが芋、さつま芋、こんにゃく、りんごなど

ビタミンCは第3群で

　第3群の食品は、ビタミンCや食物繊維を豊富に含みます。きのこや海藻はミネラルやビタミン類、食物繊維を多く含むので、このグループです。

　ビタミンCは骨や皮膚を形成するコラーゲンというたんぱく質を体内で作るときに必要な栄養素です。ビタミンCは第3群以外の食品からはほとんど摂取できないので、この群の食品が重要な供給源です。また、運動や喫煙、けがなどで失われるので、そのような状態の人は特にビタミンCの摂取を心がけましょう。

野菜の色に秘密あり

　野菜は、カロテンという色素の含有量によって緑黄色野菜と淡色野菜とに分けます。カロテンは体内でビタミンAに変わります。ビタミンAは薄暗い所で視力を保ち、皮膚や粘膜をじょうぶにして感染症にかかりにくくするなどの働きを持ちます。

食物繊維の2つの利点

　第3群の食品は食物繊維が豊富です。食物繊維には大腸内の有用菌（乳酸菌やビフィズス菌など）を増やし、腸の働きをととのえる作用があります。また、食物繊維は人の消化酵素で消化できない、つまり低エネルギーの成分なので、食物繊維が多い食事は「食事のかさは増えるが、エネルギーは低い」という利点があります。

第4群にもっとくわしくなる
穀類、油脂、種実、砂糖、菓子、飲料、調味料

ごはん、もち、パンなど
植物油、バター、マーガリン、マヨネーズなど
くるみやごまなど
砂糖、はちみつ、ジャムなど
和・洋菓子、アルコール飲料、みそなど

とりたい食品、とりすぎに注意したい食品

穀類はたんぱく質や炭水化物を豊富に含みます。また、ビタミンB_1や食物繊維などの供給源になります。

油脂はそのほとんどが脂質です。また、砂糖、菓子、アルコール飲料などもエネルギー源としての役割がおもで、とりすぎないように注意するべき食品です。

100%エネルギーになる

第4群の食品に含まれるおもな栄養素であるでんぷんなどの炭水化物や脂質は、エネルギーとして100%利用されます。炭水化物や脂質の摂取量が多いと体脂肪になって蓄えられてしまいますが、不足すると体を作るたんぱく質がエネルギーとして使われてしまいます。それらを防ぐためにも、炭水化物や脂質は過剰になることなく、かつ不足することなく摂取する必要があります。

また、穀類に含まれるビタミンB_1は、炭水化物をエネルギーに変えるのに必要な栄養素です。ビタミンB_1が不足すると疲れやすくなり、重症になると脚気や神経障害、心臓肥大などの原因になります。ビタミンB_1は米の胚芽などに多く含まれます。

出典（4〜11ページ）：『なにをどれだけ食べたらいいの？ 第3版』（女子栄養大学出版部）

1日20点の献立の立て方

「四群点数法」の点数構成に従って献立を立てれば、必要な栄養素をバランスよく摂取できます。
献立を立てるときは、A、B、C、Dの順に考えて記入していくと簡単です。

A欄 だいたい好みに合っていてバランスがよいと思う献立の料理名を、朝食、昼食、夕食、間食も含め、それぞれの欄に書き込みます。

B欄 料理の材料と1人分の正味の重量を書き出します。

C欄 第1群〜第4群の欄に、それぞれの重量の点数を書き込み、食品ごとに加算して合計欄に記入します。

D欄 4つの食品群の点数に照らし合わせます。どこか抜けていたり、足りないときや多すぎるときは、A欄を再考したり、重量を加減してB欄を訂正したりします。

以上の方法で基本の点数を満たし、15ページを参照して、各自の必要に応じて点数を増減させます。

(注) 炊く前の米の量。

	A 献立・料理名	B 材料・食品 (g)	第1群 乳・乳製品	第1群 卵	第2群 魚介・肉	第2群 豆・豆製品	第3群 野菜	第3群 芋	第3群 果物	第4群 穀類	第4群 砂糖	第4群 油脂
朝食	ハニートースト	食パン 60								2.0		
		はちみつ 7									0.3	
	ほうれんそう入りスクランブルエッグトマト添え	鶏卵 55		1.0								
		ほうれんそう 50					(50g)					
		油 3										0.3
		トマト 50					(50g)					
	果物	オレンジ 100							0.5			
	牛乳	低脂肪牛乳 200	1.2									
昼食	ごはん	胚芽精米(注) 68								3.0		
	肉野菜いため	豚ロース肉 40			1.0							
		キャベツ 50					(50g)					
		玉ねぎ 30					(30g)					
		にんじん 20					(20g)					
		きくらげ 2					(2g)					
		青ピーマン 20					(20g)					
		油 8										0.9
	冷ややっこ	絹ごし豆腐 140				1.0						
		あさつき 5					(5g)					
		しょうが 3					(3g)					
	果物	いちご 110							0.5			
夕食	ごはん	胚芽精米(注) 90								4.0		
	みそ汁	なめこ 25					(25g)					
		みつば 5					(5g)					
	アジの塩焼き	アジ 65			1.0							
		大根 50					(50g)					
	ひじきの煮物	ひじき(鉄釜、乾) 8					(8g)					
		にんじん 20					(20g)					
		板こんにゃく 20						0.0				
		油 3										0.3
		砂糖 2									0.1	
	きゅうりの梅肉あえ	きゅうり 50					(50g)					
		しその葉 1					(1g)					
		梅干し 5					(5g)					
間食	焼き芋	さつま芋 60						1.0				
	ヨーグルト	ヨーグルト(全脂無糖) 100	0.8									
	ジャム添え	いちごジャム 5									0.1	
	紅茶	紅茶(浸出液) 150										
		合計	2.0	1.0	1.0	1.0(394g)	1.0	1.0	9.0	0.5	1.5
		D 4つの食品群(点)	3.0		3.0		3.0			11.0		

1日20点の食品の組み合わせ例を使った献立例

朝食
- ハニートースト
- ほうれんそう入りスクランブルエッグ トマト添え
- 果物
- 牛乳

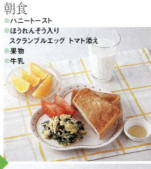

昼食
- ごはん
- 肉野菜いため
- 冷ややっこ
- 果物

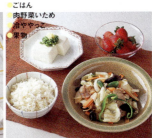

1日20点の食品の組み合わせ例

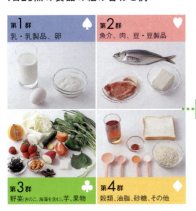

第1群 乳・乳製品、卵 ♠

第2群 魚介、肉、豆・豆製品 ♥

第3群 野菜(きのこ、海藻を含む)、芋、果物 ♣

第4群 穀類、油脂、砂糖、その他 ♦

写真上は、12ページ表のB欄の材料・食品を、4つの食品群に分けてグループごとに組み合わせた例です。写真右は、写真上の組み合わせ例を使って作った献立例で、12ページ表のA欄の献立・料理名に対応しています。

夕食
ごはん
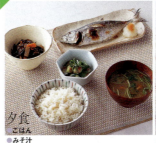
- みそ汁
- アジの塩焼き
- ひじきの煮物
- きゅうりの梅肉あえ

間食
焼き芋
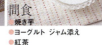
- ヨーグルト ジャム添え
- 紅茶

13

4つの食品群の
年齢別・性別・身体活動レベル別点数構成

年齢、性、活動の程度で点数は異なる

四群点数法では1日20点（1600kcal）を基本量としています。1日20点は、生活のほとんどが事務仕事などの座位で、静的な生活が中心の18～29歳の女性に適した量ですが、年齢や性、身体活動レベル（日常の活動の程度）などによって点数は異なります。年齢別・性別・身体活動レベル別の点数構成を15ページに示します。

1日20点を基本に、家族の食事量を考える

ほとんどの人は1日20点以上のエネルギーが必要になります。基本となる1日20点の食品の組み合わせ（12ページ）を覚えると、第1群から第4群までの各食品群を増減させれば個人に見合う食事量になり、家族の食事を考えるときにも便利です。

個人のエネルギーは第4群で調整

この点数構成は第4群を少なめにしてあるので、和洋菓子、アルコール飲料などの嗜好品を加える余裕が残されています。また、ふだん食べる食事量（エネルギー量）が多すぎるか不足しているかは、体重を目安にするとよいでしょう。第4群を調整し、標準体重（17ページ）を保つようにします。たとえば、やせている人や標準体重の人は第4群の穀類を中心に不足を補い、肥満している人は点数構成のままにします。

エネルギー以外では、各食品群の栄養素の特徴を組み込んで構成してあるので、栄養は充分にととのったものになります。

⇒16～17ページを参照して、自分の標準体重と、適したエネルギー量点数を決めましょう。

15ページ点数構成の注意点
1）野菜はきのこ、海藻を含む。また、野菜の1/3以上は緑黄色野菜でとることとする。
2）エネルギー量は、「日本人の食事摂取基準（2015年版）」の推定エネルギー必要量の約95%の割合で構成してある。各人の必要に応じて適宜調節すること。
3）点数構成は「日本食品標準成分表2015年版（七訂）」で計算。

15〜69歳における各身体活動レベルの活動内容

4つの食品群の年齢別・性別・身体活動レベル別点数構成 （1人1日あたりの点数、1点＝80kcal）

日常生活の内容	身体活動レベル	年齢／性	第1群 乳・乳製品 男	女	卵 男	女	第2群 魚介・肉 男	女	豆・豆製品 男	女	第3群 野菜 男	女	芋 男	女	果物 男	女	第4群 穀類 男	女	油脂 男	女	砂糖 男	女	合計点 男	女
生活の大部分が座位で、静的な活動が中心の場合	Ⅰ（低い）身体活動レベル	6〜7歳	2.5	2.0	0.5	0.5	1.5	1.5	1.0	1.0	1.0	1.0	0.5	0.5	1.0	1.0	7.0	6.5	1.0	1.0	0.2	0.2	16.2	15.2
		8〜9歳	2.5	2.0	0.5	0.5	1.5	1.5	1.0	1.0	1.0	1.0	0.5	0.5	1.0	1.0	8.0	7.5	1.0	1.0	0.5	0.5	19.5	17.5
		10〜11歳	3.0	3.0	0.5	0.5	2.0	2.0	1.0	1.0	1.0	1.0	0.5	0.5	1.0	1.0	11.0	10.0	1.5	1.5	0.5	0.5	23.0	22.0
		12〜14歳	3.0	3.0	0.5	0.5	2.0	2.0	1.0	1.0	1.0	1.0	0.5	0.5	1.0	1.0	13.0	12.0	2.0	2.0	0.5	0.5	26.5	25.0
		15〜17歳	2.5	2.5	0.5	0.5	3.0	2.0	1.0	1.0	1.0	1.0	0.5	0.5	1.0	1.0	15.5	11.5	2.5	2.0	0.5	0.5	29.5	24.0
		18〜29歳	2.5	2.0	0.5	0.5	2.5	2.0	1.0	1.0	1.0	1.0	0.5	0.5	1.0	1.0	14.0	9.5	2.0	2.0	0.5	0.5	27.0	19.5
		30〜49歳	2.0	2.0	0.5	0.5	2.5	2.0	1.0	1.0	1.0	1.0	0.5	0.5	1.0	1.0	14.0	9.5	2.0	1.5	0.5	0.5	26.5	20.5
		50〜69歳	2.0	2.0	0.5	0.5	2.0	1.5	1.0	1.0	1.0	1.0	0.5	0.5	1.0	1.0	12.5	8.5	2.0	1.5	0.5	0.5	25.0	19.2
		70歳以上	2.0	2.0	0.5	0.5	1.5	1.5	1.0	1.0	1.0	1.0	0.5	0.5	1.0	1.0	9.0	7.5	1.5	1.5	0.5	0.5	21.5	17.7
		妊娠後期																						25.5	
		授乳婦		2.0		1.0		2.0		1.0								11.0		1.5		0.5		24.0
座位中心の仕事だが、職場内での移動や立位での作業・接客等、あるいは通勤・買物・家事、軽いスポーツ等のいずれかを含む場合	Ⅱ（ふつう）身体活動レベル	1〜2歳	2.0	2.0	0.5	0.5	1.0	1.0	0.5	0.5	0.5	0.5	0.5	0.5	1.0	1.0	5.0	4.0	0.5	0.5	0.1	0.1	11.1	10.6
		3〜5歳	2.0	2.0	0.5	0.5	1.5	1.5	1.0	1.0	1.0	1.0	0.5	0.5	1.0	1.0	7.0	6.5	1.0	1.0	0.2	0.2	15.2	14.7
		6〜7歳	2.5	2.0	0.5	0.5	1.5	1.5	1.0	1.0	1.0	1.0	0.5	0.5	1.0	1.0	8.5	7.5	1.0	1.0	0.5	0.5	18.5	17.0
		8〜9歳	2.5	2.5	0.5	0.5	2.0	1.5	1.0	1.0	1.0	1.0	0.5	0.5	1.0	1.0	10.0	9.5	1.5	1.5	0.5	0.5	21.5	20.0
		10〜11歳	3.0	3.0	0.5	0.5	2.0	2.0	1.0	1.0	1.0	1.0	0.5	0.5	1.0	1.0	13.0	12.0	2.0	2.0	0.5	0.5	28.5	24.5
		12〜14歳	3.0	3.0	0.5	0.5	2.5	2.0	1.0	1.0	1.0	1.0	0.5	0.5	1.0	1.0	15.5	14.5	2.5	2.5	0.5	0.5	30.0	28.0
		15〜17歳	3.0	2.5	0.5	0.5	3.0	2.5	1.0	1.0	1.0	1.0	0.5	0.5	1.0	1.0	18.5	13.5	3.0	2.5	0.5	0.5	33.0	26.5
		18〜29歳	2.5	2.0	0.5	0.5	3.0	2.0	1.0	1.0	1.0	1.0	0.5	0.5	1.0	1.0	17.0	11.0	2.5	2.0	0.5	0.5	31.0	22.5
		30〜49歳	2.5	2.0	0.5	0.5	2.5	2.0	1.0	1.0	1.0	1.0	0.5	0.5	1.0	1.0	16.5	11.5	2.5	2.0	0.5	0.5	30.5	22.5
		50〜69歳	2.5	2.0	0.5	0.5	2.5	2.0	1.0	1.0	1.0	1.0	0.5	0.5	1.0	1.0	15.0	11.0	2.0	2.0	0.5	0.5	29.0	22.0
		70歳以上	2.5	2.0	0.5	0.5	2.0	2.0	1.0	1.0	1.0	1.0	0.5	0.5	1.0	1.0	14.0	9.5	2.0	1.5	0.5	0.5	26.0	20.5
		妊娠後期		2.0		1.0		2.0		1.0								15.0		2.0		0.5		28.5
		授乳婦		2.0		1.0		3.0		1.0								13.5		2.0		0.5		27.0
移動や立位の多い仕事への従事者。あるいは、スポーツなど余暇における活発な運動習慣をもっている場合	Ⅲ（高い）身体活動レベル	6〜7歳	2.5	2.5	0.5	0.5	2.0	1.5	1.0	1.0	1.0	1.0	0.5	0.5	1.0	1.0	9.5	8.5	1.0	1.0	0.5	0.5	20.5	20.0
		8〜9歳	2.5	2.5	0.5	0.5	2.0	2.0	1.0	1.0	1.0	1.0	0.5	0.5	1.0	1.0	12.0	10.5	1.5	1.5	0.5	0.5	24.5	22.0
		10〜11歳	3.0	3.0	0.5	0.5	2.0	2.0	1.0	1.0	1.0	1.0	0.5	0.5	1.0	1.0	14.5	13.0	2.0	2.0	0.5	0.5	28.0	28.0
		12〜14歳	3.0	3.0	0.5	0.5	3.0	2.5	1.0	1.0	1.0	1.0	0.5	0.5	1.0	1.0	17.5	15.5	3.0	2.5	0.5	0.5	33.5	31.5
		15〜17歳	3.0	2.5	0.5	0.5	3.5	3.0	1.0	1.0	1.0	1.0	0.5	0.5	1.0	1.0	20.0	16.0	3.5	3.0	0.5	0.5	36.5	30.0
		18〜29歳	3.0	2.5	0.5	0.5	3.5	2.5	1.0	1.0	1.0	1.0	0.5	0.5	1.0	1.0	20.5	14.5	3.0	2.5	0.5	0.5	35.5	25.5
		30〜49歳	2.5	2.5	0.5	0.5	3.5	2.5	1.0	1.0	1.0	1.0	0.5	0.5	1.0	1.0	20.5	15.0	3.0	2.5	0.5	0.5	35.5	26.5
		50〜69歳	2.5	2.5	0.5	0.5	3.0	2.5	1.0	1.0	1.0	1.0	0.5	0.5	1.0	1.0	18.5	13.5	2.5	2.5	0.5	0.5	32.5	25.5
		70歳以上	2.5	2.5	0.5	0.5	2.5	2.0	1.0	1.0	1.0	1.0	0.5	0.5	1.0	1.0	16.0	11.5	2.0	2.0	0.5	0.5	28.0	23.5
		授乳婦		2.0		1.0		3.0		1.0								16.0		2.5		0.5		30.0

（香川芳子案）

自分の標準体重と、
適したエネルギー量点数を決めましょう

なにをもとに、決めるのか?

　基本の20点とあなたの体重から、自分自身に適した点数を決めます。右ページのBMI判定による体重早見表と体重判定グラフを参考に、あなたの体重がどのような状態にあるかを判断します。体重が標準体重に近い、または、ふつうの範囲ならば、20点のままでかまいません。

　20点は軽い労働をしている成人の女性に適したエネルギー量点数なので、労働の激しい女性や男性の場合は20点より多くします。成長期の子どもでは成長に必要なたんぱく質を確保するために、第1群は乳・乳製品で3点、卵1点の計4点とります。

エネルギー量点数の増減方法は?

　17ページの左下の図はエネルギー量点数の増減方法を表わしたものです。基本は第1群〜第3群までの各3点、合計9点はかならず確保し、第4群は自分に合うように点数を増減します。

BMIによる体重判定グラフの見方

　まず、自分の身長を見て、自分の体重がどの範囲内にあるかを探します。その結果、体重が肥満またはやせの範囲内にある人は、医師の診断を受けてみてください。

体重コントロールの方法

　エネルギー量点数が多すぎると体重は増加し、反対に少なすぎると体重は減少します。つまり、エネルギー量点数が適当であれば体重が維持できるということになります。この関係を利用して、無理なく健康的に体重のコントロールができます。

標準体重の人

　エネルギー量点数は基本の20点にします。それをしばらく続けて、特に体重の増減がなければそのまま継続します。もし、目立って体重が増減していたならば、あなたにとって20点は不適格なので、エネルギー量点数を調節して自分にふさわしい(現在の体重を維持できる)点数を見つけてください。男性や活動量の多い人は25点前後まで増やせます。

肥満している人

　肥満している人の場合、食事になんらかの偏りがあることが多いので、なによりもまず栄養バランスのとれた食事をすることがたいせつです。まず、基本の20点から始めてください。20点の食事を続けただけで体重が減少することもあります。

　しかし、20点では体重が減少しなかったり、かえって増加したりするようであれば、20点以下に減らします。ただし、第1群〜第3群までの合計9点はかならず確保し、第4群で調節します。

BMI判定による体重早見表

		低体重		標準体重		肥満
身長	BMI	18.5未満	20.0	22.0	23.0	25.0以上
130		31.3	33.8	37.2	38.9	42.3
135		33.7	36.5	40.1	41.9	45.6
140		36.3	39.2	43.1	45.1	49.0
145		38.9	42.1	46.3	48.4	52.6
150		41.6	45.0	49.5	51.8	56.3
155		44.4	48.1	52.9	55.3	60.1
160		47.4	51.2	56.3	58.9	64.0
165		50.4	54.5	59.9	62.6	68.1
170		53.5	57.8	63.6	66.5	72.3
175		56.7	61.3	67.4	70.4	76.6
180		59.9	64.8	71.3	74.5	81.0
185		63.3	68.5	75.3	78.7	85.6
190		66.8	72.2	79.4	83.0	90.3

エネルギー量点数の増減

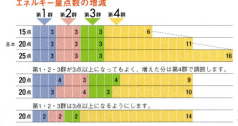

BMIによる体重判定グラフ

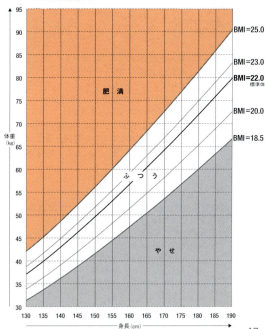

間違ったダイエットで、健康を害さないようにしましょう

この本を参考に、食品を組み合わせて食事をすることで、体重コントロールができます。
やせたい人は、「四群点数法」に沿って栄養のバランスがとれた食事をすることで、
結果的に体重を減らすことができるのです。
一般にはさまざまなダイエット法が紹介されていますが、
中には健康を害してしまうダイエット法もあります。
ダイエットで健康を損なうことがないようにするには、ダイエット法の内容が正しいかどうかをきちんと判断することが必要です。
そのためには、食品や健康に関する正しい知識を身につけることです。
そうすれば、間違った情報に惑わされることもなく、自信を持って自分の食事管理ができるようになります。

特徴的なダイエット法と、その問題点をあげてみます

❶「見る見るやせる、楽にやせる」といった宣伝をしているダイエット法

急激に体重を減らすと、体は危機を感じ、それまでよりもっと効率よく栄養を蓄積するようになり、一度減った体重がまた増えてしまいます。これをリバウンドといいます。リバウンドをくり返すと、体の筋肉が減り、ダイエット前よりも脂肪は増え、骨密度は減少してしまいます。単に体重が増減するだけでなく、体の構成も変化してしまうのです。

肥満の原因は、生活習慣に問題があることが多いのです。そのため、生活習慣を改めることなく、やせることはできません。

❷「特定の食品」だけに頼るダイエット法

○○ダイエット法、△△健康法という方法は数多くあります。そして、食事のかわりにとるサプリメントや1週間分がセットになったダイエット食品など、「特定の食品」を抱き合わせにして販売するケースもあります。

食事はただ単に口に入ればよいものではなく、いっしょに食卓を囲む人とのコミュニケーションの場を作ったり、心身のリラックスを与えてくれたりするものです。特定の食品を食べ続けることは精神的にもよくありませんし、長続きもしません。

❸「食べてはいけないもの」があるダイエット法

人間にとって食べてはいけないものはありません。問題は、なにかを偏って食べすぎると、ほかの食品が食べられなくなり、その結果としてバランスよく食べられなくなること。食べる量の注意は必要ですが、食べてはいけないものはないのです。

❹「お金がかかる」ダイエット法

食事は毎日、ずっと続けるものなので、特別な食品を使うようなダイエットでは、経済的に無理が生じてしまいます。

❺「心身がダメージを受ける」ダイエット法

若い女性の場合、急激なダイエットのために生理が止まってしまい、ダイエットをやめてもなかなか生理が戻らないこともあります。また、栄養不足になると体の抵抗力が落ちるので、病気にかかりやすくなったり、ビタミン不足や便秘が原因でイライラしたりします。そのため、いつも体の不調を気にして気分が暗くなり、日常生活にも支障が出てきます。

ダイエットを成功させるには、次のことを心がけましょう

❶ 食事記録をつける

自分では気がつかなかったことが明確になり、改善すべき生活習慣が見えてきます。

❷ 夕食偏重や夜食をやめる

夜の飲食は就寝2時間前までにすませましょう。

❸ 朝食はかならず食べる

夕食を軽くすれば、翌日の朝食はしっかりと食べることができます。朝食を抜くと、昼食を食べすぎることになります。

❹ お酒を飲んだら、ごはんは減らす

エネルギー源となる食品(第4群)で調整します。ただし、アルコールは肝臓に負担をかけるので控えめに。

❺ 間食には牛乳や果物、芋を

甘い飲み物やお菓子はできるかぎり少なくして、牛乳や乳製品、果物、芋にしましょう。

❻ 身近に食べ物を置かない

手の届くところに食べ物があると、それほど空腹でなくてもつい食べてしまうものです。特に、お菓子や嗜好飲料には注意が必要です。

❼ 体をよく動かす

摂取するエネルギーを少なくするには限界があるので、消費エネルギーを増やすようにしてください。特別な運動をしなくても、よく歩いて体を動かすことを心がけましょう。

❽ 体重を計り、記録する

1日の中で体重は変動します。時間を決めて計りましょう。起床直後と就寝前の2回をおすすめします。

❾ 食べすぎたら1週間で調整する

毎日、目標どおりの食事をするのはむずかしいことです。多少、食べすぎてしまうこともあるでしょう。1週間の中で調整し、バランスがとれるようにしましょう。

四群点数法の食品群の群分けと1点実用値の改訂について

「日本食品標準成分表2015年版(七訂)」に基づいて、既存の食品と新規収載食品の1点実用値の再計算を行ないました。

また、4つの食品群における群分けについて分類基準の再検討を行ないました。食品に含まれる栄養素の類似性やどんな料理に利用されるか、また栄養指導のときのわかりやすさなどを考慮して改訂を行ないました。

群、および項目が変更になった食品一覧

食品名	旧食品群	新食品群
クリーム　乳脂肪	1群　乳・乳製品　クリーム等	4群　油脂類　牛乳及び乳製品　クリーム類
クリーム　乳脂肪・植物性脂肪	1群　乳・乳製品　クリーム等	4群　油脂類　牛乳及び乳製品　クリーム類
クリーム　植物性脂肪	1群　乳・乳製品　クリーム等	4群　油脂類　牛乳及び乳製品　クリーム類
ホイップクリーム　乳脂肪	1群　乳・乳製品　クリーム等	4群　油脂類　牛乳及び乳製品　クリーム類
ホイップクリーム　乳脂肪・植物性脂肪	1群　乳・乳製品　クリーム等	4群　油脂類　牛乳及び乳製品　クリーム類
ホイップクリーム　植物性脂肪	1群　乳・乳製品　クリーム等	4群　油脂類　牛乳及び乳製品　クリーム類
コーヒーホワイトナー　液状　乳脂肪	1群　乳・乳製品　クリーム等	4群　油脂類　牛乳及び乳製品　クリーム類
コーヒーホワイトナー　液状　乳脂肪・植物性脂肪	1群　乳・乳製品　クリーム等	4群　油脂類　牛乳及び乳製品　クリーム類
コーヒーホワイトナー　液状　植物性脂肪	1群　乳・乳製品　クリーム等	4群　油脂類　牛乳及び乳製品　クリーム類
コーヒーホワイトナー　粉末状　乳脂肪	1群　乳・乳製品　クリーム等	4群　油脂類　牛乳及び乳製品　クリーム類
コーヒーホワイトナー　粉末状　植物性脂肪	1群　乳・乳製品　クリーム等	4群　油脂類　牛乳及び乳製品　クリーム類
えだまめ　生	2群　豆・豆製品　大豆/全粒	3群　野菜類　野菜類
えだまめ　ゆで	2群　豆・豆製品　大豆/全粒　ゆで等	3群　野菜類　野菜類
えだまめ　冷凍	2群　豆・豆製品　大豆/全粒　ゆで等	3群　野菜類　野菜類
あずき　ゆで小豆缶詰	2群　豆・豆製品　その他の豆・加工品	4群　菓子類　豆　加工品
あずき　あん　こしあん	2群　豆・豆製品　その他の豆・加工品	4群　菓子類　豆　加工品
あずき　あん　さらしあん	2群　豆・豆製品　その他の豆・加工品	4群　菓子類　豆　加工品
あずき　あん　つぶしあん	2群　豆・豆製品　その他の豆・加工品	4群　菓子類　豆　加工品
いんげんまめ　うずら豆	2群　豆・豆製品　その他の豆・加工品	4群　菓子類　豆　加工品
いんげんまめ　こしあん	2群　豆・豆製品　その他の豆・加工品	4群　菓子類　豆　加工品
いんげんまめ　豆きんとん	2群　豆・豆製品　その他の豆・加工品	4群　菓子類　豆　加工品

食品名	旧食品群		→	新食品群	
えんどう　グリンピース　揚げ豆	2群	豆・豆製品　その他の豆・加工品	→	4群	菓子類　豆　加工品
えんどう　塩豆	2群	豆・豆製品　その他の豆・加工品	→	4群	菓子類　豆　加工品
えんどう　うぐいす豆	2群	豆・豆製品　その他の豆・加工品	→	4群	菓子類　豆　加工品
そらまめ　フライビーンズ	2群	豆・豆製品　その他の豆・加工品	→	4群	菓子類　豆　加工品
そらまめ　おたふく豆	2群	豆・豆製品　その他の豆・加工品	→	4群	菓子類　豆　加工品
そらまめ　ふき豆	2群	豆・豆製品　その他の豆・加工品	→	4群	菓子類　豆　加工品
ひよこまめ　全粒　フライ　味付け	2群	豆・豆製品　その他の豆・加工品	→	4群	菓子類　豆　加工品
あんず　缶詰	3群	果物　果物・加工	→	4群	菓子類　果物　加工
いちじく　缶詰	3群	果物　果物・加工	→	4群	菓子類　果物　加工
かんきつ類／うんしゅうみかん　缶詰　果肉	3群	果物　果物・加工	→	4群	菓子類　果物　加工
かんきつ類／うんしゅうみかん　缶詰　液汁	3群	果物　果物・加工	→	4群	菓子類　果物　加工
かんきつ類／グレープフルーツ　缶詰	3群	果物　果物・加工	→	4群	菓子類　果物　加工
かんきつ類／なつみかん　缶詰	3群	果物　果物・加工	→	4群	菓子類　果物　加工
かんきつ類／ぶんたん　ざぼん漬	3群	果物　果物・加工	→	4群	菓子類　果物　加工
さくらんぼ　米国産　缶詰	3群	果物　果物・加工	→	4群	菓子類　果物　加工
なし類／日本なし　缶詰	3群	果物　果物・加工	→	4群	菓子類　果物　加工
なし類／西洋なし　缶詰	3群	果物　果物・加工	→	4群	菓子類　果物　加工
パインアップル　缶詰	3群	果物　果物・加工	→	4群	菓子類　果物　加工
パインアップル　砂糖漬	3群	果物　果物・加工	→	4群	菓子類　果物　加工
びわ　缶詰	3群	果物　果物・加工	→	4群	菓子類　果物　加工
ぶどう　缶詰	3群	果物　果物・加工	→	4群	菓子類　果物　加工
もも類／もも　缶詰　白肉種　果肉	3群	果物　果物・加工	→	4群	菓子類　果物　加工
もも類／もも　缶詰　液汁	3群	果物　果物・加工	→	4群	菓子類　果物　加工
りんご　缶詰	3群	果物　果物・加工	→	4群	菓子類　果物　加工
こんにゃく　精粉	3群	野菜類　野菜・缶詰・加工	→	3群	芋　芋類　加工
こんにゃく　板こんにゃく　精粉こんにゃく	3群	野菜類　野菜・缶詰・加工	→	3群	芋　芋類　加工
こんにゃく　板こんにゃく　生いもこんにゃく	3群	野菜類　野菜・缶詰・加工	→	3群	芋　芋類　加工
こんにゃく　赤こんにゃく	3群	野菜類　野菜・缶詰・加工	→	3群	芋　芋類　加工
こんにゃく　凍みこんにゃく　乾	3群	野菜類　野菜・缶詰・加工	→	3群	芋　芋類　加工
こんにゃく　凍みこんにゃく　ゆで	3群	野菜類　野菜・缶詰・加工	→	3群	芋　芋類　加工
こんにゃく　しらたき	3群	野菜類　野菜・缶詰・加工	→	3群	芋　芋類　加工
みりん　本みりん	4群	砂糖・甘味類	→	4群	調味料類　みりん等
みりん風調味料	4群	砂糖・甘味類	→	4群	調味料類　みりん等

1点実用値が変更になった食品一覧

食品名	旧1点実用値		新1点実用値
1群・卵			
鶏卵 全卵 ゆで	50	→	55

食品名	旧1点実用値		新1点実用値
2群・魚介類			
あじ類／まあじ 皮つき 焼き	50	→	45
いわし類／まいわし 生	35	→	45
いわし類／まいわし 水煮	35	→	45
いわし類／まいわし 焼き	35	→	40
かじき類／めかじき 生	55	→	50
かれい類／まこがれい 生	80	→	85
きす 生	95	→	100
さば類／まさば 生	40	→	30
さば類／まさば 水煮	30	→	26
さば類／まさば 焼き	30	→	25
さんま 皮つき 生	26	→	27
さんま 皮つき 焼き	27	→	30
たい類／まだい 養殖 皮つき 生	40	→	45
たい類／まだい 養殖 皮つき 水煮	35	→	40
たい類／まだい 養殖 皮つき 焼き	35	→	40
たら類／すけとうだら 生	100	→	110
ほっけ 開き干し 生	55	→	45
しじみ 生	160	→	130
ほたてがい 貝柱 生	80	→	90
するめいか 生	90	→	95
するめいか 焼き	70	→	75

食品名	旧1点実用値		新1点実用値
2群・肉類			
和牛肉／リブロース 脂身つき 生	17	→	14
和牛肉／リブロース 皮下脂肪なし 生	18	→	14
和牛肉／リブロース 赤肉 生	24	→	18
和牛肉／もも 脂身つき 生	35	→	30
乳用肥育牛肉／ばら 脂身つき 生	18	→	19
乳用肥育牛肉／ヒレ 赤肉 生	45	→	40
輸入牛肉／リブロース 脂身つき 生	30	→	35
輸入牛肉／リブロース 皮下脂肪なし 生	30	→	35
輸入牛肉／もも 脂身つき 生	45	→	50
輸入牛肉／もも 皮下脂肪なし 生	50	→	55
輸入牛肉／もも 赤肉 生	55	→	60
うし ひき肉／生	35	→	29
うし 舌 生	30	→	22
ぶた 大型種肉／ばら 脂身つき 生	21	→	20
ぶた 大型種肉／ヒレ 赤肉 生	70	→	60
若鶏肉／むね 皮つき 生	40	→	55
若鶏肉／むね 皮なし 生	75	→	70
若鶏肉／もも 皮なし 生	70	→	65
若鶏肉／もも 皮なし 焼き	55	→	50
若鶏肉／もも 皮なし ゆで	55	→	50
にわとり ひき肉 生	50	→	45
めんよう／ラム ロース 脂身つき 生	35	→	26
めんよう／ラム もも 脂身なし 生	35	→	40
かも あひる 肉 皮つき 生	18	→	30
2群・豆・豆製品			
油揚げ 生	21	→	20
湯葉 干し 乾	16	→	15

食品名	旧1点実用値	新1点実用値
3群・野菜類		
えんどう類／トウミョウ　茎葉　生	260	300
ししとう　果実　油いため	130	150
とうがらし　葉・果実　油いため	85	95
にがうり　果実　油いため	150	160
にんじん類／にんじん　根　皮つき　生	220	210
にんじん類／にんじん　根　皮むき　ゆで	210	220
ねぎ類／根深ねぎ　葉　軟白　生	290	240
ねぎ類／葉ねぎ　葉　生	260	270
パセリ　葉　生	180	190
ピーマン類／赤ピーマン　果実　油いため	110	120
ピーマン類／黄ピーマン　果実　油いため	110	120
だいこん類／切り干しだいこん　乾	29	27
3群・きのこ類		
しいたけ　生しいたけ　菌床栽培　生	440	420
しめじ類／はたけしめじ　生	440	530
しめじ類／ほんしめじ　生	570	670
ひらたけ類／エリンギ　生	330	420
まいたけ　生	500	530
まいたけ　ゆで	470	440
えのきたけ　味付け瓶詰	190	95
3群・海藻類		
あおのり　素干し	55	50
あまのり　味付けのり	45	22
こんぶ類／つくだ煮	95	50
ひじき　ほしひじき　鉄釜　乾	60	55
ひとえぐさ　つくだ煮	100	50
3群・果物類		
りんご　皮むき　生	150	140

食品名	旧1点実用値	新1点実用値
4群・穀類		
マカロニ・スパゲッティ　ゆで	55	50
水稲穀粒／半つき米	23	22
水稲穀粒／はいが精米	23	22
陸稲穀粒／七分つき米	23	22
陸稲穀粒／精白米	23	22
あわ　あわもち	40	35
はるさめ　緑豆はるさめ　乾	23	22
チョココロネ	26	24
デニッシュペストリー	20	19
パイ　ミートパイ	19	20
まんじゅう／中華まんじゅう　あんまん	28	29
4群・種実類		
アーモンド　乾	13	14
ぎんなん　ゆで	50	45
はす　成熟　乾	24	23
4群・油脂類		
和牛肉／リブロース　脂身　生	10	11
輸入牛肉／もも　脂身　生	12	13
マーガリン類／ソフトタイプマーガリン	11	10
4群・菓子類		
ショートケーキ　果実なし	23	24
ワッフル　ジャム入り	35	28
ゼリー　オレンジ	110	90
ゼリー　コーヒー	180	170
ラムネ（錠菓）	20	21
4群・調理・加工品		
じゃがいも　フライドポテト	21	35

食品の重さを計るのが基本。
いろいろな計り方があります

　「四群点数法」を実行するには、食品の重量を計ることから始めます。ここでいう食品の重量とは、実際に食べる重さ（正味重量）を意味しています。つまり、食品には食べられずに捨てる部分（魚の頭、骨、内臓、野菜や果物の皮、種など）があり、それらを除いた重さが正味重量です。

　正味重量を計るには、計量用の器具を使う場合と使わないでもできる場合とがあります。計量用の器具には、上皿自動ばかり、デジタルばかり、計量カップ・スプーンがあります。自動ばかりやデジタルばかりは魚や肉、野菜などを計るのに便利です。また、はかりでは計りにくいものや、1回の使用量が少ない調味料などを計るには計量カップ・スプーンを使います。計量カップ・スプーンの正しい使い方は25ページに示します。また、245ページには計量カップ・スプーンを使って計った食品の重量の一覧表があるので参考にしてください。

　計量用の器具を使わない方法とは、食品の包装容器にある重量表示を利用することです。

　それぞれの場合について、食品の重さの計り方を説明します。

実際に食べた重さを計るには

食べる前と食べたあとの重量の差が実際に食べた重さになります。

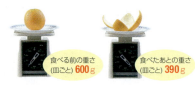

食べる前の重さ（皿ごと）**600g**　　食べたあとの重さ（皿ごと）**390g**

オレンジ
オレンジ1点＝**210g**

実際に食べた重さ

600g － 390g ＝ 210g（1点）

正味重量

重量表示をうまく利用して

バターの場合
バター½ポンドは225gで、これは箱に表示してあります。これを20等分すれば、1切れは約11gとなります。バターの1点は11gなので、1切れは約1点分ということになります。

缶詰の場合
缶詰にも重量表示があります。1缶185gのものの½量を使ったとすれば、実際に食べた重さは92.5gということになります。

ビーフンなどの場合
袋に重量表示があります。1袋150gの場合、その⅓量を使ったら50gという計算になります。同様に、スパゲッティ、ひやむぎ、そうめんなども、1袋あるいは1束の重量から実際に食べた重さがわかります。

計量カップ・スプーンの正しい使い方

計量カップ・スプーンは扱い方によって重量に違いが出るので、正しい方法で正確に計量することがたいせつです。

A カップ（200ml） **D** ミニスプーン（1ml）
B 大さじ（15ml） **E** すり切り用へら
C 小さじ（5ml）

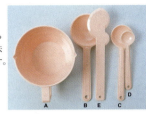

カップ1杯

スプーン1杯

スプーン½杯

スプーン¼杯

小麦粉・砂糖などの粉類
❶**カップ1杯** かたまりがあればつぶし、ふるいにかけてふんわりとした状態にして、カップを傾けて軽くすくう。平らにならし、へらを直角より多少傾けてすり切る。底をたたいたり、押し込んだりしないこと。
❷**スプーン1杯** カップと同じ要領で計る。
❸**スプーン½杯** まずスプーン1杯を計り、へらの曲線の部分を真ん中に直角に立て、先を払う。
❹**スプーン¼杯** ½杯の状態から、さらにその半分を同じようにして払う。

植物油・しょうゆなどの液状のもの
表面張力で液体が盛り上がるくらいに、内径を満たすように計る。

みそ・ひき肉など
空間ができないようにへらで詰め、盛り上げる。へらの柄の部分で、きれいにそぎ払う。

白米・あずきなど粒状のもの
いっぱいにすくってから、へらですり切る。

25

本書の見方

1点実用値と写真について
❶本書は、日常の食生活で比較的よく使われる食品を選び、その1点実用値分の写真と成分値を併記しています。成分値については、それぞれの食品群の栄養的特徴がわかるものを選んであります。
これらの数値は、文部科学省科学技術・学術審議会資源調査分科会「日本食品標準成分表2015年版（七訂）」の数値から、女子栄養大学が算出したものです。プリン体については、『高尿酸血症・痛風の治療ガイドライン第2版』（日本痛風・核酸代謝学会ガイドライン改訂委員会／編集）に収載された数値を基に独自に算出しました。

❷1点実用値とは、その食品で80kcalのエネルギーをとるのに必要な重量のことです。厳密に80kcalということではなく、端数を切り上げたり切り捨てたりして、使いやすく覚えやすいようにした数値です。併記してある成分値は、1点実用値あたりのものです。

❸食品の分類は「4つの食品群」（5ページ）によっています。

❹食品の写真は、大きさがわかりやすいように見開き2ページごとに同じ縮小率にしてあり、左ページの上にそのページの縮小率を示しています。たとえば、<u>このページの最小率20%</u> は、その縮小率で10cmを表わしています。
　　　　　　10cm

❺食品によって1個や1尾などの写真で示したほうがわかりやすいものはそのままの写真を載せ、1点分にあたる以外の部分を薄いグレーで示しています。また、皮や種、殻、骨など廃棄する部分がある食品の写真は、廃棄分を含んだものです。
これらの写真はすべて実際の計量に基づきますが、品種、産地、季節などによって大きさも重さも変わってきますので、あくまでも目安と考えてください。

❻写真以外の食品の1点実用値については、"食品1点（80kcal）実用値一覧（五十音順）"（212ページ）を参照してください。この本では写真ページの下段に"食品の1点実用値早見表"をつけていますので、同じグループで同じくらいの重量の食品をすぐに知ることができます。

食品名の表記について
食品名は、基本的に「日本食品標準成分表2015年版（七訂）」に準じていますが、別名や通称名など、よりわかりやすい名称を採用および併記しているものもあります。

食塩の含有量について
食塩の量は、ナトリウム量から算出した数値（食塩相当量）で示してあります。高血圧症、腎臓病などで塩分制限を必要とする場合の目安にしてください。

廃棄率、廃棄込み重量について
廃棄率は、通常の食習慣において廃棄される部分を、食品全体あるいは購入形態に対する重量の割合（％）で示してあります。1点実用値に1点（80kcal）あたりの廃棄される分を加えたものが廃棄込み重量です。廃棄される部分のある食品でも、切り身やむき身にした写真は1点実用値分の計量をしてあります。

単位について
本書の成分値に用いられた単位は以下のとおりです。
$1g = 1,000mg = 1,000,000\mu g$

写真で見る 食品1点（80キロカロリー）実用値

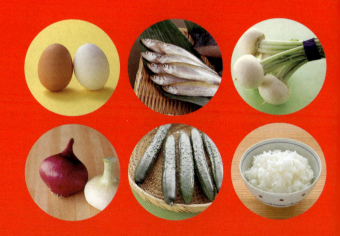

♠第1群 乳・乳製品(牛乳類・乳製品)

1点実用値は正味重量

このページの縮小率45%
10cm

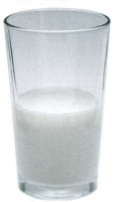

生乳・ジャージー種
1点=100g
たんぱく質…3.6g
脂質…5.1g
炭水化物…4.7g
[単糖当量…未測定]
カルシウム…130mg
ビタミンB₂…0.21mg
パントテン酸…0.24mg
食塩相当量…0.1g

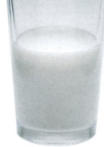

加工乳・濃厚
1点=110g
たんぱく質…3.9g
脂質…4.6g
炭水化物…5.7g
[単糖当量…(5.6)g]
カルシウム…121mg
ビタミンB₂…0.19mg
パントテン酸…0.57mg
食塩相当量…0.1g

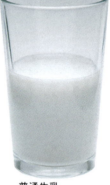

普通牛乳
1点=120g
たんぱく質…4.0g
脂質…4.6g
炭水化物…5.8g
[単糖当量…5.6g]
カルシウム…132mg
ビタミンB₂…0.18mg
パントテン酸…0.66mg
食塩相当量…0.1g

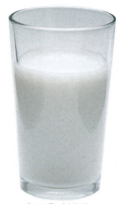

加工乳・低脂肪
1点=170g
たんぱく質…6.5g
脂質…1.7g
炭水化物…9.4g
[単糖当量…8.7g]
カルシウム…221mg
ビタミンB₂…0.31mg
パントテン酸…0.88mg
食塩相当量…0.3g

1点実用値早見表	100	110	120	130	170	240
単位・グラム	●生乳・ジャージー種	●加工乳・濃厚	●普通牛乳 ●生乳・ホルスタイン種 ●人乳	●やぎ乳	●加工乳・低脂肪	●脱脂乳

第1群

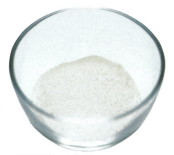

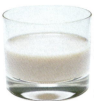

無糖練乳　1点＝55g
たんぱく質…3.7g
脂質…4.3g
炭水化物…6.2g
[単糖当量…(6.2)g]
カルシウム…149mg
ビタミンB₂…0.19mg
パントテン酸…0.61mg
食塩相当量…0.2g

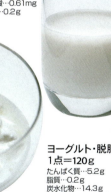

ヨーグルト・ドリンクタイプ・加糖
1点＝120g
たんぱく質…3.5g
脂質…0.6g
炭水化物…14.6g
[単糖当量…12.6g]
カルシウム…132mg
ビタミンB₂…0.14mg
パントテン酸…0.36mg
食塩相当量…0.1g

脱脂粉乳　1点＝22g
たんぱく質…7.5g　　カルシウム…242mg
脂質…0.2g　　　　　ビタミンB₂…0.35mg
炭水化物…11.7g　　　パントテン酸…0.92mg
[単糖当量…11.1g]　　食塩相当量…0.3g

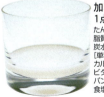

加糖練乳
1点＝24g
たんぱく質…1.8g
脂質…2.0g
炭水化物…13.4g
[単糖当量…13.4g]
カルシウム…62mg
ビタミンB₂…0.09mg
パントテン酸…0.31mg
食塩相当量…0g

ヨーグルト・脱脂加糖
1点＝120g
たんぱく質…5.2g　　カルシウム…144mg
脂質…0.2g　　　　　ビタミンB₂…0.18mg
炭水化物…14.3g　　　パントテン酸…0.53mg
[単糖当量…14.0g]　　食塩相当量…0.2g

16	22	24	55	120
●全粉乳 ●乳児用調製粉乳	●脱脂粉乳	●加糖練乳	●無糖練乳	●ヨーグルト・脱脂加糖 ●ヨーグルト・ドリンクタイプ・加糖

♠第1群 乳・乳製品（乳製品・チーズ類）

1点実用値は正味重量

このページの縮小率50%
10cm

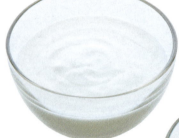

ヨーグルト・低脂肪無糖
1点＝180g
- たんぱく質…6.7g
- 脂質…1.8g
- 炭水化物…9.4g
- ［単糖当量…7.4g］
- カルシウム…234mg
- ビタミンB_2…0.34mg
- パントテン酸…0.74mg
- 食塩相当量…0.2g

ヨーグルト・全脂無糖
1点＝130g
- たんぱく質…4.7g
- 脂質…3.9g
- 炭水化物…6.4g
- ［単糖当量…5.1g］
- カルシウム…156mg
- ビタミンB_2…0.18mg
- パントテン酸…0.64mg
- 食塩相当量…0.1g

ヨーグルト・無脂肪無糖
1点＝190g
- たんぱく質…7.6g
- 脂質…0.6g
- 炭水化物…10.8g
- ［単糖当量…8.2g］
- カルシウム…266mg
- ビタミンB_2…0.32mg
- パントテン酸…0.67mg
- 食塩相当量…0.2g

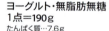

1点実用値早見表	130	180	190
単位・グラム	●ヨーグルト・全脂無糖	●ヨーグルト・低脂肪無糖	●ヨーグルト・無脂肪無糖

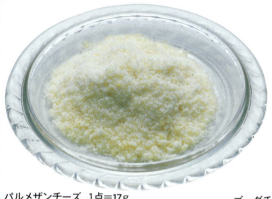

エダムチーズ
1点＝22g

たんぱく質…6.4g
脂質…5.5g
炭水化物…0.3g
[単糖当量…(0)g]
カルシウム…145mg
レチノール活性当量…55μg
ビタミンB_2…0.09mg
食塩相当量…0.4g

チェダーチーズ
1点＝19g

たんぱく質…4.9g
脂質…6.4g
炭水化物…0.3g
[単糖当量…(0.1)g]
カルシウム…141mg
レチノール活性当量…63μg
ビタミンB_2…0.09mg
食塩相当量…0.4g

パルメザンチーズ　1点＝17g

たんぱく質…7.5g　カルシウム…221mg
脂質…5.2g　　　　レチノール活性当量…41μg
炭水化物…0.3g　　ビタミンB_2…0.12mg
[単糖当量…(0)g]　食塩相当量…0.6g

ゴーダチーズ
1点＝21g

たんぱく質…5.4g
脂質…6.1g
炭水化物…0.3g
[単糖当量…(0)g]
カルシウム…143mg
レチノール活性当量…57μg
ビタミンB_2…0.07mg
食塩相当量…0.4g

ブルーチーズ　1点＝23g

たんぱく質…4.3g
脂質…6.7g
炭水化物…0.2g
[単糖当量…(0)g]
カルシウム…136mg
レチノール活性当量…64μg
ビタミンB_2…0.10mg
食塩相当量…0.9g

エメンタールチーズ　1点＝19g

たんぱく質…5.2g　カルシウム…228mg
脂質…6.4g　　　　レチノール活性当量…42μg
炭水化物…0.3g　　ビタミンB_2…0.09mg
[単糖当量…0g]　　食塩相当量…0.2g

17	19	21	22	23
●パルメザンチーズ	●チェダーチーズ ●エメンタールチーズ	●ゴーダチーズ ●カゼイン	●エダムチーズ ●チーズホエーパウダー	●クリームチーズ ●ブルーチーズ

第1群

♠第1群 乳・乳製品(チーズ類)

1点実用値は正味重量

クリームチーズ 1点=23g
たんぱく質…1.9g　カルシウム…16mg
脂質…7.6g　レチノール活性当量…58μg
炭水化物…0.5g　ビタミンB_2…0.05mg
[単糖当量…0.6g]　食塩相当量…0.2g

カマンベールチーズ 1点=26g
たんぱく質…5.0g
脂質…6.4g
炭水化物…0.2g
[単糖当量…0g]
カルシウム…120mg
レチノール活性当量…62μg
ビタミンB_2…0.12mg
食塩相当量…0.5g

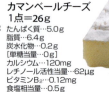

やぎチーズ(シェーブル) 1点=27g
たんぱく質…5.6g
脂質…5.9g
炭水化物…0.7g
[単糖当量…0.3g]
カルシウム…35mg
レチノール活性当量…78μg
ビタミンB_2…0.24mg
食塩相当量…0.3g

チーズスプレッド 1点=26g
たんぱく質…4.1g　カルシウム…120mg
脂質…6.7g　レチノール活性当量…49μg
炭水化物…0.2g　ビタミンB_2…0.09mg
[単糖当量…未測定]　食塩相当量…0.7g

マスカルポーネチーズ 1点=27g
たんぱく質…1.2g　カルシウム…41mg
脂質…7.6g　レチノール活性当量…105μg
炭水化物…1.2g　ビタミンB_2…0.05mg
[単糖当量…1.0g]　食塩相当量…0g

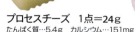
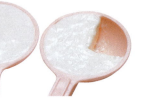
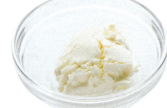

プロセスチーズ 1点=24g
たんぱく質…5.4g　カルシウム…151mg
脂質…6.2g　レチノール活性当量…62μg
炭水化物…0.3g　ビタミンB_2…0.09mg
[単糖当量…0g]　食塩相当量…0.7g

1点実用値早見表	23	24	26	27
単位・グラム	●クリームチーズ ●ブルーチーズ	●プロセスチーズ	カマンベールチーズ ●チーズスプレッド	●やぎチーズ(シェーブル) ●マスカルポーネチーズ

第1群

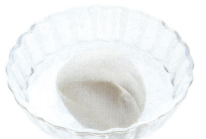
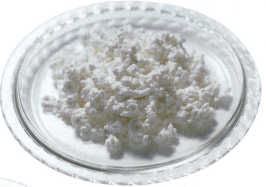
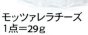

モッツァレラチーズ　1点＝29g
たんぱく質…5.3g
脂質…5.8g
炭水化物…1.2g
[単糖当量…未測定]
カルシウム…96mg
ビタミンB₂…0.06mg
食塩相当量…0.1g

カテージチーズ　1点＝75g
たんぱく質…10.0g　カルシウム…41mg
脂質…3.4g　レチノール活性当量…28μg
炭水化物…1.4g　ビタミンB₂…0.11mg
[単糖当量…0.4g]　食塩相当量…0.8g

リコッタチーズ　1点＝50g
たんぱく質…3.6g　カルシウム…170mg
脂質…5.8g　ビタミンB₂…0.11mg
炭水化物…3.4g　食塩相当量…0.2g
[単糖当量…未測定]

29	50	75
●モッツァレラチーズ	●リコッタチーズ	●カテージチーズ

♠第1群　卵・卵製品

1点実用値は正味重量

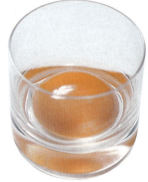

鶏卵・卵黄・生
1点=21g
(LLサイズ1個)

たんぱく質…3.5g
脂質…7.0g
コレステロール…294mg
炭水化物…0g
[単糖当量…0g]
カルシウム…32mg
レチノール活性当量…101μg
ビタミンB_2…0.11mg
パントテン酸…0.91mg
食塩相当量…0g

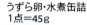

うずら卵・水煮缶詰
1点=45g

たんぱく質…5.0g
脂質…6.3g
コレステロール…221mg
炭水化物…0.3g
[単糖当量…(0.1)g]
カルシウム…21mg
レチノール活性当量…216μg
ビタミンB_2…0.15mg
パントテン酸…0.24mg
食塩相当量…0g

ピータン　1点=35g

廃棄率…15%
廃棄込み重量…41g
たんぱく質…4.8g
脂質…5.8g
コレステロール…238mg
炭水化物…0g
[単糖当量…未測定]
カルシウム…32mg
レチノール活性当量…77μg
ビタミンB_2…0.09mg
パントテン酸…0.33mg
食塩相当量…0.7g

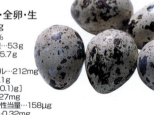

うずら卵・全卵・生
1点=45g

廃棄率…15%
廃棄込み重量…53g
たんぱく質…5.7g
脂質…5.9g
コレステロール…212mg
炭水化物…0.1g
[単糖当量…(0.1)g]
カルシウム…27mg
レチノール活性当量…158μg
ビタミンB_2…0.32mg
パントテン酸…0.44mg
食塩相当量…0.1g

1点実用値早見表	11	13	21	23	35	45
単位・グラム	●鶏卵・乾燥卵黄	●鶏卵・乾燥全卵	●鶏卵・乾燥卵白 ●鶏卵・卵黄・生 ●鶏卵・卵黄・ゆで	●鶏卵・加糖卵黄	●ピータン ●鶏卵・加糖全卵	うずら卵・全卵・生 うずら卵・水煮缶詰 うこっけい卵・全卵・生

鶏卵・全卵・生 1点=55g
(Lサイズ1個)

廃棄率…15%
廃棄込み重量…65g
たんぱく質…6.8g
脂質…5.7g
コレステロール…231mg
炭水化物…0.2g
[単糖当量…0.2g]
カルシウム…28mg
レチノール活性当量…83μg
ビタミンK…7μg
ビタミンB_2…0.24mg
パントテン酸…0.80mg
食塩相当量…0.2g

卵豆腐
1点=100g

たんぱく質…6.4g
脂質…5.0g
コレステロール…220mg
炭水化物…2.0g
[単糖当量…未測定]
カルシウム…27mg
ビタミンB_2…0.20mg
パントテン酸…0.69mg
食塩相当量…0.9g

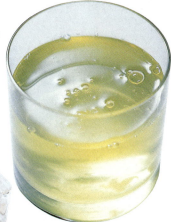

鶏卵・卵白・生 1点=170g
(Mサイズ5個分)

たんぱく質…17.9g
脂質…微量
コレステロール…2mg
炭水化物…0.7g
[単糖当量…0.5g]
カルシウム…10mg
ビタミンB_2…0.66mg
パントテン酸…0.31mg
食塩相当量…0.9g

第1群

50	55	65	100	160	170
●鶏卵・ポーチドエッグ	●鶏卵・全卵・生 ●鶏卵・全卵・ゆで	●鶏卵・水煮缶詰 ●だし巻卵 ●厚焼き卵	●卵豆腐	●鶏卵・卵白・ゆで	●鶏卵・卵白・生

35

♥第2群　魚介類（魚）

1点実用値は正味重量　A＝1点実用値あたりたんぱく質14g以上
B＝1点実用値あたりたんぱく質10g以上14g未満
C＝1点実用値あたりたんぱく質10g未満

このページの縮小率60%
10cm

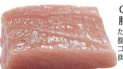

Cクロマグロ（ホンマグロ）・脂身（とろ）　1点＝23g
たんぱく質…4.6g
脂質…6.3g
コレステロール…13mg
炭水化物…0g
ビタミンD…4.1μg
ビタミンB₁₂…0.2μg
食塩相当量…0g

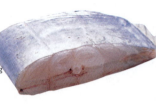

Cタチウオ　1点＝30g
廃棄率…35%
廃棄込み重量…46g
たんぱく質…5.0g
脂質…6.3g
コレステロール…22mg
炭水化物…微量
ビタミンD…4.2μg
ビタミンB₁₂…0.3μg
食塩相当量…0.1g

Cサンマ　1点＝27g
廃棄率…35%
廃棄込み重量…42g
たんぱく質…4.8g
脂質…6.4g
コレステロール…18mg
炭水化物…0g
ビタミンD…4.0μg
ビタミンB₁₂…4.2μg
食塩相当量…0.1g

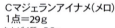

Cマジェランアイナメ（メロ）　1点＝29g
たんぱく質…3.9g
脂質…6.6g
コレステロール…17mg
炭水化物…0g
ビタミンD…4.9μg
ビタミンB₁₂…0.2μg
食塩相当量…0.3g

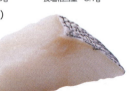

Cハマチ・養殖　1点＝30g
たんぱく質…6.2g
脂質…5.2g
コレステロール…23mg
炭水化物…0.1g
ビタミンD…1.2μg
ビタミンB₁₂…1.4μg
食塩相当量…0g

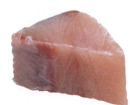

1点実用値早見表	23	24	25	27	29
単位・グラム	●クロマグロ（ホンマグロ）・脂身（とろ） ●ミナミマグロ（インドマグロ）・脂身（とろ）	●サンマ・皮なし	●タイセイヨウサバ	●サンマ	●マジェランアイナメ（メロ） ●ヤツメウナギ

Cマサバ 1点=30g

たんぱく質…6.2g
脂質…5.0g
コレステロール…18mg
炭水化物…0.1g
ビタミンD…1.5μg
ビタミンB₁₂…3.9μg
食塩相当量…0.1g

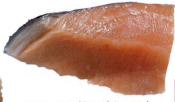

Cマスノスケ（キングサーモン） 1点=40g

たんぱく質…7.8g
脂質…5.0g
コレステロール…22mg
炭水化物…微量
ビタミンD…6.4μg
ビタミンB₁₂…1.4μg
食塩相当量…0g

Cニシン 1点=35g

たんぱく質…6.1g
脂質…5.3g
コレステロール…24mg
炭水化物…0g
ビタミンD…7.7μg
ビタミンB₁₂…6.1μg
食塩相当量…0.1g

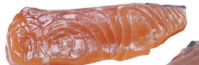

Cタイセイヨウサケ（アトランティックサーモン）・養殖 1点=35g

たんぱく質…7.0g
脂質…5.6g
コレステロール…25mg
炭水化物…0g
ビタミンD…3.5μg
ビタミンB₁₂…3.1μg
食塩相当量…0g

Cムツ 1点=40g

たんぱく質…6.7g
脂質…5.0g
コレステロール…24mg
炭水化物…微量
ビタミンD…1.6μg
ビタミンB₁₂…0.8μg
食塩相当量…0.1g

第2群

30	35	40
●ブリ・成魚　●ハマチ・養殖　●マサバ　●ウナギ・養殖　●タチウオ　●キチジ	●タイセイヨウサケ（アトランティックサーモン）・養殖　●ニジマス・海面養殖　●ギンダラ　●ニシン	●カタクチイワシ　●ムツ　●ハマチ・養殖・皮なし　●ニジマス・海面養殖・皮なし　●ギンザケ・養殖　●マスノスケ（キングサーモン）

♥第2群　魚介類（魚）

1点実用値は正味重量　A＝1点実用値あたりたんぱく質14g以上
B＝1点実用値あたりたんぱく質10g以上14g未満
C＝1点実用値あたりたんぱく質10g未満

このページの縮小率55%
10cm

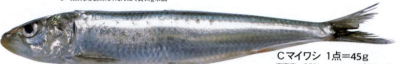

Cマイワシ　1点＝45g
廃棄率…60%
廃棄込み重量…113g
たんぱく質…8.6g
脂質…4.1g
コレステロール…30mg
炭水化物…0.1g
ビタミンD…14.4μg
ビタミンB₁₂…7.1μg
食塩相当量…0.1g

Cサワラ　1点＝45g
たんぱく質…9.0g
脂質…4.4g
コレステロール…27mg
炭水化物…0g
ビタミンD…3.2μg
ビタミンB₁₂…2.4μg
食塩相当量…0.1g

Cコイ・養殖　1点＝45g
廃棄率…50%
廃棄込み重量…90g
たんぱく質…8.0g
脂質…4.6g
コレステロール…39mg
炭水化物…0.1g
ビタミンD…6.3μg
ビタミンB₁₂…4.5μg
食塩相当量…0g

Cマナガツオ　1点＝45g
たんぱく質…7.7g
脂質…4.9g
コレステロール…32mg
炭水化物…微量
ビタミンD…2.3μg
ビタミンB₁₂…0.6μg
食塩相当量…0.2g

1点実用値早見表	45

単位・グラム　●コイ・養殖　●マダイ・養殖　●マイワシ　●ニシマアジ　●サワラ　●マナガツオ

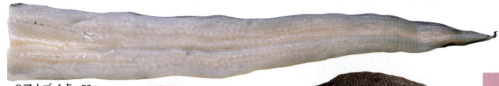

Cアナゴ 1点=50g
たんぱく質…8.7g
脂質…4.7g
コレステロール…70mg
炭水化物…微量
ビタミンD…0.2μg
ビタミンB₁₂…1.2μg
食塩相当量…0.2g

Cキンメダイ 1点=50g
たんぱく質…8.9g
脂質…4.5g
コレステロール…30mg
炭水化物…0.1g
リン…245mg
ビタミンD…1.0μg
ビタミンB₁₂…0.6μg
食塩相当量…0.1g

Cイシダイ 1点=50g
たんぱく質…9.8g
脂質…3.9g
コレステロール…28mg
炭水化物…微量
ビタミンD…1.5μg
ビタミンB₁₂…0.7μg
食塩相当量…0.1g

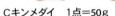

Cメカジキ 1点=50g
たんぱく質…9.6g
脂質…3.8g
コレステロール…36mg
炭水化物…0.1g
ビタミンD…4.4μg
ビタミンB₁₂…1.0μg
食塩相当量…0.1g

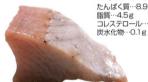

Bカツオ・秋獲り 1点=50g
たんぱく質…12.5g
脂質…3.1g
コレステロール…29mg
炭水化物…0.1g
ビタミンD…4.5μg
ビタミンB₁₂…4.3μg
食塩相当量…0.1g

♥第2群　魚介類（魚）

1点実用値は正味重量　A＝1点実用値あたりたんぱく質14g以上
B＝1点実用値あたりたんぱく質10g以上14g未満
C＝1点実用値あたりたんぱく質10g未満

このページの縮小率45%
10cm

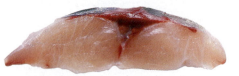

Cイボダイ　1点＝55g
廃棄率…45%　　　　ビタミンD…1.1μg
廃棄込み重量…100g　ビタミンB₁₂…1.5μg
たんぱく質…9.0g　　食塩相当量…0.3g
脂質…4.7g
コレステロール…31mg
炭水化物…微量

Bシマアジ・養殖　1点＝50g
たんぱく質…11.0g　　ビタミンD…9.0μg
脂質…4.0g　　　　　ビタミンB₁₂…1.6μg
コレステロール…36mg　食塩相当量…0.1g
炭水化物…0.1g

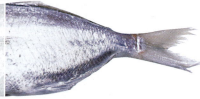

Bカマス　1点＝55g
廃棄率…40%　　　　ビタミンD…6.1μg
廃棄込み重量…92g　　ビタミンB₁₂…1.3μg
たんぱく質…10.4g　　食塩相当量…0.2g
脂質…4.0g
コレステロール…32mg
炭水化物…0.1g

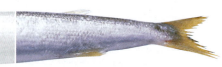

1点実用値早見表	50						
単位・グラム	●シルバー	●ムロアジ	●カツオ・秋獲り	●シマアジ・養殖	●タカベ	●アナゴ	●コノシロ
	●サクラマス	●イシダイ	●カラフトマス	●キンメダイ	●ナマズ	●アブラツノザメ	●メカジキ

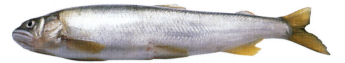

Cアユ・養殖 1点=55g
廃棄率…50%
廃棄込み重量…110g
たんぱく質…9.8g
脂質…4.3g
コレステロール…61mg
炭水化物…0.3g
カルシウム…138mg
ビタミンD…4.4μg
ビタミンB₁₂…1.4μg
食塩相当量…0.1g

Bクロダイ 1点=55g
たんぱく質…11.2g
脂質…3.7g
コレステロール…43mg
炭水化物…0.2g
ビタミンD…2.2μg
ビタミンB₁₂…2.0μg
食塩相当量…0.1g

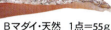

Bマダイ・天然 1点=55g
たんぱく質…11.3g
脂質…3.2g
コレステロール…36mg
炭水化物…0.1g
ビタミンD…2.8μg
ビタミンB₁₂…0.7μg
食塩相当量…0.1g

B子持ちガレイ 1点=55g
たんぱく質…10.9g
脂質…3.4g
コレステロール…66mg
炭水化物…0.1g
ビタミンD…2.2μg
ビタミンB₁₂…2.4μg
食塩相当量…0.1g

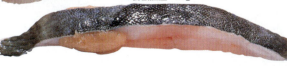

第2群

●オオサガ ●メジマグロ ●マルアジ ●子持ちガレイ ●マダイ・天然 ●マダイ・養殖・皮なし
●クロダイ ●ハモ ●ヒラマサ ●ゴマサバ ●アユ・養殖 ●イボダイ ●カマス

♥第2群　魚介類（魚）

1点実用値は正味重量　A＝1点実用値あたりたんぱく質14g以上
　　　　　　　　　　　B＝1点実用値あたりたんぱく質10g以上14g未満
　　　　　　　　　　　C＝1点実用値あたりたんぱく質10g未満

このページの縮小率45%
10cm

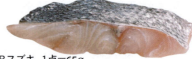

Bスズキ　1点＝65g
たんぱく質…12.9g　ビタミンD…6.5μg
脂質…2.7g　ビタミンB_{12}…1.3μg
コレステロール…44mg　食塩相当量…0.1g
炭水化物…微量

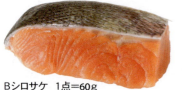

Bシロサケ　1点＝60g
たんぱく質…13.4g
脂質…2.5g
コレステロール…35mg
炭水化物…0.1g
ビタミンD…19.2μg
ビタミンB_{12}…3.5μg
食塩相当量…0.1g

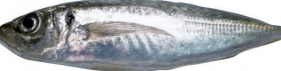

Aクロマグロ(ホンマグロ)・赤身
1点＝65g
たんぱく質…17.2g
脂質…0.9g
コレステロール…33mg
炭水化物…0.1g
ビタミンD…3.3μg
ビタミンB_{12}…0.8μg
食塩相当量…0.1g

Bマアジ　1点＝65g
廃棄率…55%　ビタミンD…5.8μg
廃棄込み重量…144g　ビタミンB_{12}…4.6μg
たんぱく質…12.8g　食塩相当量…0.2g
脂質…2.9g
コレステロール…44mg
炭水化物…0.1g

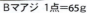

●クロマグロ(ホンマグロ)・赤身　●ヒラメ・養殖　●マアジ
●スズキ　●メジナ　●マアジ・皮なし刺し身　●マアジ・小型・骨つき

1点実用値早見表	60				65			
単位・グラム	●シロサケ　●カンパチ　●ベニザケ　●オイカワ ●ソウダガツオ　●ウルメイワシ　●ナイルティラピア				●イサキ　●イカナゴ　●ホウボウ　●ニジマス・淡水養殖 ●ヤマメ・養殖　●ミナミクロタチ　●ボラ			

Bニジマス・淡水養殖 1点=65g
廃棄率…45%
廃棄込み重量…118g
たんぱく質…12.8g
脂質…3.0g
コレステロール…47mg
炭水化物…0.1g
ビタミンD…7.8μg
ビタミンB₁₂…3.9μg
食塩相当量…0.1g

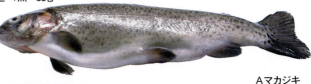

Aマカジキ
1点=70g
たんぱく質…16.2g
脂質…1.3g
コレステロール…32mg
炭水化物…0.1g
ビタミンD…8.4μg
ビタミンB₁₂…3.0μg
食塩相当量…0.1g

Bメジナ 1点=65g
たんぱく質…12.6g
脂質…2.9g
コレステロール…36mg
炭水化物…0.1g
ビタミンD…0.7μg
ビタミンB₁₂…1.2μg
食塩相当量…0.1g

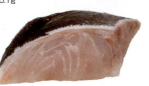

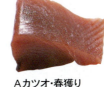

Aカツオ・春獲り
1点=70g
たんぱく質…18.1g
脂質…0.4g
コレステロール…42mg
炭水化物…0.1g
ビタミンD…2.8μg
ビタミンB₁₂…5.9μg
食塩相当量…0.1g

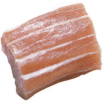

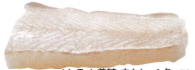

Aヒラメ・養殖・皮なし 1点=70g
たんぱく質…14.8g　ビタミンD…1.6μg
脂質…1.8g　ビタミンB₁₂…0.8μg
コレステロール…37mg　食塩相当量…0.1g
炭水化物…0.1g

♥第2群　魚介類（魚）

1点実用値は正味重量　A＝1点実用値あたりたんぱく質14g以上
B＝1点実用値あたりたんぱく質10g以上14g未満
C＝1点実用値あたりたんぱく質10g未満

Bアマダイ
1点＝70g
たんぱく質…13.2g
脂質…2.5g
コレステロール…36mg
炭水化物…微量
ビタミンD…0.7μg
ビタミンB₁₂…1.5μg
食塩相当量…0.1g

Bメバル　1点＝75g
廃棄率…55%
廃棄込み重量…167g
たんぱく質…13.6g
脂質…2.6g
コレステロール…56mg
炭水化物…微量
ビタミンD…0.8μg
ビタミンB₁₂…1.1μg
食塩相当量…0.2g

Bイワナ・養殖　1点＝70g
廃棄率…50%
廃棄込み重量…140g
たんぱく質…13.3g
脂質…2.5g
コレステロール…56mg
炭水化物…0.1g
ビタミンD…3.5μg
ビタミンB₁₂…2.9μg
食塩相当量…0.1g

Aメバチマグロ
1点＝75g
たんぱく質…17.1g
脂質…0.9g
コレステロール…32mg
炭水化物…0.2g
リン…248mg
ビタミンD…1.5μg
ビタミンB₁₂…3.4μg
食塩相当量…0.1g

1点実用値早見表	70	75
単位：グラム	●アマゴ・養殖　●アイナメ　●ホンモロコ　●イワナ・養殖　●アマダイ　●ビンナガマグロ	●チダイ　●キダイ　●シイラ　●キハダ
	●ハタハタ　●ホッケ　●ヒラメ・養殖・皮なし　●マカジキ　●カツオ・春獲り　●カジカ	●アラスカメヌケ　●メバチマグロ　●メバル

Aヒラメ・天然　1点=80g

たんぱく質…16.0g　ビタミンD…2.4μg
脂質…1.6g　ビタミンB₁₂…0.8μg
コレステロール…44mg　食塩相当量…0.1g
炭水化物…微量

Aマコガレイ　1点=85g

廃棄率…55%　炭水化物…0.1g
廃棄込み重量…178g　ビタミンD…5.7μg
たんぱく質…15.3g　ビタミンB₁₂…1.5μg
脂質…1.5g　食塩相当量…0.3g
コレステロール…56mg

Aタカサゴ　1点=80g

廃棄率…40%　炭水化物…0.1g
廃棄込み重量…133g　リン…232mg
たんぱく質…16.2g　ビタミンD…1.6μg
脂質…1.2g　ビタミンB₁₂…3.5μg
コレステロール…40mg　食塩相当量…0.1g

Aマゴチ　1点=80g

廃棄率…55%　リン…208mg
廃棄込み重量…178g　ビタミンD…0.8μg
たんぱく質…18.0g　ビタミンB₁₂…1.4μg
脂質…0.4g　食塩相当量…0.2g
コレステロール…46mg
炭水化物…0.2g

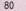

第2群

80
●オヒョウ　●ウグイ　●マゴチ　●タカサゴ　●フナ
●アユ·天然　●クロカジキ　●ヒラメ·天然

85
●アコウダイ　●ミナミマグロ(インドマグロ)·赤身　●サヨリ　●イトヨリダイ
●キビナゴ　●エソ　●マガレイ　●マコガレイ　●トビウオ　●シタビラメ

♥第2群 魚介類（魚）

1点実用値は正味重量　A=1点実用値あたりたんぱく質14g以上
B=1点実用値あたりたんぱく質10g以上14g未満
C=1点実用値あたりたんぱく質10g未満

このページの縮小率30%
10cm

Aマガレイ　1点＝85g
廃棄率…50%
廃棄込み重量…170g
たんぱく質…16.7g
脂質…1.1g
コレステロール…60mg
炭水化物…0.1g
セレン…94μg
ビタミンD…11.1μg
ビタミンB₁₂…2.6μg
食塩相当量…0.3g

Aトビウオ　1点＝85g
たんぱく質…17.9g　リン…289mg
脂質…0.6g　ビタミンD…1.7μg
コレステロール…50mg　ビタミンB₁₂…2.8μg
炭水化物…0.1g　食塩相当量…0.2g

Aシタビラメ 1点＝85g
廃棄率…45%
廃棄込み重量…155g
たんぱく質…16.3g
脂質…1.4g
コレステロール…64mg
炭水化物…微量
ビタミンD…1.7μg
ビタミンB₁₂…2.2μg
食塩相当量…0.3g

Aサヨリ　1点＝85g
廃棄率…40%　脂質…1.1g　亜鉛…1.6mg
廃棄込み重量…142g　コレステロール…85mg　ビタミンD…2.6μg
たんぱく質…16.7g　炭水化物…微量　ビタミンB₁₂…4.7μg
食塩相当量…0.4g

1点実用値早見表	85		
単位・グラム	●アコウダイ ●ミナミマグロ(インドマグロ)・赤身 ●サヨリ ●イトヨリダイ		
	●キビナゴ ●エソ ●マガレイ ●マコガレイ ●トビウオ ●シタビラメ		

第2群

Aアコウダイ 1点=85g
たんぱく質…14.3g
脂質…2.0g
コレステロール…48mg
炭水化物…0.1g
ビタミンD…0.9μg
ビタミンB₁₂…0.6μg
食塩相当量…0.2g

Aカサゴ 1点=95g
廃棄率…65%
廃棄込み重量…271g
たんぱく質…18.3g
脂質…0.3g
コレステロール…43mg
炭水化物…0.1g
ビタミンD…1.9μg
ビタミンB₁₂…1.1μg
食塩相当量…0.3g

Aイトヨリダイ 1点=85g
たんぱく質…15.4g
脂質…1.4g
コレステロール…60mg
炭水化物…0.1g
ビタミンD…9.4μg
ビタミンB₁₂…2.6μg
食塩相当量…0.2g

Aハマフエフキ 1点=90g
廃棄率…55%
廃棄込み重量…200g
たんぱく質…18.5g
脂質…0.3g
コレステロール…42mg
炭水化物…0.1g
ビタミンD…9.9μg
ビタミンB₁₂…3.3μg
食塩相当量…0.2g

Aオコゼ 1点=95g
たんぱく質…18.6g
脂質…0.2g
コレステロール…71mg
炭水化物…0.2g
ビタミンD…1.0μg
ビタミンB₁₂…0.6μg
食塩相当量…0.2g

90　95
●ニギス　●ハマフエフキ　●マフグ　●エイ　●オコゼ　●ヨシキリザメ
●チカ　●ハゼ　●グチ　●トラフグ・養殖　●カサゴ　●ホキ

♥第2群　魚介類(魚)

1点実用値は正味重量　A＝1点実用値あたりたんぱく質14g以上
B＝1点実用値あたりたんぱく質10g以上14g未満
C＝1点実用値あたりたんぱく質10g未満

このページの縮小率30%
10cm

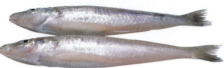

Aマダラ　1点＝100g
たんぱく質…17.6g　　リン…230mg
脂質…0.2g　　　　　ビタミンD…1.0μg
コレステロール…58mg　ビタミンB₁₂…1.3μg
炭水化物…0.1g　　　食塩相当量…0.3g

Aキス　1点＝100g
廃棄率…55%　　　　脂質…0.2g　　　　　ビタミンD…0.7μg
廃棄込み重量…222g　コレステロール…88mg　ビタミンB₁₂…2.2μg
たんぱく質…18.5g　　炭水化物…0g　　　　食塩相当量…0.3g

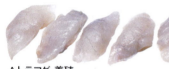

Aトラフグ・養殖　1点＝95g
たんぱく質…18.3g
脂質…0.3g
コレステロール…62mg
炭水化物…0.2g
リン…238mg
ビタミンD…3.8μg
ビタミンB₁₂…1.8μg
食塩相当量…0.3g

Bシラウオ　1点＝100g
たんぱく質…13.6g　　カルシウム…150mg
脂質…2.0g　　　　　亜鉛…1.2mg
コレステロール…220mg　ビタミンD…1.0μg
炭水化物…0.1g　　　ビタミンB₁₂…3.3μg
　　　　　　　　　　食塩相当量…0.4g

1点実用値早見表 単位:グラム	95	100
	●マフグ　●エイ　●カサゴ　●トラフグ・養殖　●ハゼ　●グチ　●ヨシキリザメ　●オコゼ　●ホキ	●カワハギ　●ウマヅラハギ　●キス　●マダラ　●キングクリップ　●メルルーサ　●シラウオ　●ワカサギ　●ドジョウ

Aワカサギ 1点=100g

たんぱく質…14.4g
脂質…1.7g
コレステロール…210mg
炭水化物…0.1g
カルシウム…450mg
亜鉛…2.0mg
ビタミンD…2.0μg
ビタミンB₁₂…7.9μg
食塩相当量…0.5g

Aスケトウダラ 1点=110g

廃棄率…65%
廃棄込み重量…314g
たんぱく質…19.1g
脂質…0.3g
コレステロール…84mg
炭水化物…0g
リン…198mg
ビタミンD…0.6μg
ビタミンB₁₂…3.2μg
食塩相当量…0.3g

Aドジョウ 1点=100g

たんぱく質…16.1g
脂質…1.2g
コレステロール…210mg
炭水化物…微量
カルシウム…1100mg
鉄…5.6mg
亜鉛…2.9mg
ビタミンD…4.0μg
ビタミンB₁₂…8.5μg
食塩相当量…0.2g

第2群

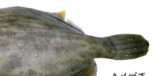

Aメゴチ 1点=110g

廃棄率…60%
廃棄込み重量…275g
たんぱく質…19.3g
脂質…0.1g
コレステロール…57mg
炭水化物…0.1g
ビタミンD…12.1μg
ビタミンB₁₂…3.3μg
食塩相当量…0.4g

Aカワハギ 1点=100g

廃棄率…65%
廃棄込み重量…286g
たんぱく質…18.8g
脂質…0.1g
コレステロール…47mg
炭水化物…微量
ビタミンD…43.0μg
ビタミンB₁₂…1.3μg
食塩相当量…0.3g

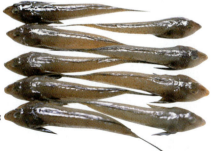

110	140
●メゴチ ●シラス ●ミナミダラ ●スケトウダラ	●アンコウ

♥第2群　魚介類（貝類、イカ、エビ、カニ、タコ、その他）

1点実用値は正味重量　A＝1点実用値あたりたんぱく質14g以上
　　　　　　　　　　B＝1点実用値あたりたんぱく質10g以上14g未満
　　　　　　　　　　C＝1点実用値あたりたんぱく質10g未満

このページの縮小率25%
10cm

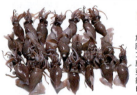

Bホタルイカ・ゆで
1点＝75g
たんぱく質…13.3g
脂質…2.2g
コレステロール…285mg
炭水化物…0.3g
亜鉛…1.4mg
銅…2.23mg
ビタミンB₁₂…10.5μg
食塩相当量…0.5g

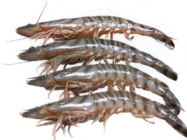

Aクルマエビ・養殖
1点＝80g
廃棄率…55%
廃棄込み重量…178g
たんぱく質…17.3g
脂質…0.5g
コレステロール…136mg
炭水化物…微量
亜鉛…1.1mg
銅…0.34mg
ビタミンB₁₂…1.5μg
食塩相当量…0.3g

Aタイラガイ・貝柱
1点＝80g
たんぱく質…17.4g
脂質…0.2g
コレステロール…18mg
炭水化物…1.2g
亜鉛…3.4mg
食塩相当量…0.6g

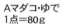

Aシャコ・ゆで
1点＝80g
たんぱく質…15.4g
脂質…1.4g
コレステロール…120mg
炭水化物…0.2g
亜鉛…2.6mg
銅…2.77mg
ビタミンB₁₂…10.3μg
食塩相当量…0.6g

Aホタテガイ・貝柱　1点＝90g
たんぱく質…15.2g　亜鉛…1.4mg
脂質…0.3g　ビタミンB₁₂…1.5μg
コレステロール…32mg　食塩相当量…0.3g
炭水化物…3.2g

Aマダコ・ゆで
1点＝80g
たんぱく質…17.4g
脂質…0.6g
コレステロール…120mg
炭水化物…0.1g
亜鉛…1.4mg
銅…0.34mg
ビタミンB₁₂…1.0μg
食塩相当量…0.8g

1点実用値早見表	75	80	85
単位・グラム	●ホタルイカ・ゆで	●タイラガイ・貝柱 ●クルマエビ・養殖	●マダコ・ゆで ●シャコ・ゆで	●オキアミ　●イセエビ ●タイショウエビ

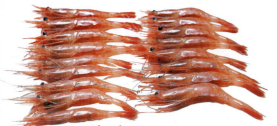
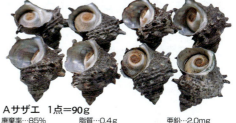

Aアマエビ　1点=90g

廃棄率…65%
廃棄込み重量…257g
たんぱく質…17.8g
脂質…0.3g
コレステロール…117mg
炭水化物…0.1g
銅…0.40mg
ビタミンB_{12}…2.2μg
食塩相当量…0.7g

Aサザエ　1点=90g

廃棄率…85%
廃棄込み重量…600g
たんぱく質…17.5g
脂質…0.4g
コレステロール…126mg
炭水化物…0.7g
亜鉛…2.0mg
銅…0.35mg
ビタミンB_{12}…1.2μg
食塩相当量…0.5g

Aサクラエビ・ゆで　1点=90g

たんぱく質…16.4g
脂質…1.4g
コレステロール…207mg
炭水化物…微量
カルシウム…621mg
亜鉛…1.3mg
銅…1.85mg
ビタミンB_{12}…3.9μg
食塩相当量…1.9g

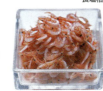

Aバナメイエビ・養殖　1点=90g

廃棄率…20%
廃棄込み重量…113g
たんぱく質…17.6g
脂質…0.5g
コレステロール…144mg
炭水化物…0.6g
銅…0.30mg
ビタミンB_{12}…1.1μg
食塩相当量…0.3g

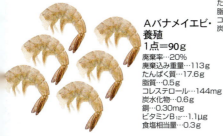

Aバイ　1点=90g

廃棄率…55%
廃棄込み重量…200g
たんぱく質…14.7g
脂質…0.5g
コレステロール…99mg
炭水化物…2.8g
亜鉛…1.2mg
ビタミンB_{12}…3.9μg
食塩相当量…0.5g

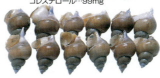

●アマエビ　●バイ　●バナメイエビ・養殖　●ホタテガイ・貝柱
●サクラエビ・ゆで　●アカイカ　●サザエ

♥第2群 魚介類（貝類、イカ、エビ、カニ、タコ、その他）

1点実用値は正味重量　A＝1点実用値あたりたんぱく質14g以上
B＝1点実用値あたりたんぱく質10g以上14g未満
C＝1点実用値あたりたんぱく質10g未満

このページの縮小率20%

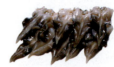

Bトリガイ・斧足　1点＝95g
- たんぱく質…12.3g
- 脂質…0.3g
- コレステロール…21mg
- 炭水化物…6.6g
- 鉄…2.8mg
- 亜鉛…1.5mg
- ビタミンB₁₂…9.6μg
- 食塩相当量…0.3g

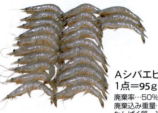

Aシバエビ　1点＝95g
- 廃棄率…50%
- 廃棄込み重量…190g
- たんぱく質…17.8g
- 脂質…0.4g
- コレステロール…162mg
- 炭水化物…0.1g
- 亜鉛…1.0mg
- 銅…0.33mg
- ビタミンB₁₂…1.0μg
- 食塩相当量…0.6g

Aトコブシ　1点＝95g
- 廃棄率…60%
- 廃棄込み重量…238g
- たんぱく質…15.2g
- 脂質…0.4g
- コレステロール…143mg
- 炭水化物…2.9g
- 銅…0.29mg
- ビタミンB₁₂…3.0μg
- 食塩相当量…0.7g

Aヤリイカ　1点＝95g
- 廃棄率…25%
- 廃棄込み重量…127g
- たんぱく質…16.7g
- 脂質…1.0g
- コレステロール…304mg
- 炭水化物…0.4g
- 亜鉛…1.1mg
- 銅…0.24mg
- ビタミンB₁₂…1.0μg
- 食塩相当量…0.4g

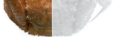

A毛ガニ・ゆで　1点＝95g
- 廃棄率…60%
- 廃棄込み重量…238g
- たんぱく質…17.5g
- 脂質…0.5g
- コレステロール…50mg
- 炭水化物…0.2g
- 亜鉛…3.6mg
- 銅…0.44mg
- ビタミンB₁₂…2.4μg
- 食塩相当量…0.6g

Aスルメイカ　1点＝95g
- 廃棄率…30%
- 廃棄込み重量…136g
- たんぱく質…17.0g
- 脂質…0.8g
- コレステロール…238mg
- 炭水化物…0.1g
- 亜鉛…1.4mg
- 銅…0.28mg
- ビタミンB₁₂…4.7μg
- 食塩相当量…0.5g

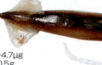

1点実用値早見表　95
単位・グラム　●シバエビ　●ホタルイカ・生　●毛ガニ・ゆで　●トリガイ・斧足　●ツブ　●ケンサキイカ　●ヤリイカ　●トコブシ　●スルメイカ

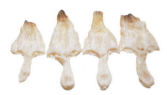

Aタラバガニ・ゆで　1点＝100g
たんぱく質…17.5g　亜鉛…4.2mg
脂質…0.5g　銅…0.41mg
コレステロール…53mg　ビタミンB₁₂…9.9μg
炭水化物…0.3g　食塩相当量…0.8g

Aミルガイ・水管　1点＝100g
たんぱく質…18.3g　鉄…3.3mg
脂質…0.4g　亜鉛…1.0mg
コレステロール…36mg　ビタミンB₁₂…9.1μg
炭水化物…0.3g　食塩相当量…0.8g

Bホッキガイ　1点＝110g
廃棄率…65%　鉄…4.8mg
廃棄込み重量…314g　亜鉛…2.0mg
たんぱく質…12.2g　ビタミンB₁₂…52.3μg
脂質…1.2g　食塩相当量…0.7g
コレステロール…56mg
炭水化物…4.2g

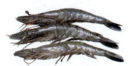

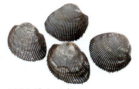

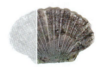

Aブラックタイガー・養殖　1点＝100g
廃棄率…15%　炭水化物…0.3g
廃棄込み重量…118g　亜鉛…1.4mg
たんぱく質…18.4g　銅…0.39mg
脂質…0.3g　ビタミンB₁₂…0.9μg
コレステロール…150mg　食塩相当量…0.4g

Aアカガイ　1点＝110g
廃棄率…75%　炭水化物…3.9g
廃棄込み重量…440g　鉄…5.5mg
たんぱく質…14.9g　亜鉛…1.7mg
脂質…0.3g　ビタミンB₁₂…65.1μg
コレステロール…51mg　食塩相当量…0.9g

Aホタテガイ　1点＝110g
廃棄率…50%　鉄…2.4mg
廃棄込み重量…220g　亜鉛…3.0mg
たんぱく質…14.9g　ビタミンB₁₂…12.5μg
脂質…1.0g　食塩相当量…0.9g
コレステロール…36mg
炭水化物…1.7g

♥第2群 魚介類（貝類、イカ、エビ、カニ、タコ、その他）

1点実用値は正味重量
A＝1点実用値あたりたんぱく質14g以上
B＝1点実用値あたりたんぱく質10g以上14g未満
C＝1点実用値あたりたんぱく質10g未満

このページの縮小率30%

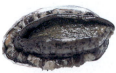

Aアワビ 1点＝110g
廃棄率…55%
廃棄込み重量…244g
たんぱく質…14.0g
脂質…0.3g
コレステロール…107mg
炭水化物…4.4g
銅…0.4mg
ビタミンB_{12}…0.4μg
食塩相当量…0.9g

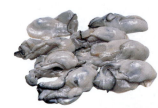

Cカキ・養殖 1点＝130g
たんぱく質…8.6g
脂質…1.8g
コレステロール…66mg
炭水化物…6.1g
カルシウム…114mg
鉄…2.5mg
亜鉛…17.2mg
銅…1.16mg
ビタミンB_{12}…36.5μg
食塩相当量…1.7g

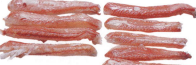

Aズワイガニ・ゆで 1点＝120g
たんぱく質…18.0g
脂質…0.7g
コレステロール…73mg
炭水化物…0.1g
カルシウム…144mg
亜鉛…3.7mg
銅…0.67mg
ビタミンB_{12}…8.6μg
食塩相当量…0.7g

Aコウイカ 1点＝120g
たんぱく質…17.9g
脂質…0.4g
コレステロール…252mg
炭水化物…0.1g
亜鉛…1.8mg
銅…0.54mg
ビタミンB_{12}…1.7μg
食塩相当量…0.8g

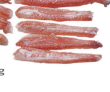

Cシジミ 1点＝130g
廃棄率…75%
廃棄込み重量…520g
たんぱく質…9.8g
脂質…1.8g
コレステロール…81mg
炭水化物…5.9g
カルシウム…312mg
鉄…10.8mg
亜鉛…3.0mg
銅…0.53mg
ビタミンB_{12}…88.9μg
食塩相当量…0.5g

1点実用値早見表 単位：グラム	110		120	130	140
	●ホタテガイ ●イタヤガイ ●アワビ ●マダコ ●イガイ ●ホッキガイ ●アカガイ ●毛ガニ		●ズワイガニ・ゆで ●ガザミ ●コウイカ	●バカガイ ●カキ・養殖 ●シジミ ●ズワイガニ	●イタヤガイ・養殖 ●タラバガニ

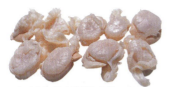
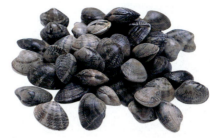

A アサリ 1点=270g
廃棄率…60%
廃棄込み重量…675g
たんぱく質…16.2g
脂質…0.8g
コレステロール…108mg
炭水化物…1.1g
カルシウム…178mg
鉄…10.3mg
亜鉛…2.7mg
ビタミンB_{12}…141.5μg
食塩相当量…5.9g

第2群

A イタヤガイ・養殖 1点=140g
たんぱく質…15.1g
脂質…1.1g
コレステロール…46mg
炭水化物…2.1g
鉄…2.8mg
亜鉛…8.5mg
ビタミンB_{12}…18.3μg
食塩相当量…1.5g

B ハマグリ 1点=210g
廃棄率…60%
廃棄込み重量…525g
たんぱく質…12.8g
脂質…1.3g
コレステロール…53mg
炭水化物…3.8g
カルシウム…273mg
鉄…4.4mg
亜鉛…3.6mg
銅…0.21mg
ビタミンB_{12}…59.6μg
食塩相当量…4.2g

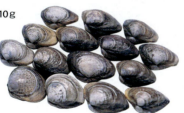
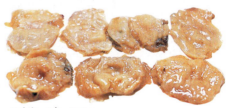

B ホヤ 1点=270g
たんぱく質…13.5g
脂質…2.2g
コレステロール…89mg
炭水化物…2.2g
鉄…15.4mg
亜鉛…14.3mg
銅…0.51mg
ビタミンB_{12}…10.3μg
食塩相当量…8.9g

170	190	210	270	350
●アゲマキ	●チョウセンハマグリ	●ハマグリ	●アサリ ●ホヤ	●ナマコ

♥第2群 魚介類（加工品）

1点実用値は正味重量　A＝1点実用値あたりたんぱく質14g以上
B＝1点実用値あたりたんぱく質10g以上14g未満
C＝1点実用値あたりたんぱく質10g未満

このページの縮小率30％

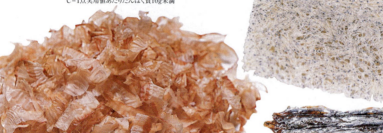

A たたみイワシ　1点＝22g
- たんぱく質…16.5g
- 脂質…1.2g
- コレステロール…156mg
- 炭水化物…0.2g
- カルシウム…213mg
- 亜鉛…1.5mg
- ビタミンD…11.0μg
- ビタミンB_{12}…3.4μg
- 食塩相当量…0.5g

B カタクチイワシ・みりん干し　1点＝24g
- たんぱく質…10.6g
- 脂質…1.7g
- コレステロール…26mg
- 炭水化物…6.0g
- カルシウム…192mg
- ビタミンD…6.0μg
- ビタミンB_{12}…3.7μg
- 食塩相当量…0.7g

A するめ　1点＝24g
- たんぱく質…16.6g
- 脂質…1.0g
- コレステロール…235mg
- 炭水化物…0.1g
- 亜鉛…1.3mg
- 銅…0.24mg
- ビタミンB_{12}…3.0μg
- 食塩相当量…0.6g

A カツオ・削り節　1点＝23g
- たんぱく質…17.4g
- 脂質…0.7g
- コレステロール…44mg
- 炭水化物…0.1g
- 鉄…2.1mg
- ビタミンD…0.9μg
- ビタミンB_{12}…5.0μg
- 食塩相当量…0.3g

1点実用値早見表	16		20	22	23	24		25	26
単位・グラム		●カツオ節 ●たたみイワシ	●サンマ・みりん干し	●サバ節 ●イワシ・油漬缶詰	●フカヒレ ●カツオ・削り節 ●サバ開き干し	●マイワシ・みりん干し ●カタクチイワシ・みりん干し ●カタクチイワシ・田作り	●するめ ●カタクチイワシ・煮干し ●しめサバ	●ホタルイカくん製 ●マダラ・干しダラ ●ホタテガイ・貝柱・煮干し ●ワカサギ・つくだ煮 ●切りイカ・あめ煮	●ワカサギ・あめ煮 ●サクラエビ・素干し

56

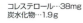
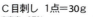
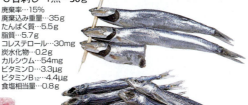

Aホタテガイ・貝柱・煮干し 1点＝25g
- たんぱく質…16.4g
- 脂質…0.4g
- コレステロール…38mg
- 炭水化物…1.9g
- 亜鉛…1.5mg
- ビタミンB₁₂…1.3μg
- 食塩相当量…1.6g

C目刺し 1点＝30g
- 廃棄率…15%
- 廃棄込み重量…35g
- たんぱく質…5.5g
- 脂質…5.7g
- コレステロール…30mg
- 炭水化物…0.2g
- カルシウム…54mg
- ビタミンD…3.3μg
- ビタミンB₁₂…4.4μg
- 食塩相当量…0.8g

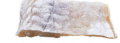

Aマダラ・干しダラ 1点＝25g
- たんぱく質…18.3g
- 脂質…0.2g
- コレステロール…60mg
- 炭水化物…0g
- リン…210mg
- ビタミンD…1.5μg
- ビタミンB₁₂…2.2μg
- 食塩相当量…1.0g

Cマダラ・でんぶ 1点＝29g
- たんぱく質…7.4g
- 脂質…0.3g
- コレステロール…38mg
- 炭水化物…12.0g
- ビタミンD…0.3μg
- ビタミンB₁₂…0.1μg
- 食塩相当量…1.2g

Aウルメイワシ・丸干し 1点＝35g
- 廃棄率…15%
- 廃棄込み重量…41g
- たんぱく質…15.8g
- 脂質…1.8g
- コレステロール…77mg
- 炭水化物…0.1g
- カルシウム…200mg
- リン…319mg
- ビタミンD…2.8μg
- ビタミンB₁₂…8.6μg
- 食塩相当量…2.0g

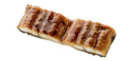

Cウナギ・かば焼き 1点＝27g
- たんぱく質…6.2g
- 脂質…5.7g
- コレステロール…62mg
- 炭水化物…0.8g
- レチノール活性当量…405μg
- ビタミンD…5.1μg
- ビタミンB₁₂…0.6μg
- 食塩相当量…0.4g

C身欠きニシン 1点＝35g
- たんぱく質…7.3g
- 脂質…5.8g
- コレステロール…81mg
- 炭水化物…0.1g
- ビタミンD…17.5μg
- ビタミンB₁₂…4.4μg
- 食塩相当量…0.1g

第2群

27	28	29	30	35
●ウナギ・かば焼き	●イカナゴ・つくだ煮 ●ハゼ・つくだ煮	●マダラ・でんぶ ●フナ・甘露煮	●目刺し ●サンマ・開き干し	●ニシン・開き干し ●イカナゴ・あめ煮	●イカナゴ・煮干し ●ウルメイワシ・丸干し ●ホタルイカ・つくだ煮	●身欠きニシン ●ムロアジくさや	●エビ・つくだ煮 ●カツオ・角煮	●カツオ・削り削り節つくだ煮
●塩サバ ●カツオ・油漬缶詰・フレーク	●マグロ・油漬缶詰・フレーク・ホワイト	●アワビ・水煮 ●サクラエビ・煮干し	●サイキイカ	●ハゼ・甘露煮 ●マグロ・油漬缶詰・フレーク・ライト	●サンマ・味つけ缶詰	●サバみそ煮缶詰 ●アサリ・つくだ煮 ●サバ味つけ缶詰	●マイワシ・生干し ●アミ・つくだ煮 ●サンマ・かば焼缶詰	●干しえび ●ハマグリ・つくだ煮 ●イワシ・かば焼缶詰

♥第2群　魚介類(加工品)

1点実用値は正味重量
A=1点実用値あたりたんぱく質14g以上
B=1点実用値あたりたんぱく質10g以上14g未満
C=1点実用値あたりたんぱく質10g未満

このページの縮小率45%

Aシラス干し・半乾燥品
1点=40g
たんぱく質…16.2g
脂質…1.4g
コレステロール…156mg
炭水化物…0.2g
カルシウム…208mg
ビタミンD…24.4μg
ビタミンB_{12}…2.5g
食塩相当量…2.6g

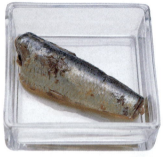

Cイワシ・味つけ缶詰
1点=40g
たんぱく質…8.2g
脂質…4.8g
コレステロール…34mg
炭水化物…2.3g
カルシウム…148mg
ビタミンD…8.0μg
ビタミンB_{12}…5.3μg
食塩相当量…0.6g

Cサバ・水煮缶詰
1点=40g
たんぱく質…8.4g
脂質…4.3g
コレステロール…34mg
炭水化物…0.1g
カルシウム…104mg
ビタミンD…4.4μg
ビタミンB_{12}…4.8μg
食塩相当量…0.4g

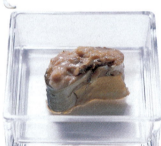

Cシロサケ・塩ザケ　1点=40g
たんぱく質…9.0g
脂質…4.4g
コレステロール…26mg
炭水化物…0g
ビタミンD…9.2μg
ビタミンB_{12}…2.8μg
食塩相当量…0.7g

1点実用値早見表	40		45	
単位・グラム	●イカ(加工品)・くん製　●マイワシ・丸干し　●シラス干し・半乾燥品　●サバ・水煮缶詰		●スケトウダラ・すきみダラ　●イワシトマト漬缶詰　●シロサケ・水煮缶詰	
	●コノシロ・甘酢漬　●シロサケ・塩ザケ　●イワシ・味つけ缶詰		●カラフトシシャモ・生干し　●イワシ・水煮缶詰　●カツオ・なまり節　●ホッケ・開き干し	

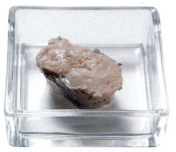

Cシロサケ・水煮缶詰　1点＝45g
たんぱく質…9.5g
脂質…3.8g
コレステロール…30mg
炭水化物…0g
カルシウム…86mg
ビタミンD…3.6μg
ビタミンB₁₂…2.7μg
食塩相当量…0.3g

Bマアジ・開き干し　1点＝50g
廃棄率…35%
廃棄込み重量…77g
たんぱく質…10.1g
脂質…4.4g
コレステロール…37mg
炭水化物…0.1g
ビタミンD…1.5μg
ビタミンB₁₂…3.2μg
食塩相当量…0.9g

Bシロサケ・新巻き　1点＝50g
たんぱく質…11.4g
脂質…3.1g
コレステロール…35mg
炭水化物…0.1g
ビタミンD…10.5μg
ビタミンB₁₂…3.0μg
食塩相当量…1.5g

Bシシャモ・生干し　1点＝50g
廃棄率…10%
廃棄込み重量…56g
たんぱく質…10.5g
脂質…4.1g
コレステロール…115mg
炭水化物…0.1g
カルシウム…165mg
リン…215mg
ビタミンD…0.3μg
ビタミンB₁₂…3.8μg
食塩相当量…0.6g

♥第2群　魚介類（加工品）

1点実用値は正味重量
A＝1点実用値あたりたんぱく質14g以上
B＝1点実用値あたりたんぱく質10g以上14g未満
C＝1点実用値あたりたんぱく質10g未満

このページの縮小率35%

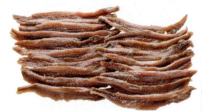

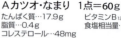

Aカツオ・なまり　1点＝60g
- たんぱく質…17.9g
- 脂質…0.4g
- コレステロール…48mg
- 炭水化物…0.2g
- 鉄…2.2mg
- ビタミンD…2.4μg
- ビタミンB₁₂…12.3μg
- 食塩相当量…0.2g

Bアンチョビ　1点＝50g
- たんぱく質…12.1g
- 脂質…3.4g
- コレステロール…45mg
- 炭水化物…0.1g
- 亜鉛…1.9mg
- ビタミンD…0.9μg
- ビタミンB₁₂…7.3μg
- 食塩相当量…6.6g

Aアサリ・水煮缶詰　1点＝70g
- たんぱく質…14.2g
- 脂質…1.5g
- コレステロール…62mg
- 炭水化物…1.3g
- 鉄…20.8mg
- 亜鉛…2.4mg
- 銅…0.20mg
- ビタミンB₁₂…44.7μg
- 食塩相当量…0.7g

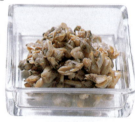

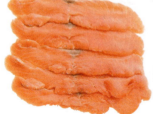

Bベニザケ・くん製（スモークサーモン）　1点＝50g
- たんぱく質…12.9g
- 脂質…2.8g
- コレステロール…25mg
- 炭水化物…0.1g
- ビタミンD…14.0μg
- ビタミンB₁₂…4.0μg
- 食塩相当量…1.9g

Aシラス干し・微乾燥品　1点＝70g
- たんぱく質…16.2g
- 脂質…1.1g
- コレステロール…168mg
- 炭水化物…0.1g
- カルシウム…147mg
- ビタミンD…32.2μg
- ビタミンB₁₂…3.0μg
- 食塩相当量…2.9g

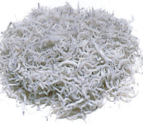

1点実用値早見表　単位・グラム

50	55	60	70	80	85
●シロサケ・新巻き ●ムロアジ・開き干し ●ベニザケ・くん製 ●ハタハタ・生干し	●シシャモ・生干し ●カラフトマス・塩マス ●イワシ・缶詰・アンチョビ ●マアジ・開き干し	●カツオ・なまり ●カツオ・味つけ缶詰・フレーク	●マグロ・味つけ缶詰・フレーク ●アサリ・味つけ缶詰	●シラス干し微乾燥品 ●イカ塩辛 ●アサリ・水煮缶詰 ●干しカレイ	●マグロ・水煮缶詰・フレーク・ホワイト ●スケトウダラ・すり身	●ホタテガイ・貝柱・水

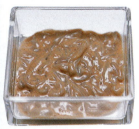

Aホタテガイ・貝柱・水煮缶詰　1点＝85g
たんぱく質…16.6g
脂質…0.5g
コレステロール…53mg
炭水化物…1.3g
鉄…0.6mg
亜鉛…2.3mg
ビタミンB₁₂…2.2μg
食塩相当量…0.9g

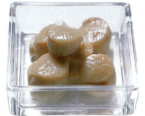

Aズワイガニ・水煮缶詰　1点＝110g
たんぱく質…17.9g
脂質…0.4g
コレステロール…77mg
炭水化物…0.2g
亜鉛…5.2mg
銅…0.39mg
ビタミンB₁₂…0.2μg
食塩相当量…1.9g

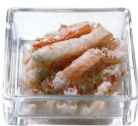

Bイカ塩辛　1点＝70g
たんぱく質…10.6g
脂質…2.4g
コレステロール…161mg
炭水化物…4.6g
亜鉛…1.2mg
銅…1.34mg
ビタミンB₁₂…11.7μg
食塩相当量…4.8g

Aカツオ塩辛　1点＝130g
たんぱく質…15.6g
脂質…2.0g
コレステロール…273mg
炭水化物…微量
鉄…6.5mg
亜鉛…15.3mg
ビタミンD…156.0μg
ビタミンB₁₂…5.9μg
食塩相当量…16.5g

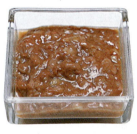

Aタラバガニ・水煮缶詰　1点＝90g
たんぱく質…18.5g
脂質…0.3g
コレステロール…54mg
炭水化物…0.1g
亜鉛…5.7mg
銅…0.52mg
ビタミンB₁₂…5.5μg
食塩相当量…1.4g

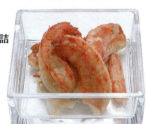

第2群

90	100	110	120	130	140	360
●アワビ・水煮缶詰 ●タラバガニ・水煮缶詰	●エスカルゴ・水煮缶詰	●ズワイガニ・水煮缶詰 ●マグロ・水煮缶詰・フレーク・ライト	●マダラ・塩ダラ ●アミ塩辛	●カツオ塩辛　●このわた	●がん漬	●クラゲ・塩蔵・塩抜き

♥第2群 魚介類（魚卵加工品）

1点実用値は正味重量　A=1点実用値あたりたんぱく質14g以上
B=1点実用値あたりたんぱく質10g以上,14g未満
C=1点実用値あたりたんぱく質10g未満

このページの縮小率35%
10cm

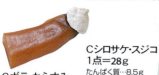

Cボラ・からすみ　1点=19g
たんぱく質…7.7g
脂質…5.5g
コレステロール…163mg
炭水化物…0.1g
亜鉛…1.8mg
ビタミンD…6.3μg
ビタミンB₁₂…5.4μg
食塩相当量…0.7g

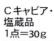

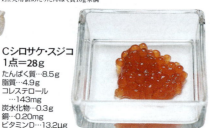

Cシロサケ・スジコ　1点=28g
たんぱく質…8.5g
脂質…4.9g
コレステロール…143mg
銅…0.20mg
ビタミンD…13.2μg
ビタミンB₁₂…15.1μg
食塩相当量…1.3g

Cシロサケ・イクラ　1点=29g
たんぱく質…9.5g
脂質…4.5g
コレステロール…139mg
炭水化物…0.1g
銅…0.22mg
ビタミンD…12.8μg
ビタミンB₁₂…13.7μg
食塩相当量…0.7g

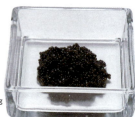

Cキャビア・塩蔵品　1点=30g
たんぱく質…7.9g
脂質…5.1g
コレステロール…150mg
炭水化物…0.3g
ビタミンD…0.3μg
ビタミンB₁₂…5.6μg
食塩相当量…1.2g

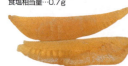

B数の子・乾　1点=21g
たんぱく質…13.7g
脂質…2.9g
コレステロール…210mg
炭水化物…0.1g
亜鉛…1.1mg
ビタミンD…6.7μg
ビタミンB₁₂…1.0μg
食塩相当量…0.8g

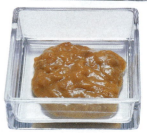

C粒ウニ　1点=45g
たんぱく質…7.7g
脂質…2.6g
コレステロール…126mg
炭水化物…7.0g
ビタミンB₁₂…2.4μg
食塩相当量…3.8g

1点実用値早見表 単位●グラム	15	18	19	21	28	29	30	40
	●アユ・養殖・内臓	●アンコウ・きも	●ボラ・からすみ	●数の子・乾	●シロサケ・スジコ ●コイ・養殖・内臓	●シロサケ・イクラ	●キャビア・塩蔵品	●アユ・天然・内臓

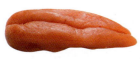

Bタラコ 1点=55g
たんぱく質…13.2g
脂質…2.6g
コレステロール…193mg
炭水化物…0.2g
亜鉛…1.7mg
セレン…72μg
ビタミンD…0.9μg
ビタミンB$_{12}$…10.0μg
食塩相当量…2.5g

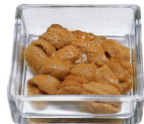

Bウニ 1点=65g
たんぱく質…10.4g
脂質…3.1g
コレステロール…189mg
炭水化物…2.1g
亜鉛…1.3mg
ビタミンB$_{12}$…0.8μg
食塩相当量…0.4g

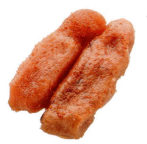

Aマダラ・白子 1点=130g
たんぱく質…17.4g
脂質…1.0g
コレステロール…468mg
炭水化物…0.3g
リン…559mg
ビタミンD…2.6μg
ビタミンB$_{12}$…4.0μg
食塩相当量…0.4g

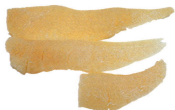

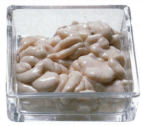

Bカラシメンタイコ 1点=65g
たんぱく質…13.7g
脂質…2.1g
コレステロール…182mg
炭水化物…2.0g
亜鉛…1.8mg
ビタミンD…0.7μg
ビタミンB$_{12}$…7.3μg
食塩相当量…3.6g

B数の子・塩蔵・水もどし 1点=90g
たんぱく質…13.5g
脂質…2.7g
コレステロール…207mg
炭水化物…0.5g
亜鉛…1.2mg
ビタミンD…15.3μg
ビタミンB$_{12}$…4.1μg
食塩相当量…1.1g

第2群

45	50	55	65	70	90	100	130
●アユ・うるか ●粒ウニ ●練りウニ	●数の子・生	●タラコ	●ウニ ●からしめんたいこ	●ウナギ・きも	●数の子・塩蔵・水もどし	●シロサケ・めふん	●マダラ・白子

♥第2群　魚介類（水産練り製品）

1点実用値は正味重量　A=1点実用値あたりたんぱく質14g以上
B=1点実用値あたりたんぱく質10g以上14g未満
C=1点実用値あたりたんぱく質10g未満

このページの縮小率45%
10cm

Cだて巻
1点=40g
たんぱく質…5.8g
脂質…3.0g
コレステロール…72mg
炭水化物…7.0g
ビタミンD…0.4μg
ビタミンB₁₂…0.1μg
食塩相当量…0.4g

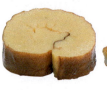

C焼き竹輪
1点=65g
たんぱく質…7.9g
脂質…1.3g
コレステロール…16mg
炭水化物…8.8g
ビタミンD…0.7μg
ビタミンB₁₂…0.5μg
食塩相当量…1.4g

Cつみれ
1点=70g
たんぱく質…8.4g
脂質…3.0g
コレステロール…28mg
炭水化物…4.6g
ビタミンD…3.5μg
ビタミンB₁₂…1.5μg
食塩相当量…1.0g

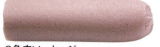

C魚肉ソーセージ
1点=50g
たんぱく質…5.8g
脂質…3.6g
コレステロール…15mg
炭水化物…6.3g
ビタミンD…0.5μg
ビタミンB₁₂…0.2μg
食塩相当量…1.1g

Cさつま揚げ
1点=60g
たんぱく質…7.5g
脂質…2.2g
コレステロール…12mg
炭水化物…8.3g
ビタミンD…0.6μg
ビタミンB₁₂…0.7μg
食塩相当量…1.1g

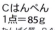

Cはんぺん
1点=85g
たんぱく質…8.4g
脂質…0.9g
コレステロール…13mg
炭水化物…9.7g
ビタミンD…微量
ビタミンB₁₂…0.3μg
食塩相当量…1.3g

1点実用値早見表	40	50	60	65	70
単位・グラム	●だて巻	●魚肉ソーセージ ●魚肉ハム	●さつま揚げ	●焼き竹輪	●つみれ

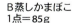

B 蒸しかまぼこ
1点＝85g
たんぱく質…10.2g
脂質…0.8g
コレステロール…13mg
炭水化物…8.2g
ビタミンD…1.7μg
ビタミンB₁₂…0.3μg
食塩相当量…2.1g

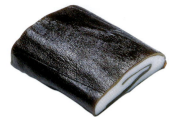

C 昆布巻かまぼこ
1点＝95g
たんぱく質…8.5g
脂質…0.5g
コレステロール…16mg
炭水化物…10.5g
ビタミンD…微量
ビタミンB₁₂…0μg
食塩相当量…2.3g

第2群

B カニ風味かまぼこ
1点＝90g
たんぱく質…10.9g
脂質…0.5g
コレステロール…15mg
炭水化物…8.3g
ビタミンD…0.9μg
ビタミンB₁₂…0.6μg
食塩相当量…2.0g

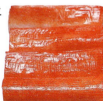

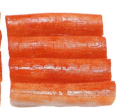

C なると
1点＝100g
たんぱく質…7.6g
脂質…0.4g
コレステロール…17mg
炭水化物…11.6g
ビタミンD…微量
ビタミンB₁₂…0.4μg
食塩相当量…2.0g

80	85	90	95	100
●焼き抜きかまぼこ	●はんぺん ●蒸しかまぼこ	●カニ風味かまぼこ ●す巻かまぼこ	●昆布巻かまぼこ	●なると

♥第2群 肉類/牛肉（脂身つき）

1点実用値は正味重量　A＝1点実用値あたりたんぱく質14g以上
B＝1点実用値あたりたんぱく質10g以上14g未満
C＝1点実用値あたりたんぱく質10g未満

Cばら・乳用肥育牛
1点＝19g
たんぱく質…2.4g
脂質…7.5g
コレステロール…15mg
炭水化物…0.1g
ビタミンB₁…0.01mg
ビタミンB₂…0.02mg

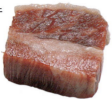

Cばら・輸入牛
1点＝22g
たんぱく質…3.2g
脂質…7.2g
コレステロール…15mg
炭水化物…0g
ビタミンB₁…0.01mg
ビタミンB₂…0.03mg

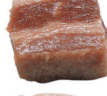

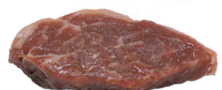

Cリブロース・乳用肥育牛　1点＝20g
たんぱく質…2.8g　　炭水化物…0g
脂質…7.4g　　　　　ビタミンB₁…0.01mg
コレステロール…16mg　ビタミンB₂…0.02mg

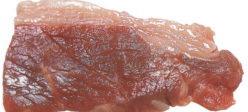

Cサーロイン・乳用肥育牛　1点＝24g
たんぱく質…4.0g　　炭水化物…0.1g
脂質…6.7g　　　　　ビタミンB₁…0.01mg
コレステロール…17mg　ビタミンB₂…0.02mg

1点実用値早見表	14	15	16	17	19	20	22

単位：グラム
- リブロース・脂身つき・交雑牛
- ばら・脂身つき・和牛
- リブロース・脂身つき・和牛
- サーロイン・脂身つき・和牛
- ばら・脂身つき・交雑牛
- かたロース・脂身つき・和牛
- ばら・脂身つき・乳用肥育牛
- リブロース・脂身つき・乳用肥育牛
- ばら・脂身つき・輸入牛

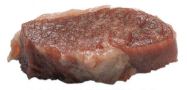

Cかたロース・乳用肥育牛　1点=25g
たんぱく質…4.1g　亜鉛…1.2mg
脂質…6.6g　ビタミンB₁…0.02mg
コレステロール…18mg　ビタミンB₂…0.04mg
炭水化物…0.1g

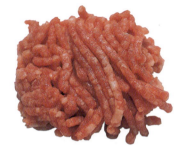

Cひき肉
1点=29g
たんぱく質…5.0g
脂質…6.1g
コレステロール…19mg
炭水化物…0.1g
亜鉛…1.5mg
ビタミンB₁…0.02mg
ビタミンB₂…0.06mg

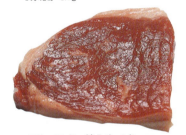

Cサーロイン・輸入牛　1点=27g
たんぱく質…4.7g　炭水化物…0.1g
脂質…6.4g　ビタミンB₁…0.01mg
コレステロール…16mg　ビタミンB₂…0.03mg

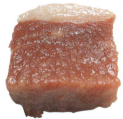

Cかた・乳用肥育牛
1点=30g
たんぱく質…5.0g
脂質…5.9g
コレステロール…19mg
炭水化物…0.1g
亜鉛…1.2mg
ビタミンB₁…0.03mg
ビタミンB₂…0.06mg

第2群

♥第2群　肉類/牛肉（脂身つき）

1点実用値は正味重量　A＝1点実用値あたりたんぱく質14g以上
B＝1点実用値あたりたんぱく質10g以上14g未満
C＝1点実用値あたりたんぱく質10g未満

このページの縮小率70%
10cm

第2群

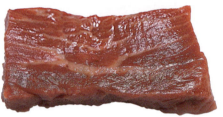

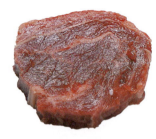

Cリブロース・輸入牛
1点＝35g
たんぱく質…7.0g
脂質…5.4g
コレステロール…23mg
炭水化物…0.1g
亜鉛…1.6mg
ビタミンB₁…0.03mg
ビタミンB₂…0.06mg

Cランプ・乳用肥育牛1点＝30g
たんぱく質…5.6g　亜鉛…1.1mg
脂質…5.3g　ビタミンB₁…0.02mg
コレステロール…20mg　ビタミンB₂…0.06mg
炭水化物…0.2g

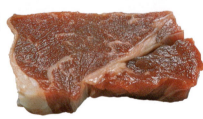

Cかたロース・輸入牛
1点＝35g
たんぱく質…6.3g
脂質…6.1g
コレステロール…24mg
炭水化物…0g
亜鉛…2.0mg
ビタミンB₁…0.02mg
ビタミンB₂…0.07mg

	●ランプ・脂身つき・乳用肥育牛　●かた・脂身つき・乳用肥育牛	●かたロース・脂身つき・輸入牛　●リブロース・脂身つき・輸入牛　●ランプ・脂身つき・輸入牛
1点実用値早見表	30	35
単位・グラム	●そともも・脂身つき・和牛　●ヒレ・赤肉・交雑牛　●もも・脂身つき・和牛	●そともも・脂身つき・輸入牛　●ヒレ・赤肉・乳用肥育牛

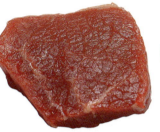

Cもも・乳用肥育牛
1点＝40g
たんぱく質…7.8g
脂質…5.3g
コレステロール…28mg
炭水化物…0.2g
亜鉛…1.8mg
ビタミンB_1…0.03mg
ビタミンB_2…0.08mg

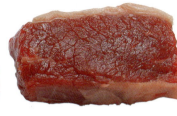

Cもも・輸入牛
1点＝50g
たんぱく質…9.8g
脂質…4.3g
コレステロール…31mg
炭水化物…0.2g
亜鉛…1.9mg
ビタミンB_1…0.04mg
ビタミンB_2…0.10mg

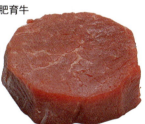

Cヒレ・赤肉・乳用肥育牛
1点＝40g
たんぱく質…8.3g
脂質…4.5g
コレステロール…24mg
炭水化物…0.2g
鉄…1.0mg
亜鉛…1.4mg
ビタミンB_1…0.05mg
ビタミンB_2…0.10mg

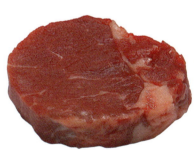

Bヒレ・赤肉・輸入牛
1点＝60g
たんぱく質…12.3g
脂質…2.9g
コレステロール…37mg
炭水化物…0.2g
鉄…1.7mg
亜鉛…1.7mg
ビタミンB_1…0.06mg
ビタミンB_2…0.15mg

第2群

40	45	50	60
●ヒレ・赤肉・乳用肥育牛 ●もも・脂身つき・乳用肥育牛	●かた・脂身つき・輸入牛	●もも・脂身つき・輸入牛	●ヒレ・赤肉・輸入牛

♥第2群 肉類/豚肉（大型種脂身つき）

1点実用値は正味重量　A＝1点実用値あたりたんぱく質14g以上
B＝1点実用値あたりたんぱく質10g以上14g未満
C＝1点実用値あたりたんぱく質10g未満

このページの縮小率70%

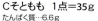

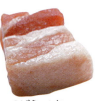

Cばら　1点＝20g
たんぱく質…2.9g
脂質…7.1g
コレステロール…14mg
炭水化物…0g
ビタミンB₁…0.10mg
ビタミンB₂…0.03mg

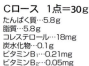

Cロース　1点＝30g
たんぱく質…5.8g
脂質…5.8g
コレステロール…18mg
炭水化物…0.1g
ビタミンB₁…0.21mg
ビタミンB₂…0.05mg

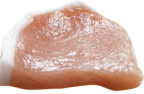

Cかたロース　1点＝30g
たんぱく質…5.1g
脂質…5.8g
コレステロール…21mg
炭水化物…0g
ビタミンB₁…0.19mg
ビタミンB₂…0.07mg

Cそともも　1点＝35g
たんぱく質…6.6g
脂質…5.8g
コレステロール…24mg
炭水化物…0.1g
ビタミンB₁…0.28mg
ビタミンB₂…0.06mg

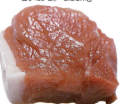

1点実用値早見表	20	30	35
単位・グラム	●ばら・脂身つき・大型種	●ロース・脂身つき・大型種 ●かたロース・脂身つき・大型種	●そともも・脂身つき・大型種 ●かた・脂身つき・大型種　●ひき肉

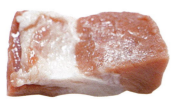

Cかた　1点=35g
たんぱく質…6.5g
脂質…5.1g
コレステロール…23mg
炭水化物…0.1g
ビタミンB₁…0.23mg
ビタミンB₂…0.08mg

Cもも　1点=45g
たんぱく質…9.2g
脂質…4.6g
コレステロール…30mg
炭水化物…0.1g
ビタミンB₁…0.41mg
ビタミンB₂…0.09mg

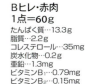

Bヒレ・赤肉
1点=60g
たんぱく質…13.3g
脂質…2.2g
コレステロール…35mg
炭水化物…0.2g
亜鉛…1.3mg
ビタミンB₁…0.79mg
ビタミンB₂…0.15mg

Cひき肉
1点=35g
たんぱく質…6.2g
脂質…6.0g
コレステロール…26mg
炭水化物…0g
ビタミンB₁…0.24mg
ビタミンB₂…0.08mg

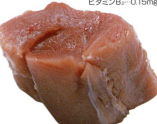

第2群

45	60
●もも・脂身つき・大型種	●ヒレ・赤肉・大型種

♥第2群　肉類/うし・ぶたの副生物

1点実用値は正味重量　A＝1点実用値あたりたんぱく質14g以上
B＝1点実用値あたりたんぱく質10g以上14g未満
C＝1点実用値あたりたんぱく質10g未満

このページの縮小率45%
10cm

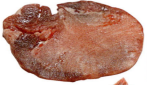

Cうし・舌(たん)
1点＝22g
たんぱく質…2.9g
脂質…7.0g
コレステロール…21mg
炭水化物…0g
ビタミンB₁…0.02mg
ビタミンB₂…0.05mg

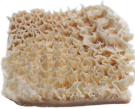

Cうし・第二胃(はちのす)・ゆで　1点＝40g
たんぱく質…5.0g
脂質…6.3g
コレステロール…52mg
炭水化物…0g
ビタミンB₁…0.01mg
ビタミンB₂…0.04mg

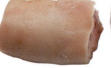

Cぶた・豚足・ゆで
1点＝35g
廃棄率…40%
廃棄込み重量…58g
たんぱく質…7.0g
脂質…5.9g
コレステロール…39mg
炭水化物…微量
ビタミンB₁…0.02mg
ビタミンB₂…0.04mg

Bうし・第一胃(みの)・ゆで　1点＝45g
たんぱく質…11.0g
脂質…3.8g
コレステロール…108mg
炭水化物…0g
亜鉛…1.9mg
ビタミンB₁…0.02mg
ビタミンB₂…0.06mg

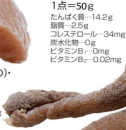

Aうし・腱(すじ)・ゆで
1点＝50g
たんぱく質…14.2g
脂質…2.5g
コレステロール…34mg
炭水化物…0g
ビタミンB₁…0mg
ビタミンB₂…0.02mg

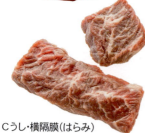

Cうし・横隔膜(はらみ)
1点＝27g
たんぱく質…4.0g
脂質…6.8g
コレステロール…19mg
炭水化物…0.1g
ビタミンB₁…0.04mg
ビタミンB₂…0.09mg

| 1点実用値早見表 単位・グラム | ●うし尾(テール) 16 | ●うし・舌(たん) 22 | ●うし・第四胃(あかせんまい)・ゆで 24 | ●うし・横隔膜(はらみ) 27 | ●うし小腸(ひも) 28 | ●ぶた・軟骨・ゆで ●ぶた・豚足・ゆで ●ぶた・舌(たん) 35 | ●うし・第二胃(はちのす)・ゆで 40 | ●ぶた・大腸・ゆで ●うし・第一胃(みの)・ゆで ●ぶた・小腸(ひも)・ゆで 45 | ●うし・腱(すじ)・ゆで ●うし・大腸しまちょう) 50 |

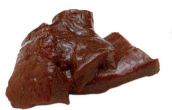

Bぶた・肝臓(レバー)　1点=65g
- たんぱく質…13.3g
- 脂質…2.2g
- コレステロール…163mg
- 炭水化物…1.6g
- 鉄…8.5mg
- レチノール活性当量…8450μg
- ビタミンB₁…0.22mg
- ビタミンB₂…2.34mg
- ビオチン…51.7μg

Bうし・肝臓(レバー)　1点=60g
- たんぱく質…11.8g
- 脂質…2.2g
- コレステロール…144mg
- 炭水化物…2.2g
- 鉄…2.4mg
- レチノール活性当量…660μg
- ビタミンB₁…0.13mg
- ビタミンB₂…1.80mg
- ビオチン…45.7μg

Cぶた・心臓(はつ)　1点=60g
- たんぱく質…9.7g
- 脂質…4.2g
- コレステロール…66mg
- 炭水化物…0.1g
- 鉄…2.1mg
- ビタミンB₁…0.23mg
- ビタミンB₂…0.57mg

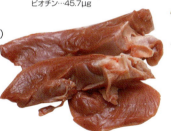

Aうし・第三胃(せんまい)　1点=130g
- たんぱく質…15.2g
- 脂質…1.7g
- コレステロール…156mg
- 炭水化物…0g
- 鉄…8.8mg
- 亜鉛…3.4mg
- ビタミンB₁…0.05mg
- ビタミンB₂…0.42mg

55	60	65	70	75	110	130
●うし・心臓(はつ)	●うし・肝臓(レバー)　●ぶた・心臓(はつ)	●ぶた・肝臓(レバー)　●ぶた・胃(がつ)・ゆで　●うし・腎臓(まめ)	●ぶた・腎臓(まめ)　●うし直腸(てっぽう)	●うし・子宮(こぶくろ)・ゆで	●ぶた・子宮(こぶくろ)・生	●うし・第三胃(せんまい)

♥第2群　肉類/鶏肉(若鶏)・鶏の副生物

1点実用値は正味重量　A＝1点実用値あたりたんぱく質14g以上
B＝1点実用値あたりたんぱく質10g以上14g未満
C＝1点実用値あたりたんぱく質10g未満

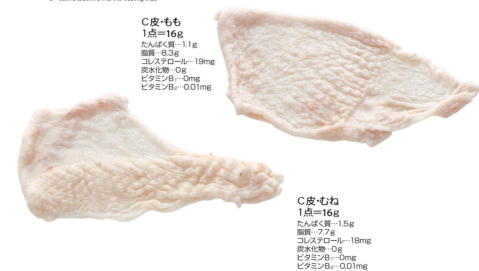

C 皮・もも
1点＝16g
たんぱく質…1.1g
脂質…8.3g
コレステロール…19mg
炭水化物…0g
ビタミンB₁…0mg
ビタミンB₂…0.01mg

C 皮・むね
1点＝16g
たんぱく質…1.5g
脂質…7.7g
コレステロール…18mg
炭水化物…0g
ビタミンB₁…0mg
ビタミンB₂…0.01mg

1点実用値早見表	16	30
単位・グラム	●皮・むね・若鶏 ●皮・もも・若鶏	●もも・皮つき・成鶏

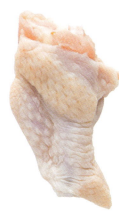

C手羽元・皮つき
1点=40g
廃棄率…30%
廃棄込み重量…57g
たんぱく質…7.3g
脂質…5.1g
コレステロール…40mg
炭水化物…0g
ビタミンK…16μg
ビタミンB₁…0.03mg
ビタミンB₂…0.04mg

第2群

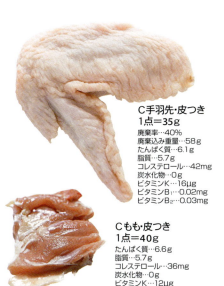

C手羽先・皮つき
1点=35g
廃棄率…40%
廃棄込み重量…58g
たんぱく質…6.1g
脂質…5.7g
コレステロール…42mg
炭水化物…0g
ビタミンK…16μg
ビタミンB₁…0.02mg
ビタミンB₂…0.03mg

Cもも・皮つき
1点=40g
たんぱく質…6.6g
脂質…5.7g
コレステロール…36mg
炭水化物…0g
ビタミンK…12μg
ビタミンB₁…0.04mg
ビタミンB₂…0.06mg

Cひき肉　1点=45g
たんぱく質…7.9g
脂質…5.4g
コレステロール…36mg
炭水化物…0g
ビタミンK…12μg
ビタミンB₁…0.04mg
ビタミンB₂…0.08mg

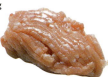

35	40	45
●手羽先・皮つき・若鶏 ●むね・皮つき・成鶏	●もも・皮つき・若鶏　●手羽・皮つき・若鶏　●手羽元・皮つき・若鶏 ●むね・皮つき・若鶏　●手羽・皮つき・成鶏　●心臓(はつ)	●ひき肉

♥第2群 肉類/鶏肉(若鶏)・鶏の副生物

1点実用値は正味重量　A=1点実用値あたりたんぱく質14g以上
　　　　　　　　　　 B=1点実用値あたりたんぱく質10g以上14g未満
　　　　　　　　　　 C=1点実用値あたりたんぱく質10g未満

このページの縮小率55%
10cm

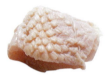

Bむね・皮つき　1点=55g
たんぱく質…11.7g
脂質…3.2g
コレステロール…40mg
炭水化物…0.1g
ビタミンK…13μg
ビタミンB₁…0.05mg
ビタミンB₂…0.06mg

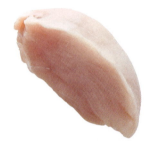

Aむね・皮なし　1点=70g
たんぱく質…16.3g
脂質…1.3g
コレステロール…50mg
炭水化物…0.1g
ビタミンK…11μg
ビタミンB₁…0.07mg
ビタミンB₂…0.08mg

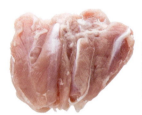

Bもも・皮なし　1点=65g
たんぱく質…12.4g
脂質…3.3g
コレステロール…57mg
炭水化物…0g
ビタミンK…15μg
ビタミンB₁…0.08mg
ビタミンB₂…0.12mg

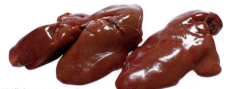

B肝臓(レバー)　1点=70g
たんぱく質…13.2g　　炭水化物…0.4g　　　　　　　　ビタミンB₁…0.27mg
脂質…2.2g　　　　　鉄…6.3mg　　　　　　　　　　ビタミンB₂…1.26mg
コレステロール…259mg　レチノール活性当量…9800μg　ビオチン…162.7μg

1点実用値早見表	55	65	70
単位・グラム	●むね・皮つき・若鶏	●もも・皮なし・若鶏	●ささ身・成鶏　●むね・皮なし・若鶏　●肝臓(レバー)

Aささ身 1点=75g

廃棄率…5%
廃棄込み重量…79g
たんぱく質…17.3g
脂質…0.6g
コレステロール…50mg
炭水化物…0g
ビタミンK…11μg
ビタミンB$_1$…0.07mg
ビタミンB$_2$…0.08mg

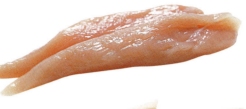

A軟骨 1点=150g

たんぱく質…18.8g
脂質…0.6g
コレステロール…44mg
炭水化物…0.6g
ビタミンB$_1$…0.05mg
ビタミンB$_2$…0.05mg

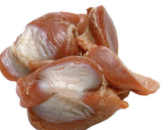

A砂ぎも(筋胃) 1点=85g

たんぱく質…15.6g
脂質…1.5g
コレステロール…170mg
炭水化物…微量
鉄…2.1mg
ビタミンK…24μg
ビタミンB$_1$…0.05mg
ビタミンB$_2$…0.22mg

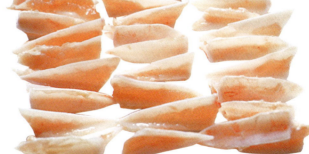

75	85	150
●ささ身·若鶏	●砂ぎも(筋胃)	●軟骨

♥第2群 肉類/その他の肉類

1点実用値は正味重量　A＝1点実用値あたりたんぱく質14g以上
B＝1点実用値あたりたんぱく質10g以上14g未満
C＝1点実用値あたりたんぱく質10g未満

このページの縮小率55%
10cm

Cあいがも・皮つき
1点＝24g
たんぱく質…3.4g
脂質…7.0g
コレステロール…21mg
炭水化物…0g
ビタミンB₁…0.06mg
ビタミンB₂…0.08mg

Cうずら・皮つき　1点＝40g
たんぱく質…8.2g　　鉄…1.2mg
脂質…5.2g　　　　　ビタミンB₁…0.05mg
コレステロール…48mg　ビタミンB₂…0.20mg
炭水化物…0g

Cラム・ロース・脂身つき
1点＝26g
たんぱく質…4.1g　　炭水化物…0.1g
脂質…6.7g　　　　　ビタミンB₁…0.03mg
コレステロール…17mg　ビタミンB₂…0.04mg

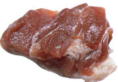

Cマトン・ロース・脂身つき
1点＝35g
たんぱく質…6.9g
脂質…5.3g
コレステロール…23mg
炭水化物…0.1g
亜鉛…0.9mg
ビタミンB₁…0.06mg
ビタミンB₂…0.07mg

Aまがも・皮なし　1点＝65g
たんぱく質…15.3g　　鉄…2.8mg
脂質…2.0g　　　　　ビタミンB₁…0.26mg
コレステロール…56mg　ビタミンB₂…0.45mg
炭水化物…0.1g

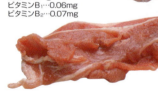

1点実用値早見表	12	16	17	21	24	26	30	35
単位・グラム	●くじら・本皮	●フォアグラ・ゆで	●あひる・皮	●くじら・うねす	●あいがも・皮つき	●ラム・ロース・脂身つき ●いのぶた・脂身つき	●いのしし・脂身つき ●あひる・皮つき	●マトン・もも・脂身つき ●マトン・ロース・脂身つき ●ラム・かた・脂身つき

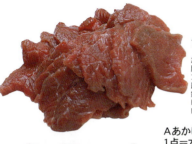

Aうま・赤肉
1点=75g
たんぱく質…15.1g
脂質…1.9g
コレステロール…49mg
炭水化物…0.2g
鉄…3.2mg
ビタミンB₁…0.08mg
ビタミンB₂…0.18mg

Aしちめんちょう・皮なし
1点=75g
たんぱく質…17.6g
脂質…0.5g
コレステロール…47mg
炭水化物…0.1g
ビタミンB₁…0.05mg
ビタミンB₂…0.18mg

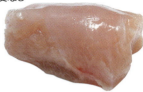

第2群

Aあかしか・赤肉
1点=75g
たんぱく質…16.7g
脂質…1.1g
コレステロール…52mg
炭水化物…0.4g
鉄…2.3mg
ビタミンB₁…0.16mg
ビタミンB₂…0.26mg

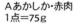

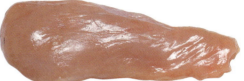

Aくじら・赤肉　1点=75g
たんぱく質…18.1g
脂質…0.3g
コレステロール…29mg
炭水化物…0.2g
鉄…1.9mg
ビタミンB₁…0.05mg
ビタミンB₂…0.17mg

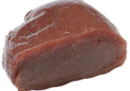

Aほろほろちょう・皮なし　1点=75g
たんぱく質…16.9g
脂質…0.8g
コレステロール…56mg
炭水化物…0.2g
ビタミンB₁…0.12mg
ビタミンB₂…0.15mg

40	55	60	65	75	80
●うずら・皮つき　●すっぽん	●ラム・もも・脂身つき　●うさぎ・赤肉	●はと・皮なし　●にほんじか・赤肉	●すずめ・骨皮つき	●まがも・皮なし	●しちめんちょう・皮なし　●あかしか・赤肉　●うま・赤肉　●かえる ●ほろほろちょう・皮なし　●くじら・赤肉　●やぎ・赤肉 ●きじ・皮なし　●あひる・皮なし

♥第2群 肉類/食肉加工品

このページの縮小率45%
10cm

1点実用値は正味重量　A=1点実用値あたりたんぱく質14g以上
B=1点実用値あたりたんぱく質10g以上14g未満
C=1点実用値あたりたんぱく質10g未満

Cドライソーセージ
1点=16g
たんぱく質…4.1g
脂質…6.9g
コレステロール…16mg
炭水化物…0.3g
ビタミンB_1…0.03mg
ビタミンB_2…0.05mg
食塩相当量…0.6g

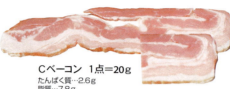

Cベーコン　1点=20g
たんぱく質…2.6g
脂質…7.8g
コレステロール…10mg
炭水化物…0.1g
ビタミンB_1…0.09mg
ビタミンB_2…0.03mg
食塩相当量…0.4g

Cウインナーソーセージ
1点=25g
たんぱく質…3.3g
脂質…7.1g
コレステロール…14mg
炭水化物…0.8g
ビタミンB_1…0.07mg
ビタミンB_2…0.03mg
食塩相当量…0.5g

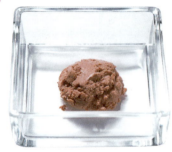

Cレバーペースト
1点=21g
たんぱく質…2.7g
脂質…7.3g
コレステロール…27mg
炭水化物…0.8g
鉄…1.6mg
レチノール活性当量…903μg
ビタミンB_1…0.04mg
ビタミンB_2…0.30mg
食塩相当量…0.5g

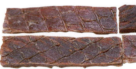

Bビーフジャーキー　1点=25g
たんぱく質…13.7g　　鉄…1.6mg
脂質…2.0g　　ビタミンB_1…0.03mg
コレステロール…38mg　ビタミンB_2…0.11mg
炭水化物…1.6g　食塩相当量…1.2g

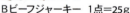

1点実用値早見表	16	20	21	22	23
単位・グラム	●ドライソーセージ	●ベーコン	●レバーペースト	●レバーソーセージ	●ゼラチン

Cフランクフルトソーセージ
1点＝27g
たんぱく質…3.4g
脂質…6.7g
コレステロール…16mg
炭水化物…1.7g
ビタミンB₁…0.06mg
ビタミンB₂…0.04mg
食塩相当量…0.5g

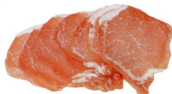

C生ハム・促成
1点＝30g
たんぱく質…7.2g
脂質…5.0g
コレステロール…23mg
炭水化物…0.2g
ビタミンB₁…0.28mg
ビタミンB₂…0.05mg
食塩相当量…0.8g

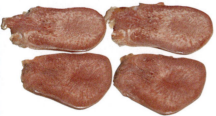

Cスモークタン
1点＝28g
たんぱく質…5.1g
脂質…6.4g
コレステロール…34mg
炭水化物…0.3g
亜鉛…1.2mg
ビタミンB₁…0.02mg
ビタミンB₂…0.08mg
食塩相当量…0.4g

C生ハム・長期熟成
1点＝30g
たんぱく質…7.7g
脂質…5.5g
コレステロール…29mg
炭水化物…0g
ビタミンB₁…0.27mg
ビタミンB₂…0.08mg
食塩相当量…1.7g

C生ソーセージ　1点＝29g
たんぱく質…4.1g
脂質…7.1g
コレステロール…19mg
炭水化物…0.2g
ビタミンB₁…0.15mg
ビタミンB₂…0.04mg
食塩相当量…0.5g

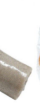

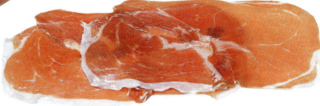

第2群

♥第2群 肉類/食肉加工品

1点実用値は正味重量　A=1点実用値あたりたんぱく質14g以上
　　　　　　　　　　B=1点実用値あたりたんぱく質10g以上14g未満
　　　　　　　　　　C=1点実用値あたりたんぱく質10g未満

このページの縮小率45%
10cm

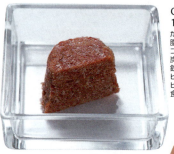

Cコンビーフ缶詰　1点=40g
たんぱく質…7.9g
脂質…5.2g
コレステロール…27mg
炭水化物…0.7g
鉄…1.4mg
ビタミンB_1…0.01mg
ビタミンB_2…0.06mg
食塩相当量…0.7g

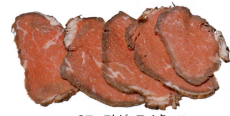

Cローストビーフ　1点=40g
たんぱく質…8.7g　　亜鉛…1.6mg
脂質…4.7g　　　　　ビタミンB_1…0.03mg
コレステロール…28mg　ビタミンB_2…0.10mg
炭水化物…0.4g　　　食塩相当量…0.3g

Cショルダーベーコン　1点=45g
たんぱく質…7.7g　　ビタミンB_1…0.26mg
脂質…5.4g　　　　　ビタミンB_2…0.15mg
コレステロール…23mg　食塩相当量…1.1g
炭水化物…1.1g

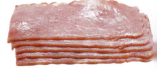

Bスモークレバー　1点=40g
たんぱく質…11.8g
脂質…3.1g
コレステロール…192mg
炭水化物…1.0g
鉄…7.9mg
レチノール活性当量…6800μg
ビタミンB_1…0.12mg
ビタミンB_2…2.07mg
食塩相当量…0.7g

Cロースハム　1点=40g
たんぱく質…6.6g　　ビタミンB_1…0.24mg
脂質…5.6g　　　　　ビタミンB_2…0.05mg
コレステロール…16mg　食塩相当量…1.0g
炭水化物…0.5g

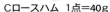

1点実用値早見表	35	40	45
単位・グラム	●骨つきハム　●つくね　●ショルダーハム	●コンビーフ缶詰　●ロースハム　●スモークレバー　●リオナソーセージ　●ローストビーフ　●ロースベーコン　●チキンナゲット	●焼きぶた　●焼き鳥缶詰　●ショルダーベーコン

82

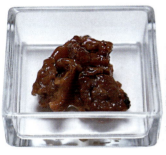

C 焼き鳥缶詰
1点＝45g

たんぱく質…8.3g
脂質…3.5g
コレステロール…34mg
炭水化物…3.7g
鉄…1.3mg
ビタミンB₁…0mg
ビタミンB₂…0.08mg
食塩相当量…1.0g

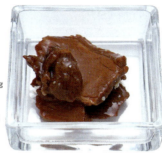

C うし・味つけ缶詰
1点＝50g

たんぱく質…9.6g
脂質…2.2g
コレステロール…24mg
炭水化物…5.0g
鉄…1.7mg
ビタミンB₁…0.17mg
ビタミンB₂…0.10mg
食塩相当量…0.9g

第2群

C 焼きぶた　1点＝45g

たんぱく質…8.7g
脂質…3.7g
コレステロール…21mg
炭水化物…2.3g
ビタミンB₁…0.38mg
ビタミンB₂…0.09mg
食塩相当量…1.1g

B プレスハム　1点＝70g

たんぱく質…10.8g
脂質…3.2g
コレステロール…30mg
炭水化物…2.7g
亜鉛…1.1mg
ビタミンB₁…0.39mg
ビタミンB₂…0.13mg
食塩相当量…1.7g

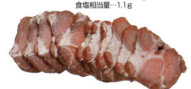

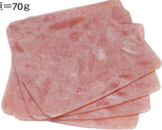

50	60	70	75	260
●うし・味つけ缶詰	●チョップドハム	●プレスハム ●ボンレスハム	●混合プレスハム	●くじら・さらしくじら

♥第2群 大豆・大豆製品

1点実用値は正味重量

このページの縮小率45%

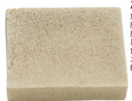

凍り豆腐 1点=15g
たんぱく質…7.6g
脂質…5.1g
炭水化物…0.6g
[単糖当量…0g]
食物繊維…0.4g
カルシウム…95mg
鉄…1.1mg

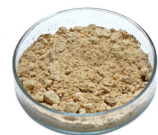

きな粉・全粒大豆・
黄大豆
1点=18g
たんぱく質…6.6g
脂質…4.6g
炭水化物…5.1g
[単糖当量…1.3g]
食物繊維…3.3g
カルシウム…34mg
鉄…1.4mg
ビタミンK…5μg
ビタミンB₁…0.01mg

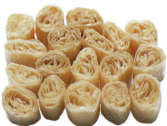

湯葉・干し・乾
1点=15g
たんぱく質…7.6g
脂質…4.8g
炭水化物…1.1g
[単糖当量…0.4g]
食物繊維…0.5g
鉄…1.2mg
銅…0.49mg

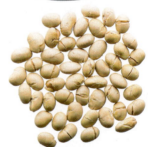

大豆・いり大豆・
黄大豆
1点=18g
たんぱく質…6.8g
脂質…3.9g
炭水化物…6.0g
[単糖当量…1.4g]
食物繊維…3.5g
カルシウム…29mg
鉄…1.4mg
ビタミンK…7μg
ビタミンB₁…0.03mg

●大豆・米国産・黄大豆
●大豆・ブラジル産・黄大豆

1点実用値早見表	15	18
単位・グラム ●凍り豆腐 ●湯葉・干し・乾		●きな粉・(脱皮大豆、全粒大豆)・黄大豆 ●大豆胚芽 ●大豆・いり大豆・(黄大豆、黒大豆、青大豆)

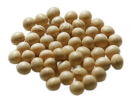

大豆・国産・黄大豆・乾
1点＝19g
たんぱく質…6.4g
脂質…3.7g
炭水化物…5.6g
[単糖当量…1.3g]
食物繊維…3.4g
カリウム…361mg
カルシウム…34mg
鉄…1.3mg
ビタミンB₁…0.13mg

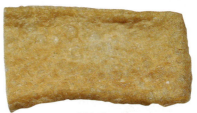

油揚げ　1点＝20g
たんぱく質…4.7g　食物繊維…0.3g
脂質…6.9g　　　カルシウム…62mg
炭水化物…0.1g　鉄…0.6mg
[単糖当量…0.1g]　ビタミンK…13μg

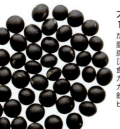

大豆・国産・黒大豆・乾
1点＝19g
たんぱく質…6.4g
脂質…3.4g
炭水化物…5.9g
[単糖当量…1.6g]
食物繊維…3.0g
カリウム…342mg
カルシウム…36mg
鉄…1.1mg
ビタミンB₁…0.14mg

がんもどき
1点＝35g
たんぱく質…5.4g
脂質…6.2g
炭水化物…0.6g
[単糖当量…0.8g]
食物繊維…0.5g
カルシウム…95mg
鉄…1.3mg
ビタミンK…15μg

第2群

19	20	21	22	23	28	30	35
●きな粉・全粒大豆・青大豆 ●大豆・国産・黄大豆 ●大豆・中国産・黄大豆	●油揚げ ●大豆・国産・黒大豆 ●おから・乾燥	●大豆たんぱく・繊維状 ●大豆たんぱく・分離・塩分無調整 ●大豆たんぱく・分離・塩分調整	●大豆たんぱく濃縮 ●大豆たんぱく・粒状	●ろくじょう豆腐	●油揚げ・油抜き ●ぶどう豆	●金山寺みそ ●寺納豆	●がんもどき ●湯葉・生 ●五斗納豆

♥第2群 大豆・大豆製品

1点実用値は正味重量

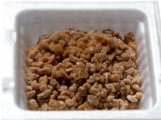

挽きわり納豆
1点=40g
たんぱく質…6.6g
脂質…4.0g
炭水化物…4.2g
[単糖当量…0.1g]
食物繊維…2.4g
鉄…1.0mg
ビタミンK…372μg

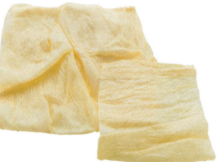

湯葉・生 1点=35g
たんぱく質…7.6g
脂質…4.8g
炭水化物…1.4g
[単糖当量…0.4g]
食物繊維…0.3g
カルシウム…32mg
鉄…1.3mg

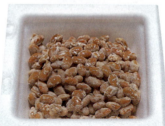

糸引き納豆
1点=40g
たんぱく質…6.6g
脂質…4.0g
炭水化物…4.8g
[単糖当量…0.1g]
食物繊維…2.7g
鉄…1.3mg
モリブデン…116μg
ビタミンK…240μg

1点実用値早見表	35	40
単位・グラム	●湯葉・生　●五斗納豆　●がんもどき	●大豆・蒸し大豆・黄大豆　●テンペ　●豆腐よう　●挽きわり納豆　●糸引き納豆　●ひしおみそ

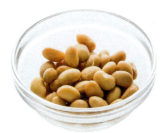

大豆・蒸し大豆（ドライパック）・黄大豆
1点＝40g
たんぱく質…6.6g
脂質…3.9g
炭水化物…5.5g
[単糖当量…未測定]
食物繊維…3.5g
カルシウム…30mg
鉄…1.1mg

第2群

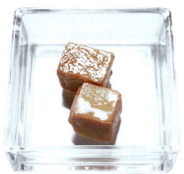

豆腐よう　1点＝40g
たんぱく質…3.8g
脂質…3.3g
炭水化物…7.6g
[単糖当量…未測定]
食物繊維…0.3g
カルシウム…64mg
鉄…0.7mg
食塩相当量…0.8g

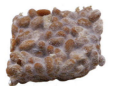

テンペ　1点＝40g
たんぱく質…6.3g　食物繊維…4.1g
脂質…3.6g　カルシウム…28mg
炭水化物…6.2g　鉄…1.0mg
[単糖当量…未測定]

大豆・国産・黄大豆・ゆで
1点＝45g
たんぱく質…6.7g
脂質…4.4g
炭水化物…3.8g
[単糖当量…0.7g]
食物繊維…3.0g
カルシウム…36mg
鉄…1.0mg

♥第2群 大豆・大豆製品
1点実用値は正味重量

生揚げ　1点=55g
たんぱく質…5.9g
脂質…6.2g
炭水化物…0.5g
[単糖当量…0.7g]
食物繊維…0.4g
カルシウム…132mg
鉄…1.4mg
ビタミンK…14μg

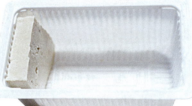

沖縄豆腐
1点=75g
たんぱく質…6.8g
脂質…5.4g
炭水化物…0.5g
[単糖当量…(0.8)g]
食物繊維…0.4g
カルシウム…90mg
鉄…1.3mg

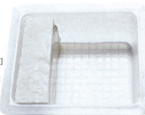

もめん豆腐
1点=110g
たんぱく質…7.3g
脂質…4.6g
炭水化物…1.8g
[単糖当量…0.8g]
食物繊維…0.4g
カルシウム…95mg
鉄…1.0mg
ビタミンK…14μg

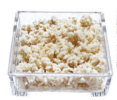

おから・生
1点=70g
たんぱく質…4.3g
脂質…2.5g
炭水化物…9.7g
[単糖当量…0.4g]
食物繊維…8.1g
カルシウム…57mg
鉄…0.9mg

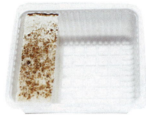

焼き豆腐
1点=90g
たんぱく質…7.0g
脂質…5.1g
炭水化物…0.9g
[単糖当量…0.6g]
食物繊維…0.5g
カルシウム…135mg
鉄…1.4mg

1点実用値早見表	55	60	65	70	75	90	110
単位・グラム	●生揚げ ●大豆・水煮缶詰・黄大豆	●豆腐竹輪・焼き	●豆腐竹輪・蒸し	●おから・生	●沖縄豆腐	●焼き豆腐	●もめん豆腐

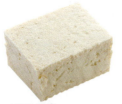

ゆし豆腐
1点=160g
たんぱく質…6.9g
脂質…4.5g
炭水化物…2.7g
[単糖当量…(1.0)g]
食物繊維…0.5g
カルシウム…58mg
鉄…1.1mg
ビタミンB₁…0.16mg

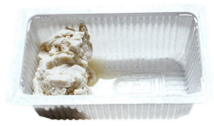

ソフト豆腐
1点=140g
たんぱく質…7.1g
脂質…4.6g
炭水化物…2.8g
[単糖当量…0.6g]
食物繊維…0.6g
カルシウム…127mg
鉄…1.0mg
ビタミンB₁…0.10mg

絹ごし豆腐
1点=140g
たんぱく質…6.9g
脂質…4.2g
炭水化物…2.8g
[単糖当量…1.3g]
食物繊維…0.4g
カルシウム…80mg
鉄…1.1mg
ビタミンK…17μg
ビタミンB₁…0.14mg

豆乳
1点=170g
たんぱく質…6.1g
脂質…3.4g
炭水化物…5.3g
[単糖当量…1.7g]
食物繊維…0.3g
鉄…2.0mg
モリブデン…92μg

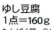
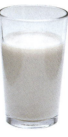

130	140	160	170
●豆乳・調製豆乳	●絹ごし豆腐　●ソフト豆腐　●充てん豆腐	●ゆし豆腐	●豆乳

♥第2群 豆

1点実用値は正味重量

そら豆 1点=23g
たんぱく質…6.0g 食物繊維…2.1g
脂質…0.5g 鉄…1.3mg
炭水化物…12.9g 亜鉛…1.1mg
[単糖当量…8.6g] ビタミンB₁…0.12mg

ひよこ豆（ガルバンゾ） 1点=21g
たんぱく質…4.2g
脂質…1.1g
炭水化物…12.9g
[単糖当量…8.7g]
食物繊維…3.4g
カリウム…252mg
鉄…0.5mg

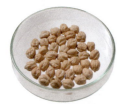

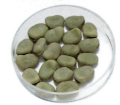

緑豆 1点=23g
たんぱく質…5.8g
脂質…0.3g
炭水化物…13.6g
[単糖当量…10.4g]
食物繊維…3.4g
鉄…1.4mg
モリブデン…94μg
ビタミンB₁…0.16mg

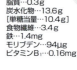

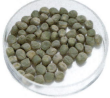

つるあずき 1点=23g
たんぱく質…4.8g 食物繊維…5.1g
脂質…0.4g カルシウム…64mg
炭水化物…14.2g 鉄…2.6mg
[単糖当量…9.1g] ビタミンB₁…0.12mg

レンズ豆 1点=23g
たんぱく質…5.3g
脂質…0.3g
炭水化物…14.0g
[単糖当量…10.4g]
食物繊維…3.8g
鉄…2.1mg
亜鉛…1.1mg
ビタミンB₁…0.12mg

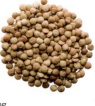

青えんどう 1点=23g
たんぱく質…5.0g 食物繊維…4.0g
脂質…0.5g 鉄…1.2mg
炭水化物…13.9g ビタミンB₁…0.17mg
[単糖当量…9.8g]

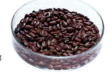

1点実用値早見表	21	23	24
単位・グラム	●ひよこ豆(ガルバンゾ)	●青えんどう ●赤えんどう ●つるあずき ●レンズ豆 ●緑豆 ●そら豆 ●らい豆	●あずき ●ささげ ●いんげん豆 ●べにばないんげん

第2群

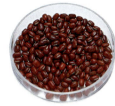

あずき 1点=24g
たんぱく質…4.9g
脂質…0.5g
炭水化物…14.1g
[単糖当量…11.2g]
食物繊維…4.3g
カリウム…360mg
鉄…1.3mg
ビタミンB₁…0.11mg

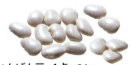

いんげん豆 1点=24g
たんぱく質…4.8g　カリウム…360mg
脂質…0.5g　鉄…1.4mg
炭水化物…13.9g　ビタミンB₁…0.12mg
[単糖当量…9.9g]
食物繊維…4.6g

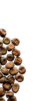

赤えんどう 1点=23g
たんぱく質…5.0g
脂質…0.5g
炭水化物…13.9g
[単糖当量…未測定]
食物繊維…4.0g
カリウム…200mg
鉄…1.2mg
ビタミンB₁…0.17mg

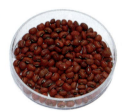

ささげ 1点=24g
たんぱく質…5.7g
脂質…0.5g
炭水化物…13.2g
[単糖当量…9.8g]
食物繊維…4.4g
カリウム…336mg
鉄…1.3mg
モリブデン…91μg
ビタミンB₁…0.12mg

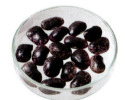

べにばないんげん 1点=24g
たんぱく質…4.1g　カリウム…408mg
脂質…0.4g　鉄…1.3mg
炭水化物…14.7g　ビタミンB₁…0.16mg
[単糖当量…8.7g]
食物繊維…6.4g

第2群

45	50	55	60	65
●ひよこ豆・ゆで	●つるあずき・ゆで	●青えんどう・ゆで　●いんげん豆・ゆで　●らい豆・ゆで	●緑豆・ゆで	●べにばないんげん・ゆで
●レンズ豆・ゆで		●あずき・ゆで　●赤えんどう・ゆで　●ささげ・ゆで		

♣第3群 緑黄色野菜

1点実用値は正味重量

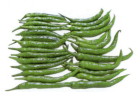

芽キャベツ 1点=160g
たんぱく質…9.1g
脂質…0.2g
炭水化物…15.8g
[単糖当量…(6.7)g]
食物繊維…8.8g
カリウム…976mg
鉄…1.6mg
レチノール活性当量…94μg
ビタミンK…240μg
葉酸…384μg
ビタミンC…256mg

日本かぼちゃ 1点=160g
廃棄率…9%
廃棄込み重量…176g
たんぱく質…2.6g
脂質…0.2g
炭水化物…17.4g
[単糖当量…13.3g]
食物繊維…4.5g
カリウム…640mg
ビタミンK…42μg
レチノール活性当量…96μg
葉酸…128μg
ビタミンC…26mg

とうがらし 1点=85g
廃棄率…9%
廃棄込み重量…93g
たんぱく質…3.3g
脂質…2.9g
炭水化物…13.9g
[単糖当量…(6.5)g]
食物繊維…8.8g
カリウム…646mg
鉄…1.7mg
ビタミンK…23μg
レチノール活性当量…544μg
ビタミンB₆…0.85mg
葉酸…35μg
ビタミンC…102mg

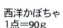

西洋かぼちゃ 1点=90g
廃棄率…10%
廃棄込み重量…100g
たんぱく質…1.7g
脂質…0.3g
炭水化物…18.5g
[単糖当量…15.3g]
食物繊維…3.2g
カリウム…405mg
レチノール活性当量…297μg
ビタミンK…23μg
葉酸…38μg
ビタミンC…39mg

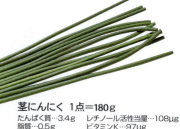

茎にんにく 1点=180g
たんぱく質…3.4g
脂質…0.5g
炭水化物…19.1g
[単糖当量…未測定]
食物繊維…6.8g
レチノール活性当量…108μg
ビタミンK…97μg
ビタミンB₁…0.20mg
葉酸…216μg
ビタミンC…81mg

1点実用値早見表	85	90	120	160	170
単位・グラム	●とうがらし	●西洋かぼちゃ ●どんぶり・ゆで	●のびる	●日本かぼちゃ ●芽キャベツ	●よもぎ ●よめ菜

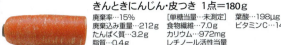

きんときにんじん・皮つき 1点＝180g
廃棄率…15%
廃棄込み重量…212g
たんぱく質…3.2g
脂質…0.4g
炭水化物…17.3g
[単糖当量…未測定]
食物繊維…7.0g
カリウム…972mg
レチノール活性当量…738μg
葉酸…198μg
ビタミンC…14mg

モロヘイヤ 1点＝210g
たんぱく質…10.1g
脂質…1.1g
炭水化物…13.2g
[単糖当量…0.2g]
食物繊維…12.4g
カリウム…1113mg
カルシウム…546mg
鉄…2.1mg
レチノール活性当量…1764μg
ビタミンK…1344μg
葉酸…525μg
ビタミンC…137mg

パセリ 1点＝190g
廃棄率…10%
廃棄込み重量…211g
たんぱく質…7.6g
脂質…1.3g
炭水化物…14.8g
[単糖当量…1.7g]
食物繊維…12.9g
カリウム…1900mg
鉄…14.3mg
クロム…8μg
レチノール活性当量…1178μg
ビタミンK…1615μg
葉酸…418μg
ビタミンC…228mg

にんじん・皮つき 1点＝210g
廃棄率…3%
廃棄込み重量…216g
たんぱく質…1.5g
脂質…0.4g
炭水化物…19.5g
[単糖当量…12.4g]
食物繊維…5.9g
カリウム…630mg
レチノール活性当量…1512μg
葉酸…44μg
ビタミンC…13mg

第3群

180	190	200	210
●きんときにんじん・皮つき ●きんときにんじん・皮むき ●茎にんにく	●パセリ ●めたで	●しそ・実	●にんじん・皮つき ●モロヘイヤ ●つくし

♣第3群 緑黄色野菜
1点実用値は正味重量

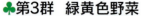

菜花・洋種・茎葉　1点＝230g
- たんぱく質…9.4g
- 脂質…0.9g
- 炭水化物…13.8g
- ［単糖当量…未測定］
- 食物繊維…8.5g
- カリウム…943mg
- カルシウム…223mg
- 鉄…2.1mg
- レチノール活性当量…506μg
- ビタミンK…598μg
- 葉酸…552μg
- ビタミンC…253mg

しそ・葉　1点＝220g
- たんぱく質…8.6g
- 脂質…0.2g
- 炭水化物…16.5g
- ［単糖当量…未測定］
- 食物繊維…16.1g
- カリウム…1100mg
- カルシウム…506mg
- 鉄…3.7mg
- レチノール活性当量…1936μg
- ビタミンK…1518μg
- 葉酸…242μg
- ビタミンC…57mg

さやえんどう　1点＝220g
- 廃棄率…9%
- 廃棄込み重量…242g
- たんぱく質…6.8g
- 脂質…0.4g
- 炭水化物…16.5g
- ［単糖当量…9.2g］
- 食物繊維…6.6g
- カリウム…440mg
- 鉄…2.0mg
- レチノール活性当量…103μg
- ビタミンB₁…0.33mg
- 葉酸…161μg
- ビタミンC…132mg

あしたば　1点＝240g
- 廃棄率…2%
- 廃棄込み重量…245g
- たんぱく質…7.9g
- 脂質…0.2g
- 炭水化物…16.1g
- ［単糖当量…未測定］
- 食物繊維…13.4g
- カリウム…1296mg
- カルシウム…156mg
- 鉄…2.4mg
- レチノール活性当量…1056μg
- ビタミンK…1200μg
- 葉酸…240μg
- ビタミンC…98mg

1点実用値早見表 単位：グラム	220	230	240
	●さやえんどう ●しそ・葉 ●にんじん・皮むき ●なすな	●菜花・洋種・茎葉 ●とうがらし葉・果実	●あさつき ●菜花・和種・花らい茎 ●あしたば ●ぎょうじゃにんにく ●ブロッコリー

ブロッコリー　1点＝240g

たんぱく質…10.3g
脂質…1.2g
炭水化物…12.5g
[単糖当量…3.6g]
食物繊維…10.6g
カリウム…864mg
鉄…2.4mg
レチノール活性当量
　…161μg
ビタミンK…384μg
葉酸…504μg
ビタミンC…288mg

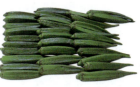

オクラ　1点＝270g

廃棄率…15%
廃棄込み重量…318g
たんぱく質…5.7g
脂質…0.5g
炭水化物…17.8g
[単糖当量…5.1g]
食物繊維…13.5g
カリウム…702mg
カルシウム…248mg
鉄…1.4mg
レチノール活性当量
　…151μg
ビタミンK…192μg
葉酸…297μg
ビタミンC…30mg

なばな・和種・花らい・茎　1点＝240g

たんぱく質…10.6g
脂質…0.5g
炭水化物…13.9g
[単糖当量…未測定]
食物繊維…10.1g
カリウム…936mg
カルシウム…384mg
鉄…7.0mg
レチノール活性当量…432μg
ビタミンK…600μg
葉酸…816μg
ビタミンC…312mg

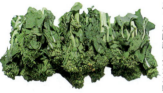

にんじん・ミニキャロット　1点＝250g

廃棄率…1%
廃棄込み重量…253g
たんぱく質…1.8g
脂質…0.5g
炭水化物…18.8g
[単糖当量…(11.8)g]
食物繊維…6.8g
カリウム…850mg
レチノール活性当量…1250μg
葉酸…80μg
ビタミンC…10mg

わけぎ　1点＝270g

廃棄率…4%
廃棄込み重量…281g
たんぱく質…4.3g
脂質…0g
炭水化物…20.0g
[単糖当量…未測定]
食物繊維…7.6g
カリウム…621mg
カルシウム…159mg
鉄…1.1mg
レチノール活性当量…594μg
ビタミンK…459μg
葉酸…324μg
ビタミンC…100mg

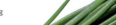

第3群

♣第3群　緑黄色野菜

1点実用値は正味重量

このページの縮小率20%
10cm

赤ピーマン
1点＝270g

廃棄率…10%
廃棄込み重量…300g
たんぱく質…2.7g
脂質…0.5g
炭水化物…19.4g
[単糖当量…(14.3)g]
食物繊維…4.3g
カリウム…567mg
鉄…1.1mg
レチノール活性当量…238μg
ビタミンK…19μg
ビタミンB₆…1.00mg
葉酸…184μg
ビタミンC…459mg

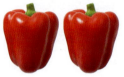

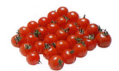

ミニトマト　1点＝280g

廃棄率…2%
廃棄込み重量…286g
たんぱく質…3.1g
脂質…0.3g
炭水化物…20.2g
[単糖当量…12.9g]
食物繊維…3.9g
カリウム…812mg
鉄…1.1mg
レチノール活性当量…224μg
ビタミンK…20μg
葉酸…98μg
ビタミンC…90mg

第3群

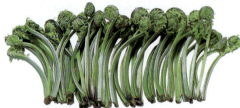

こごみ
1点＝290g

たんぱく質…8.7g
脂質…0.6g
炭水化物…15.4g
[単糖当量…未測定]
食物繊維…15.1g
カリウム…1015mg
鉄…1.7mg
レチノール活性当量…290μg
ビタミンK…348μg
葉酸…435μg
ビタミンC…78mg

1点実用値早見表	270	280	290
単位・グラム	●わけぎ　●オクラ　●赤ピーマン	●リーキ　●ミニトマト	●こごみ　●ケール

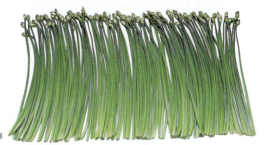

花にら 1点=300g

廃棄率…5%
廃棄込み重量…316g
たんぱく質…5.7g
脂質…0.6g
炭水化物…17.7g
[単糖当量…未測定]
食物繊維…8.4g
カリウム…750mg
鉄…1.5mg
レチノール活性当量…273μg
ビタミンK…300μg
葉酸…360μg
ビタミンC…69mg

こねぎ 1点=300g

廃棄率…10%
廃棄込み重量…333g
たんぱく質…6.0g
脂質…0.9g
炭水化物…16.2g
[単糖当量…未測定]
食物繊維…7.5g
カリウム…960mg
カルシウム…300mg
鉄…3.0mg
レチノール活性当量…570μg
ビタミンK…360μg
葉酸…360μg
ビタミンC…132mg

第3群

●花にら ●こねぎ ●ししとうがらし
●たらの芽 ●トウミョウ・茎葉

♣第3群 緑黄色野菜

1点実用値は正味重量

このページの縮小率15%
10cm

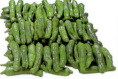

ししとうがらし 1点=300g
廃棄率…10%
廃棄込み重量…333g
たんぱく質…5.7g
脂質…0.9g
炭水化物…17.1g
[単糖当量…3.6g]
食物繊維…10.8g
カリウム…1020mg
鉄…1.5mg
レチノール活性当量…132μg
ビタミンK…153μg
ビタミンB₆…1.17mg
葉酸…99μg
ビタミンC…171mg

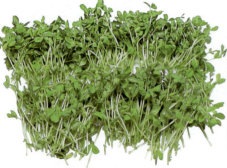

トウミョウ・芽ばえ
1点=330g
たんぱく質…12.5g
脂質…1.3g
炭水化物…10.6g
[単糖当量…未測定]
食物繊維…7.3g
カリウム…429mg
鉄…2.6mg
レチノール活性当量…825μg
ビタミンK…693μg
葉酸…396μg
ビタミンC…142mg

水菜
1点=350g
廃棄率…15%
廃棄込み重量…412g
たんぱく質…7.7g
脂質…0.4g
炭水化物…16.8g
[単糖当量…未測定]
食物繊維…10.5g
カリウム…1680mg
鉄…7.4mg
レチノール活性当量…385μg
ビタミンK…420μg
ビタミンB₆…0.63mg
葉酸…490μg
ビタミンC…193mg

1点実用値早見表	300	310	320	330
単位・グラム	●花にら ●こねぎ ●ししとうがらし ●たらの芽 ●トウミョウ・茎葉	●すぐき菜 ●からし菜	●みずかけ菜 ●大根・葉	●バジル ●じゅうろくささげ ●トウミョウ・芽ばえ

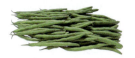
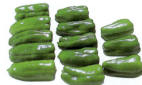

青ピーマン 1点＝360g
廃棄率…15%
廃棄込み重量…424g
たんぱく質…3.2g
脂質…0.7g
炭水化物…18.4g
[単糖当量…8.3g]
食物繊維…8.3g
カリウム…684mg
鉄…1.4mg
レチノール活性当量…119μg
ビタミンK…72μg
葉酸…94μg
ビタミンC…274mg

さやいんげん 1点＝350g
廃棄率…3%
廃棄込み重量…361g
たんぱく質…6.3g
脂質…0.4g
炭水化物…17.9g
[単糖当量…7.7g]
食物繊維…8.4g
カリウム…910mg
カルシウム…168mg
鉄…2.5mg
モリブデン…119μg
レチノール活性当量…172μg
ビタミンK…210μg
葉酸…175μg
ビタミンC…28mg

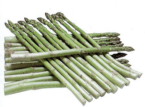

グリーンアスパラガス 1点＝360g
廃棄率…20%
廃棄込み重量…450g
たんぱく質…9.4g
脂質…0.7g
炭水化物…14.0g
[単糖当量…7.6g]
食物繊維…6.5g
カリウム…972mg
鉄…2.5mg
レチノール活性当量…112μg
ビタミンK…155μg
葉酸…684μg
ビタミンC…54mg

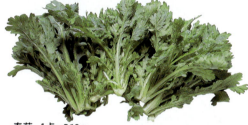

春菊 1点＝360g
廃棄率…1%
廃棄込み重量…364g
たんぱく質…8.3g
脂質…1.1g
炭水化物…14.0g
[単糖当量…1.4g]
食物繊維…11.5g
カリウム…1656mg
カルシウム…432mg
鉄…6.1mg
クロム…7μg
レチノール活性当量…1368μg
ビタミンK…900μg
葉酸…684μg
ビタミンC…68mg

第3群

350
●さやいんげん
●水菜

360
●青ピーマン　●春菊
●グリーンアスパラガス

♣第3群 緑黄色野菜

1点実用値は正味重量

このページの縮小率15%
10cm

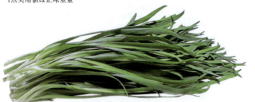

にら 1点=380g

- 廃棄率…5%
- 廃棄込み重量…400g
- たんぱく質…6.5g
- 脂質…1.1g
- 炭水化物…15.2g
- [単糖当量…6.5g]
- 食物繊維…10.3g
- カリウム…1938mg
- カルシウム…182mg
- 鉄…2.7mg
- レチノール活性当量…1102μg
- ビタミンK…684μg
- 葉酸…380μg
- ビタミンC…72mg

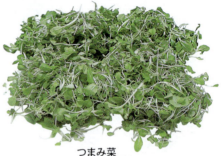

つまみ菜 1点=400g

- たんぱく質…7.6g
- 脂質…1.2g
- 炭水化物…14.4g
- [単糖当量…未測定]
- 食物繊維…9.2g
- カリウム…1800mg
- カルシウム…840mg
- リン…220mg
- 鉄…13.2mg
- レチノール活性当量…640μg
- ビタミンK…1080μg
- 葉酸…260μg
- ビタミンC…188mg

かいわれだいこん 1点=380g

- たんぱく質…8.0g
- 脂質…1.9g
- 炭水化物…12.5g
- [単糖当量…未測定]
- 食物繊維…7.2g
- カリウム…376mg
- カルシウム…205mg
- リン…232mg
- 鉄…1.9mg
- レチノール活性当量…608μg
- ビタミンK…760μg
- 葉酸…365μg
- ビタミンC…179mg

1点実用値早見表	380	400
単位・グラム	●かいわれだいこん ●高菜 ●にら	●広島菜 ●つまみ菜 ●ほうれん草（通年平均、夏採り、冬採り） ●かぶ・葉 ●根みつば

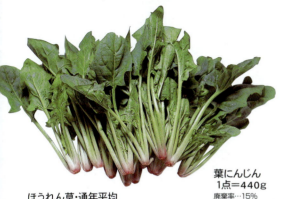

トマト 1点＝420g

廃棄率…3%
廃棄込み重量…433g
たんぱく質…2.9g
脂質…0.4g
炭水化物…19.7g
[単糖当量…13.0g]
食物繊維…4.2g
カリウム…882mg
レチノール活性当量…189μg
葉酸…92μg
ビタミンC…63mg

このページの縮小率10%

ほうれん草・通年平均 1点＝400g

廃棄率…10%
廃棄込み重量…444g
たんぱく質…8.8g
脂質…1.6g
炭水化物…12.4g
[単糖当量…1.2g]
食物繊維…11.2g
カリウム…2760mg
カルシウム…196mg
鉄…8.0mg
レチノール活性当量…1400μg
ビタミンK…1080μg
葉酸…840μg
ビタミンC…140mg

葉にんじん 1点＝440g

廃棄率…15%
廃棄込み重量…518g
たんぱく質…4.8g
脂質…0.9g
炭水化物…16.3g
[単糖当量…未測定]
食物繊維…11.9g
カリウム…2244mg
カルシウム…405mg
リン…229mg
鉄…4.0mg
レチノール活性当量…616μg
ビタミンK…704μg
葉酸…321μg
ビタミンC…97mg

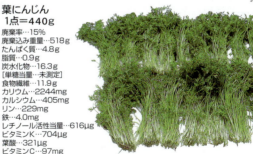

420　　　　　　　　　　　　　　440
●トマト　●ふだんそう　●ブロッコリー芽ばえ　　●切りみつば
●ルッコラ　●ひの菜　●キンサイ　　　　　　　　●葉大根　●葉にんじん

第3群

♣第3群　緑黄色野菜

1点実用値は正味重量

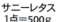

おかひじき
1点=470g
廃棄率…6%
廃棄込み重量…500g
たんぱく質…6.6g
脂質…0.9g
炭水化物…16.0g
[単糖当量…未測定]
食物繊維…11.8g
カリウム…3196mg
カルシウム…705mg
鉄…6.1mg
レチノール活性当量…1316μg
ビタミンK…1457μg
葉酸…437μg
ビタミンC…99mg

サニーレタス
1点=500g
廃棄率…6%
廃棄込み重量…532g
たんぱく質…6.0g
脂質…1.0g
炭水化物…16.0g
[単糖当量…(3.0)g]
食物繊維…10.0g
カリウム…2050mg
カルシウム…330mg
鉄…9.0mg
レチノール活性当量…850μg
ビタミンK…800μg
葉酸…600μg
ビタミンC…85mg

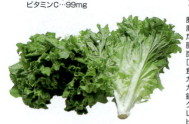

リーフレタス
1点=500g
廃棄率…6%
廃棄込み重量…532g
たんぱく質…7.0g
脂質…0.5g
炭水化物…16.5g
[単糖当量…(4.5)g]
食物繊維…9.5g
カリウム…2450mg
カルシウム…290mg
鉄…5.0mg
クロム…15μg
レチノール活性当量…1000μg
ビタミンK…800μg
葉酸…550μg
ビタミンC…105mg

みぶ菜
1点=530g
廃棄率…10%
廃棄込み重量…589g
たんぱく質…5.8g
脂質…1.6g
炭水化物…15.4g
[単糖当量…未測定]
食物繊維…9.5g
カリウム…2597mg
カルシウム…583mg
鉄…2.7mg
レチノール活性当量…795μg
ビタミンK…848μg
葉酸…583μg
ビタミンC…201mg

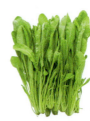

1点実用値早見表	470	500	530
単位:グラム	●ようさい　●おかひじき　●せり	●サニーレタス　●野沢菜　●リーフレタス　●たいさい	●みぶ菜　●クレソン　●パクチョイ　●エンダイブ　●サンチュ　●つる菜

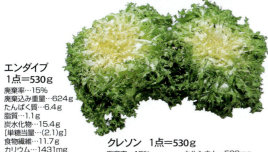
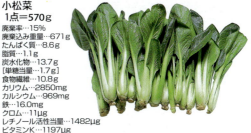

エンダイブ　1点＝530g

廃棄率…15%
廃棄込み重量…624g
たんぱく質…6.4g
脂質…1.1g
炭水化物…15.4g
[単糖当量…(2.1)g]
食物繊維…11.7g
カリウム…1431mg
カルシウム…270mg
鉄…3.2mg
レチノール活性当量…742μg
ビタミンK…636μg
葉酸…477μg
ビタミンC…37mg

クレソン　1点＝530g

廃棄率…15%
廃棄込み重量…624g
たんぱく質…11.1g
脂質…0.5g
炭水化物…13.3g
[単糖当量…(2.7)g]
食物繊維…13.3g
カリウム…1749mg
カルシウム…583mg
リン…302mg
鉄…5.8mg
モリブデン…106μg
レチノール活性当量…1219μg
ビタミンK…1007μg
葉酸…795μg
ビタミンC…138mg

小松菜　1点＝570g

廃棄率…15%
廃棄込み重量…671g
たんぱく質…8.6g
脂質…1.1g
炭水化物…13.7g
[単糖当量…1.7g]
食物繊維…10.8g
カリウム…2850mg
カルシウム…969mg
鉄…16.0mg
クロム…11μg
レチノール活性当量…1482μg
ビタミンK…1197μg
葉酸…627μg
ビタミンC…222mg

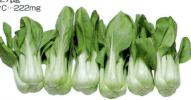

青梗菜　1点＝890g

廃棄率…15%
廃棄込み重量…1047g
たんぱく質…5.3g
脂質…0.9g
炭水化物…17.8g
[単糖当量…3.6g]
食物繊維…10.7g
カリウム…2314mg
カルシウム…890mg
リン…240mg
鉄…9.8mg
レチノール活性当量…1513μg
ビタミンK…748μg
葉酸…587μg
ビタミンC…214mg

第3群

570	620	890
●小松菜　●さんとうさい　●サラダ菜　●レタス-水耕栽培	●つるむらさき　●糸みつば　●タアサイ　●おおさかしろ菜　●ながさき白菜	●青梗菜

♣第3群 淡色野菜

1点実用値は正味重量

このページの縮小率30%
10cm

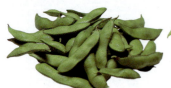

枝豆・生　1点=60g
廃棄率…45%
廃棄込み重量…109g
たんぱく質…7.0g
脂質…3.7g
炭水化物…5.3g
[単糖当量…2.8g]
食物繊維…3.0g
カルシウム…35mg
鉄…1.6mg
モリブデン…144μg
ビタミンK…18μg
ビタミンB₁…0.19mg

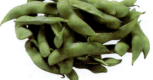

枝豆・ゆで　1点=60g
廃棄率…50%
廃棄込み重量…120g
たんぱく質…6.9g
脂質…3.7g
炭水化物…5.3g
[単糖当量…(2.8g)]
食物繊維…2.8g
カルシウム…46mg
鉄…1.5mg
ビタミンK…20μg
ビタミンB₁…0.14mg

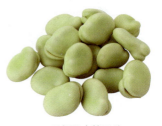

そら豆・未熟豆・生
1点=75g
廃棄率…25%
廃棄込み重量…100g
たんぱく質…8.2g
脂質…0.2g
炭水化物…11.6g
[単糖当量…9.9g]
食物繊維…2.0g
カリウム…330mg
ビタミンK…14μg
葉酸…90μg

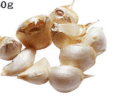

にんにく　1点=60g
廃棄率…9%
廃棄込み重量…66g
たんぱく質…3.8g
脂質…0.5g
炭水化物…16.5g
[単糖当量…0.7g]
食物繊維…3.7g
カリウム…306mg
ビタミンK…0μg
ビタミンB₆…0.92mg
葉酸…56μg

1点実用値早見表	27	28	60	65	70	75	80
単位:グラム	●落花生・未熟豆・生	●落花生・未熟豆・ゆで	●枝豆・生 ●枝豆・ゆで ●にんにく	●ゆりね ●くわい	●そら豆・未熟豆・ゆで ●らっきょう	●そら豆・未熟豆・生 ●グリーンピース・ゆで	●とうもろこし・ スイートコーン・生

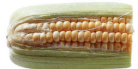

ごぼう 1点=120g
廃棄率…10%　炭水化物…18.5g　カリウム…384mg
廃棄込み重量…133g　[単糖当量…1.3g]　ビタミンK…微量
たんぱく質…2.2g　食物繊維…6.8g　葉酸…82μg
脂質…0.1g

とうもろこし・スイートコーン
1点=85g
廃棄率…50%
廃棄込み重量…170g
たんぱく質…3.1g
脂質…1.4g
炭水化物…14.3g
[単糖当量…10.6g]
食物繊維…2.6g
カリウム…247mg
ビタミンK…1μg
葉酸…81μg

れんこん 1点=120g
廃棄率…20%
廃棄込み重量…150g
たんぱく質…2.3g
脂質…0.1g
炭水化物…18.6g
[単糖当量…17.0g]
食物繊維…2.4g
カリウム…528mg
ビタミンK…0μg
葉酸…17μg

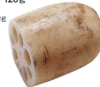

グリンピース 1点=85g
たんぱく質…5.9g
脂質…0.3g
炭水化物…13.0g
[単糖当量…10.9g]
食物繊維…6.5g
カリウム…289mg
鉄…1.4mg
ビタミンK…23μg
ビタミンB₁…0.33mg
葉酸…65μg

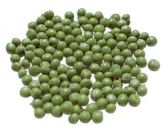

第3群

85	90	100	110	120
●とうもろこし・スイートコーン・生 ●グリンピース・生	●わさび ●むかご	●ホースラディッシュ	●エシャレット	●ごぼう ●れんこん

第3群 淡色野菜

1点実用値は正味重量

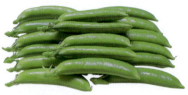

スナップえんどう 1点=190g
- 廃棄率…5%
- 廃棄込み重量…200g
- たんぱく質…5.5g
- 脂質…0.2g
- 炭水化物…18.8g
- [単糖当量…(11.2)g]
- 食物繊維…4.8g
- カリウム…304mg
- 鉄…1.1mg
- ビタミンK…63μg
- ビタミンB₁…0.25mg
- 葉酸…101μg

赤玉ねぎ 1点=210g
- 廃棄率…8%
- 廃棄込み重量…228g
- たんぱく質…1.9g
- 脂質…0.2g
- 炭水化物…18.9g
- [単糖当量…(14.9)g]
- 食物繊維…3.6g
- カリウム…315mg
- ビタミンK…微量
- 葉酸…48μg

玉ねぎ 1点=220g
- 廃棄率…6%
- 廃棄込み重量…234g
- たんぱく質…2.2g
- 脂質…0.2g
- 炭水化物…19.4g
- [単糖当量…15.4g]
- 食物繊維…3.5g
- カリウム…330mg
- ビタミンK…微量
- 葉酸…35μg

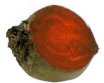

ビーツ 1点=200g
- 廃棄率…10%
- 廃棄込み重量…222g
- たんぱく質…3.2g
- 脂質…0.2g
- 炭水化物…18.6g
- [単糖当量…(14.6)g]
- 食物繊維…5.4g
- カリウム…920mg
- ビタミンK…0μg
- 葉酸…220μg

1点実用値早見表	170	190	200	210	220
単位・グラム	●アーティチョーク	●スナップえんどう ●ふきのとう	●ビーツ	●赤玉ねぎ	●玉ねぎ ●葉玉ねぎ ●大豆もやし

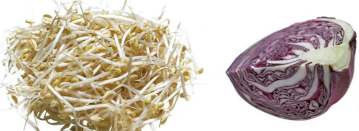

レッドキャベツ
1点=270g

廃棄率…10%
廃棄込み重量…300g
たんぱく質…5.4g
脂質…0.3g
炭水化物…18.1g
[単糖当量…(9.5)g]
食物繊維…7.6g
カリウム…837mg
鉄…1.4mg
ビタミンK…78μg
葉酸…157μg

大豆もやし
1点=220g

廃棄率…4%
廃棄込み重量…229g
たんぱく質…8.1g
脂質…3.3g
炭水化物…5.1g
[単糖当量…1.3g]
食物繊維…5.1g
カリウム…352mg
鉄…1.1mg
ビタミンK…125μg
ビタミンB₁…0.20mg
葉酸…187μg

根深ねぎ
1点=240g

たんぱく質…3.4g
脂質…0.2g
炭水化物…19.9g
[単糖当量…8.6g]
食物繊維…6.0g
カリウム…480mg
ビタミンK…19μg
葉酸…173μg
ビタミンC…34mg

第3群

240
●ふじ豆
●根深ねぎ

270
●竹の子・ゆで
●レッドキャベツ　●しょうが

♣第3群 淡色野菜

1点実用値は正味重量

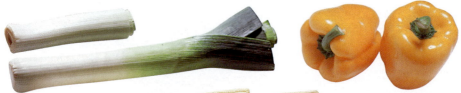

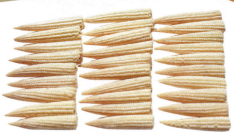

リーキ 1点＝280g

- 廃棄率…35%
- 廃棄込み重量…431g
- たんぱく質…4.5g
- 脂質…0.3g
- 炭水化物…19.3g
- ［単糖当量…(7.0)g］
- 食物繊維…7.0g
- カリウム…644mg
- 鉄…2.0mg
- レチノール活性当量…11μg
- ビタミンK…25μg
- 葉酸…213μg
- ビタミンC…31mg

ヤングコーン 1点＝280g

- たんぱく質…6.4g
- 脂質…0.6g
- 炭水化物…16.8g
- ［単糖当量…(8.1)g］
- 食物繊維…7.6g
- カリウム…644mg
- 鉄…1.1mg
- ビタミンK…3μg
- ビタミンB₁…0.25mg
- 葉酸…308μg

黄ピーマン 1点＝300g

- 廃棄率…10%
- 廃棄込み重量…333g
- たんぱく質…2.4g
- 脂質…0.6g
- 炭水化物…19.8g
- ［単糖当量…(14.7)g］
- 食物繊維…3.9g
- カリウム…600mg
- ビタミンK…72μg
- 葉酸…162μg
- ビタミンC…450mg

1点実用値早見表	280	300
単位・グラム	●リーキ ●ヤングコーン ●ぜんまい 生	●黄ピーマン ●カリフラワー ●きく・花びら

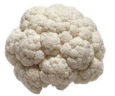

ルバーブ 1点＝330g
廃棄率…10%
廃棄込み重量…367g
たんぱく質…2.3g
脂質…0.3g
炭水化物…19.8g
[単糖当量…(6.3)g]
食物繊維…8.3g
カリウム…1320mg
ビタミンK…23μg
葉酸…102μg
ビタミンC…17mg

キャベツ 1点＝350g
廃棄率…15%
廃棄込み重量…412g
たんぱく質…4.6g
脂質…0.7g
炭水化物…18.2g
[単糖当量…12.3g]
食物繊維…6.3g
カリウム…700mg
鉄…1.1mg
ビタミンK…273μg
葉酸…273μg
ビタミンC…144mg

カリフラワー 1点＝300g
たんぱく質…9.0g
脂質…0.3g
炭水化物…15.6g
[単糖当量…9.6g]
食物繊維…8.7g
カリウム…1230mg
鉄…1.8mg
ビタミンK…51μg
葉酸…282μg
ビタミンC…243mg

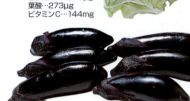

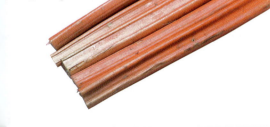

なす 1点＝360g
廃棄率…10%
廃棄込み重量…400g
たんぱく質…4.0g
脂質…0.4g
炭水化物…18.4g
[単糖当量…9.4g]
食物繊維…7.9g
カリウム…792mg
鉄…1.1mg
ビタミンK…36μg
葉酸…115μg
ビタミンC…14mg

第3群

310	330	350	360
●竹の子	●ルバーブ ●そうめんかぼちゃ	●キャベツ	●なす ●米なす

♣第3群 淡色野菜

1点実用値は正味重量

このページの縮小率20%
10cm

米なす 1点＝360g
廃棄率…30%
廃棄込み重量…514g
たんぱく質…4.0g
脂質…0.4g
炭水化物…19.1g
[単糖当量…(9.7)g]
食物繊維…8.6g
カリウム…792mg
鉄…1.4mg
葉酸…68μg
ビタミンC…22mg

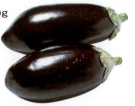

かぶ・皮つき 1点＝400g
廃棄率…9%
廃棄込み重量…440g
たんぱく質…2.8g
脂質…0.4g
炭水化物…18.4g
[単糖当量…12.0g]
食物繊維…6.0g
カリウム…1120mg
鉄…1.2mg
葉酸…192μg
ビタミンC…76mg

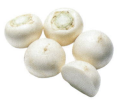

まこも 1点＝380g
廃棄率…15%
廃棄込み重量…447g
たんぱく質…4.9g
脂質…0.8g
炭水化物…16.7g
[単糖当量…未測定]
食物繊維…8.7g
カリウム…912mg
鉄…0.8mg
葉酸…163μg
ビタミンC…23mg

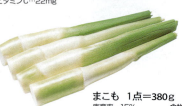

山うど 1点＝420g
廃棄率…35%
廃棄込み重量…646g
たんぱく質…4.6g
脂質…0.4g
炭水化物…18.1g
[単糖当量…未測定]
食物繊維…7.6g
カリウム…1134mg
鉄…1.3mg
葉酸…84μg
ビタミンC…21mg

1点実用値早見表 単位・グラム	360	380	400
	●なす ●米なす	●わらび・生わらび　●かぶ・皮むき ●まこも　●すぐき菜　●つわぶき ●コールラビ　●ぜんまい生・ゆで	●グリーンボール　●かぶ・皮つき　●しかくまめ ●はやとうり・白色種 ●はやとうり・緑色種

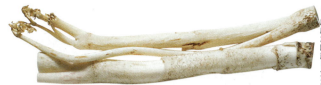

うど 1点=440g
廃棄率…35%
廃棄込み重量…677g
たんぱく質…3.5g
脂質…0.4g
炭水化物…18.9g
[単糖当量…未測定]
食物繊維…6.2g
カリウム…968mg
ビタミンK…9μg
葉酸…84μg
ビタミンC…18mg

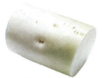

大根・皮つき 1点=440g
たんぱく質…2.2g
脂質…0.4g
炭水化物…18.0g
[単糖当量…11.9g]
食物繊維…6.2g
カリウム…1012mg
ビタミンK…微量
葉酸…150μg
ビタミンC…53mg

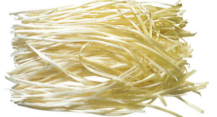

黄にら 1点=440g
たんぱく質…9.2g
脂質…0.4g
炭水化物…14.5g
[単糖当量…未測定]
食物繊維…8.8g
カリウム…792mg
鉄…3.1mg
ビタミンK…128μg
葉酸…334μg
ビタミンC…66mg

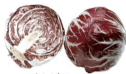

トレビス 1点=440g
廃棄率…20%
廃棄込み重量…550g
たんぱく質…4.8g
脂質…0.9g
炭水化物…17.2g
[単糖当量…未測定]
食物繊維…8.8g
カリウム…1276mg
鉄…1.3mg
ビタミンK…57μg
葉酸…180μg
ビタミンC…26mg

🍀第3群 淡色野菜

1点実用値は正味重量

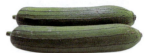

へちま 1点=500g

廃棄率…20% 食物繊維…5.0g
廃棄込み重量…625g カリウム…750mg
たんぱく質…4.0g 鉄…1.5mg
脂質…0.5g ビタミンK…60μg
炭水化物…19.0g 葉酸…460μg
[単糖当量…未測定] ビタミンC…25mg

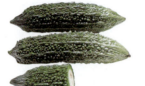

にがうり 1点=470g

廃棄率…15%
廃棄込み重量…553g
たんぱく質…4.7g
脂質…0.5g
炭水化物…18.3g
[単糖当量…1.4g]
食物繊維…12.2g
カリウム…1222mg
鉄…1.9mg
ビタミンK…193μg
葉酸…338μg
ビタミンC…357mg

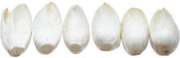

チコリ 1点=500g

廃棄率…15% 食物繊維…5.5g
廃棄込み重量…588g カリウム…850mg
たんぱく質…5.0g 鉄…1.0mg
脂質…微量 ビタミンK…40μg
炭水化物…19.5g 葉酸…205μg
[単糖当量…(4.0)g] ビタミンC…10mg

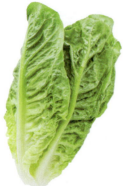

コスレタス(ロメインレタス) 1点=470g

廃棄率…9%
廃棄込み重量…516g
たんぱく質…5.6g
脂質…0.9g
炭水化物…16.0g
[単糖当量…(5.6)g]
食物繊維…8.9g
カリウム…1175mg
カルシウム…136mg
鉄…2.4mg
ビタミンK…254μg
葉酸…564μg
ビタミンC…38mg

1点実用値早見表	470	500
単位・グラム	●にがうり ●コスレタス(ロメインレタス)	●へちま ●チコリ ●とうがん ●すいき・生すいき

とうがん 1点＝500g

廃棄率…30%
廃棄込み重量…714g
たんぱく質…2.5g
脂質…0.5g
炭水化物…19.0g
[単糖当量…未測定]
食物繊維…6.5g
カリウム…1000mg
鉄…1.0mg
ビタミンK…5μg
葉酸…130μg
ビタミンC…195mg

セロリ 1点＝530g

廃棄率…35%
廃棄込み重量…815g
たんぱく質…2.1g
脂質…0.5g
炭水化物…19.1g
[単糖当量…7.4g]
食物繊維…8.0g
カリウム…2173mg
鉄…1.1mg
ビタミンK…53μg
葉酸…154μg
ビタミンC…37mg

二十日大根 1点＝530g

廃棄率…25%
廃棄込み重量…707g
たんぱく質…4.2g
脂質…0.5g
炭水化物…16.4g
[単糖当量…(10.1)g]
食物繊維…6.4g
カリウム…1166mg
鉄…1.6mg
ビタミンK…5μg
葉酸…281μg
ビタミンC…101mg

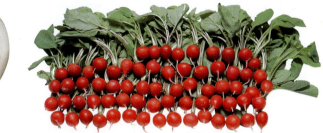

第3群

530
●二十日大根　●ブラックマッペもやし
●セロリ　●しろうり　●わらび・生わらび・ゆで

🍀 第3群　淡色野菜

1点実用値は正味重量

ブラックマッペもやし
1点＝530g

廃棄率…1%
廃棄込み重量…535g
たんぱく質…10.6g
脂質…微量
炭水化物…14.3g
［単糖当量…8.0g］
食物繊維…7.4g
カリウム…376mg
鉄…2.1mg
ビタミンK…27μg
葉酸…223μg
ビタミンC…58mg

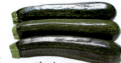

ズッキーニ
1点＝570g

廃棄率…4%
廃棄込み重量…594g
たんぱく質…7.4g
脂質…0.6g
炭水化物…16.0g
［単糖当量…(8.6)g］
食物繊維…7.4g
カリウム…1824mg
マグネシウム…143mg
鉄…2.9mg
ビタミンK…200μg
葉酸…205μg
ビタミンC…114mg

白菜　1点＝570g

廃棄率…6%
廃棄込み重量…606g
たんぱく質…4.6g
脂質…0.6g
炭水化物…18.2g
［単糖当量…11.4g］
食物繊維…7.4g
カリウム…1254mg
鉄…1.7mg
ビタミンK…336μg
葉酸…348μg
ビタミンC…108mg

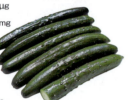

きゅうり
1点＝570g

廃棄率…2%
廃棄込み重量…582g
たんぱく質…5.7g
脂質…0.6g
炭水化物…17.1g
［単糖当量…11.4g］
食物繊維…6.3g
カリウム…1140mg
鉄…1.7mg
ビタミンK…194μg
葉酸…143μg
ビタミンC…80mg

緑豆もやし
1点＝570g

廃棄率…3%
廃棄込み重量…588g
たんぱく質…9.7g
脂質…0.6g
炭水化物…14.8g
［単糖当量…7.4g］
食物繊維…7.4g
カリウム…393mg
鉄…1.1mg
モリブデン…314μg
ビタミンK…17μg
葉酸…234μg
ビタミンC…46mg

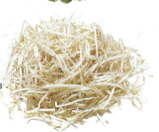

1点実用値早見表	530	570
単位・グラム	●ブラックマッペもやし　●セロリ　●しろうり　●二十日大根　●わらび·生わらびゆで	●ズッキーニ　●きゅうり　●緑豆もやし　●白菜

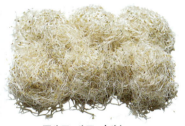

レタス・土耕栽培　1点=670g
廃棄率…2%
廃棄込み重量…684g
たんぱく質…4.0g
脂質…0.7g
炭水化物…18.8g
[単糖当量…11.4g]
食物繊維…7.4g
カリウム…1340mg
鉄…2.0mg
ビタミンK…194μg
葉酸…489μg
ビタミンC…34mg

アルファルファもやし　1点=670g
たんぱく質…10.7g
脂質…0.7g
炭水化物…13.4g
[単糖当量…(2.0)g]
食物繊維…9.4g
カリウム…288mg
鉄…3.4mg
モリブデン…107μg
ビタミンK…315μg
葉酸…375μg
ビタミンC…34mg

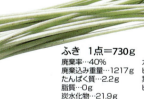

ふき　1点=730g
廃棄率…40%
廃棄込み重量…1217g
たんぱく質…2.2g
脂質…0g
炭水化物…21.9g
[単糖当量…未測定]
食物繊維…9.5g
カリウム…2409mg
ビタミンK…44μg
葉酸…88μg
ビタミンC…15mg

第3群

670	730	1100	2700
●レタス・土耕栽培　●みょうが ●アルファルファもやし　●すいき・生すいき・ゆで	●ふき ●葉しょうが	●みょうがたけ	●アロエ

🍀 第3群　野菜(加工品)

1点実用値は正味重量

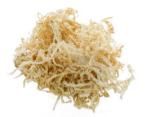

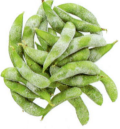

枝豆・冷凍
1点＝50g
廃棄率…50%
廃棄込み重量…100g
たんぱく質…6.5g
脂質…3.8g
炭水化物…5.3g
[単糖当量…2.7g]
食物繊維…3.7g
カリウム…325mg
鉄…1.3mg

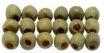

スタッフドオリーブ
1点＝60g
たんぱく質…0.5g
脂質…8.6g
炭水化物…2.5g
[単糖当量…未測定]
食物繊維…2.2g
カリウム…17mg
食塩相当量…3.1g

切り干し大根・乾　1点＝27g
たんぱく質…2.6g　　カリウム…945mg
脂質…0.2g　　　　　鉄…0.8mg
炭水化物…18.8g　　食塩相当量…0.1g
[単糖当量…未測定]
食物繊維…5.8g

らっきょう・甘酢漬
1点＝70g
たんぱく質…0.5g
脂質…0.1g
炭水化物…20.3g
[単糖当量…未測定]
食物繊維…2.3g
カリウム…27mg
食塩相当量…1.5g

かんぴょう・乾　1点＝30g
たんぱく質…1.9g　　カリウム…540mg
脂質…0.1g　　　　　鉄…0.9mg
炭水化物…20.4g
[単糖当量…10.0g]
食物繊維…9.0g

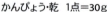

1点実用値早見表	23	27	29	30	35	40	50	55	60	70
単位・グラム	●とうがらし・乾	●切り干し大根・乾　●菊のり	●干しぜんまい・乾	●かんぴょう・乾　●干しわらび・乾	●干しずいき・乾	●梅びしお	●枝豆・冷凍　●奈良漬　●凍みこんにゃく・乾	●わさび漬　●グリーンオリーブ	●福神漬　●スタッフドオリーブ	●なす・からし漬　●らっきょう・甘酢漬　●ブラックオリーブ

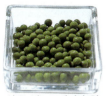

グリンピース・水煮缶詰
1点=80g
たんぱく質…2.9g
脂質…0.3g
炭水化物…15.8g
[単糖当量…(9.6)g]
食物繊維…5.5g
カリウム…30mg
鉄…1.4mg

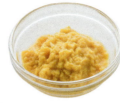

スイートコーン・未熟種子・カーネル・冷凍
1点=80g
たんぱく質…2.3g
脂質…1.2g
炭水化物…15.5g
[単糖当量…(10.7)g]
食物繊維…2.2g
カリウム…208mg
鉄…0.2mg

スイートコーン・缶詰・クリームスタイル
1点=95g
たんぱく質…1.6g
脂質…0.5g
炭水化物…17.7g
[単糖当量…未測定]
食物繊維…1.7g
カリウム…143mg
鉄…0.4mg
食塩相当量…0.7g

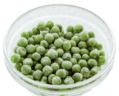

グリンピース・冷凍 1点=80g
たんぱく質…4.5g
脂質…0.6g
炭水化物…13.8g
[単糖当量…9.3g]
食物繊維…4.7g
カリウム…168mg
鉄…1.4mg
食塩相当量…0.2g

スイートコーン・缶詰・ホールカーネルスタイル
1点=100g
たんぱく質…2.3g
脂質…0.5g
炭水化物…17.8g
[単糖当量…(13.9)g]
食物繊維…3.3g
カリウム…130mg
鉄…0.4mg
食塩相当量…0.5g

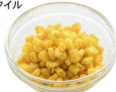

第3群

♣ 第3群 野菜（加工品）

1点実用値は正味重量

このページの縮小率25%
10cm

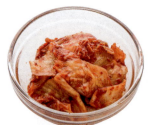

白菜キムチ
1点＝170g
たんぱく質…4.8g
脂質…0.5g
炭水化物…13.4g
[単糖当量…未測定]
食物繊維…4.6g
カリウム…578mg
鉄…1.0mg
食塩相当量…3.7g

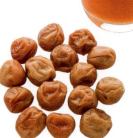

梅干し・塩漬
1点＝240g
たんぱく質…2.2g
脂質…0.5g
炭水化物…25.2g
[単糖当量…未測定]
食物繊維…8.6g
カリウム…1056mg
鉄…2.4mg
食塩相当量…53.0g

にんじんジュース・缶詰
1点＝290g
たんぱく質…1.7g　　カリウム…812mg
脂質…0.3g　　鉄…0.6mg
炭水化物…19.4g
[単糖当量…(17.1)g]
食物繊維…0.6g

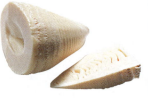

竹の子・水煮缶詰　1点＝350g
たんぱく質…9.5g　　カリウム…270mg
脂質…0.7g　　鉄…1.1mg
炭水化物…14.0g
[単糖当量…(8.1)g]
食物繊維…8.1g

| 1点実用値早見表 単位・グラム | 170 白菜キムチ | 220 ●からし菜・塩漬 | 240 ●梅干し・塩漬 かぶ・葉・ぬかみそ漬 すぐき漬 | 250 ●たか菜漬 | 270 ●水かけ菜・塩漬 ●大根・ぬかみそ漬 なす・しば漬 | 280 | 290 ●かぶ・葉・塩漬 にんじんジュース・缶詰 かんぴょう・ゆで | 300 ●かぶ・根・ぬかみそ漬 ●野沢菜・塩漬 水菜・塩漬 | 330 ●大根・たくあん漬 干し大根漬 梅漬・塩漬 | 350 ●きゅうり・ぬかみそ漬 ●野沢菜・調味漬 竹の子・水煮缶詰 かぶ・根・塩漬 なす・塩漬 ザーサイ |

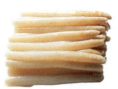

アスパラガス・水煮缶詰
1点＝360g

たんぱく質…8.6g	食物繊維…6.1g
脂質…0.4g	カリウム…612mg
炭水化物…15.5g	鉄…3.2mg
[単糖当量…(8.3)g]	食塩相当量…3.2g

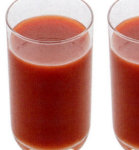

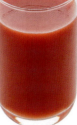

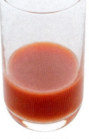

トマト・缶詰・ホール・食塩無添加
1点＝400g

たんぱく質…3.6g
脂質…0.8g
炭水化物…17.6g
[単糖当量…(14.4)g]
食物繊維…5.2g
カリウム…960mg
鉄…1.6mg
食塩相当量…0g

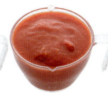

トマトジュース・食塩無添加
1点＝470g

たんぱく質…3.3g	食物繊維…3.3g
脂質…0.5g	カリウム…1222mg
炭水化物…18.8g	鉄…1.4mg
[単糖当量…未測定]	食塩相当量…0.1g

第3群

360	380	400	420	440	470	500	620	670	1100	1600
●アスパラガス・水煮缶詰		●トマト・缶詰・ホール・食塩無添加		●野沢菜・塩漬		●きゅうり・塩漬 ●しろうり・塩漬		●干しずいき・ゆで		●生芋こんにゃく
	●ほうれんそう・冷凍		●切り干し大根・ゆで ●しょうが・酢漬		●トマトミックスジュース・缶詰 ●トマトジュース・缶詰	●白菜・塩漬 ●広島菜・塩漬		●きゅうり・ピクルス・サワー型		●じゅんさい・水煮びん詰

119

♣第3群 きのこ

1点実用値は正味重量

このページの縮小率20%
10cm

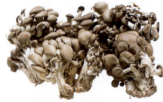

うすひらたけ
1点＝350g
廃棄率…8%
廃棄込み重量…380g
たんぱく質…21.4g
脂質…0.7g
炭水化物…16.8g
[単糖当量]…5.6g
食物繊維…13.3g
カリウム…770mg
リン…385mg
ビタミンD…8.4μg
ビタミンB₁…1.05mg
ビタミンB₂…1.44mg
ナイアシン…24.2mg
パントテン酸…8.54mg

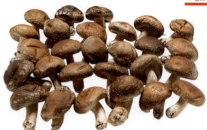

しいたけ・生　1点＝420g
廃棄率…20%
廃棄込み重量…525g
たんぱく質…12.6g
脂質…1.3g
炭水化物…23.9g
[単糖当量]…2.5g
食物繊維…17.6g
カリウム…1176mg
リン…365mg
ビタミンD…1.7μg
ナイアシン…13.0mg
パントテン酸…4.41mg

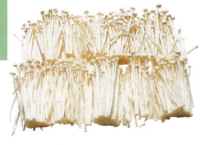

えのきたけ
1点＝360g
たんぱく質…9.7g
脂質…0.7g
炭水化物…27.4g
[単糖当量]…3.6g
食物繊維…14.0g
カリウム…1224mg
リン…396mg
ビタミンD…3.2μg
ナイアシン…24.5mg
パントテン酸…5.04mg

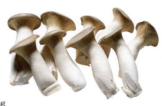

エリンギ
1点＝420g
廃棄率…6%
廃棄込み重量…447g
たんぱく質…11.8g
脂質…1.7g
炭水化物…25.2g
[単糖当量]…12.6g
食物繊維…14.3g
カリウム…1428mg
リン…374mg
ビタミンD…5.0μg
ナイアシン…25.6mg
パントテン酸…4.87mg

第3群

1点実用値早見表	350	360	400	420
単位・グラム	●生しいたけ・原木栽培 ●まつたけ　●うすひらたけ	●えのきたけ	●ひらたけ	●生しいたけ・菌床栽培 ●エリンギ　●くろあわび

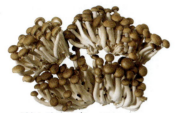

ぶなしめじ 1点＝440g
廃棄率…10%
廃棄込み重量…489g
たんぱく質…11.9g
脂質…2.6g
炭水化物…22.0g
[単糖当量…5.7g]
食物繊維…16.3g
カリウム…1672mg
リン…440mg
ビタミンD…2.6μg
ナイアシン…29.0mg

まいたけ 1点＝530g
廃棄率…10%
廃棄込み重量…589g
たんぱく質…10.6g
脂質…2.7g
炭水化物…23.3g
[単糖当量…1.6g]
食物繊維…18.6g
カリウム…1219mg
リン…286mg
ビタミンD…26.0μg
ビタミンB_1…0.48mg
ビタミンB_2…1.01mg
ナイアシン…26.5mg
ビオチン…127.2μg

なめこ 1点＝530g
たんぱく質…9.0g
脂質…1.1g
炭水化物…27.6g
[単糖当量…12.7g]
食物繊維…17.5g
カリウム…1219mg
リン…350mg
ビタミンD…0μg
ナイアシン…27.0mg
パントテン酸…6.63mg

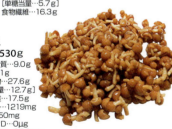

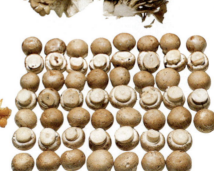

マッシュルーム 1点＝730g
たんぱく質…21.2g
脂質…2.2g
炭水化物…15.3g
[単糖当量…0.7g]
食物繊維…14.6g
カリウム…2555mg
リン…730mg
セレン…102μg
ビタミンD…2.2μg
ナイアシン…21.9mg
パントテン酸…11.24mg
ビオチン…77.4μg

第3群

440	500	530	620	670	730
●ぶなしめじ	●たもぎたけ	●まいたけ ●ぬめりすぎたけ ●はたけしめじ ●なめこ	●やなぎまつたけ	●ほんしめじ	●マッシュルーム

♣第3群　きのこ(加工品)

1点実用値は正味重量

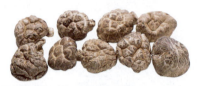

干ししいたけ(どんこ)・乾　1点=45g
廃棄率…20%　　炭水化物…28.5g　カリウム…945mg
廃棄込み重量…56g　[単糖当量…5.3g]　リン…140mg
たんぱく質…8.7g　食物繊維…18.5g　ビタミンD…5.7μg
脂質…1.7g

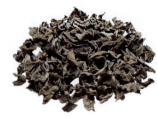

きくらげ・乾
1点=50g
たんぱく質…4.0g
脂質…1.1g
炭水化物…35.6g
[単糖当量…1.4g]
食物繊維…28.7g
カリウム…500mg
リン…115mg
鉄…17.6mg
マンガン…3.09mg
ビタミンD…42.7μg

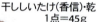

干ししいたけ(香信)・乾
1点=45g
廃棄率…20%
廃棄込み重量…56g
たんぱく質…8.7g
脂質…1.7g
炭水化物…28.5g
[単糖当量…5.3g]
食物繊維…18.5g
カリウム…945mg
リン…140mg
ビタミンD…5.7μg

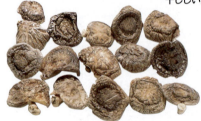

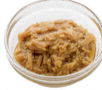

えのきたけ・
味つけびん詰
1点=95g
たんぱく質…3.4g
脂質…0.3g
炭水化物…16.1g
[単糖当量…9.8g]
食物繊維…3.9g
カリウム…304mg
鉄…0.8mg
ビタミンD…0.1μg
食塩相当量…4.1g

1点実用値早見表	45	50	95
単位:グラム	●干ししいたけ(どんこ)・乾　●あらげきくらげ・乾 ●干ししいたけ(香信)・乾　●まいたけ・乾	きくらげ・乾 ●白きくらげ・乾	●えのきたけ・味つけびん詰

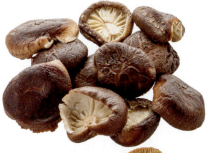

干ししいたけ
(どんこ)・ゆで
1点＝190g
たんぱく質…6.1g
脂質…1.0g
炭水化物…31.7g
[単糖当量…(5.1)g]
食物繊維…14.3g
カリウム…418mg
鉄…0.6mg
ビタミンD…2.1μg

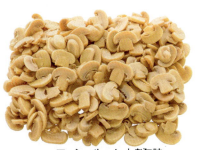

マッシュルーム・水煮缶詰
1点＝570g
たんぱく質…19.4g
脂質…1.1g
炭水化物…18.8g
[単糖当量…(1.1)g]
食物繊維…18.2g
カリウム…485mg
鉄…4.6mg
食塩相当量…5.1g
ビタミンD…2.3μg

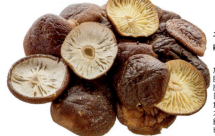

干ししいたけ(香信)・
ゆで
1点＝190g
たんぱく質…6.1g
脂質…1.0g
炭水化物…31.7g
[単糖当量…(5.1)g]
食物繊維…14.3g
カリウム…418mg
鉄…0.6mg
ビタミンD…2.1μg

第3群

190	230	570	620	890
●干ししいたけ(どんこ、香信)・ゆで	●あらげきくらげ・ゆで	●マッシュルーム・水煮缶詰 ●白きくらげ・ゆで	●きくらげ・ゆで	●なめこ・水煮缶詰

♣第3群 海藻

1点実用値は正味重量

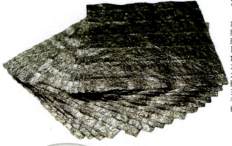

焼きのり
1点＝45g
たんぱく質…18.6g
脂質…1.7g
炭水化物…19.9g
[単糖当量…0.9g]
食物繊維…16.2g
カリウム…1080mg
カルシウム…126mg
鉄…5.1mg
ヨウ素…945μg
モリブデン…99μg
ビタミンK…176μg

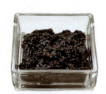

ひとえぐさ(のり)・つくだ煮
1点＝50g
たんぱく質…7.2g　カリウム…80mg
脂質…0.7g　　　カルシウム…14mg
炭水化物…10.6g　鉄…1.8mg
[単糖当量…11.9g]　ヨウ素…未測定
食物繊維…2.1g　　ビタミンK…6μg

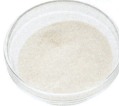

粉寒天　1点＝50g
たんぱく質…0.1g
脂質…0.2g
炭水化物…40.9g
[単糖当量…0.1g]
食物繊維…39.5g
カリウム…15mg
カルシウム…60mg
マグネシウム…20mg
鉄…3.7mg
ヨウ素…41μg
クロム…20μg
ビタミンK…微量

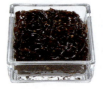

こんぶ・つくだ煮　1点＝50g
たんぱく質…3.0g　カリウム…385mg
脂質…0.5g　　　カルシウム…75mg
炭水化物…16.7g　鉄…0.7mg
[単糖当量…10.3g]　ヨウ素…5500μg
食物繊維…3.4g　　ビタミンK…155μg

1点実用値早見表	22	45	50
単位・グラム	●あまのり・味つけのり	●あまのり(焼きのり、干しのり)	●青のり・素干し　●粉寒天・角寒天　●こんぶ・つくだ煮　●ひとえぐさ(のり)・つくだ煮

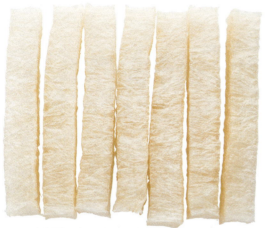

角寒天　1点＝50g
たんぱく質…1.2g　食物繊維…37.1g　鉄…2.3mg
脂質…0.1g　カリウム…26mg　ヨウ素…未測定
炭水化物…37.1g　カルシウム…330mg　クロム…未測定
[単糖当量…未測定]　マグネシウム…50mg　ビタミンK…0μg

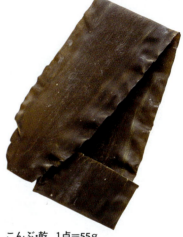

こんぶ・乾　1点＝55g
たんぱく質…4.5g　カルシウム…391mg
脂質…0.7g　マグネシウム…281mg
炭水化物…33.8g　鉄…2.1mg
[単糖当量…微量]　ヨウ素…110000μg
食物繊維…14.9g　クロム…6μg
カリウム…3355mg　ビタミンK…50μg

第3群

🍀 第3群 海藻

1点実用値は正味重量

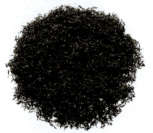

カットわかめ 1点＝60g
たんぱく質…10.8g
脂質…2.4g
炭水化物…25.1g
[単糖当量…0g]
食物繊維…21.4g
カリウム…264mg
カルシウム…492mg
マグネシウム…246mg
鉄…3.7mg
ヨウ素…5100μg
クロム…6μg
ビタミンK…960μg

削りこんぶ 1点＝70g
たんぱく質…4.6g カルシウム…455mg
脂質…0.6g マグネシウム…364mg
炭水化物…35.1g 鉄…2.5mg
[単糖当量…未測定] ヨウ素…未測定
食物繊維…19.7g クロム…未測定
カリウム…3360mg ビタミンK…105μg

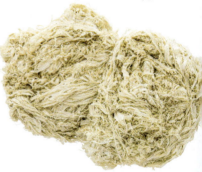

干しひじき（ステンレス釜）・乾 1点＝55g
たんぱく質…5.1g
脂質…1.8g
炭水化物…32.1g
[単糖当量…0.2g]
食物繊維…28.5g
カリウム…3520mg
カルシウム…550mg
鉄…3.4mg
ヨウ素…24750μg
ビタミンK…319μg

●干しひじき・ステンレス釜・乾
●干しひじき・鉄釜・乾

1点実用値早見表	55	60	70	75	470	500	530	570
単位=グラム	●いわのり・素干し ●まこんぶ・素干し	●利尻こんぶ・素干し ●カットわかめ ●あおさ・素干し	●乾燥わかめ・素干し ●削りこんぶ	●塩こんぶ ●刻みこんぶ	●乾燥わかめ・素干し・水もどし	●わかめ・原藻	●くきわかめ・湯通し塩蔵・塩抜き	●とさかのり・赤とさか 塩蔵・塩抜き

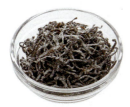

塩こんぶ
1点＝75g

たんぱく質…12.7g
脂質…0.3g
炭水化物…27.8g
[単糖当量…未測定]
食物繊維…9.8g
カリウム…1350mg
カルシウム…210mg
マグネシウム…143mg
鉄…3.2mg
ヨウ素…未測定
クロム…未測定
ビタミンK…56μg

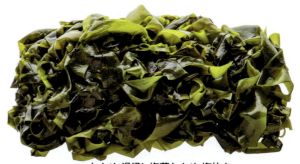

わかめ・湯通し塩蔵わかめ・塩抜き
1点＝730g

たんぱく質…12.4g
脂質…2.9g
炭水化物…22.6g
[単糖当量…0g]
食物繊維…21.9g
カリウム…88mg
カルシウム…307mg
マグネシウム…139mg
鉄…3.7mg
ヨウ素…5694μg
クロム…7μg
ビタミンK…730μg

第3群

620	730	800	1100	1300	2000	2700	4000
●とさかのり・青とさか・塩蔵・塩抜き	●わかめ・湯通し塩蔵わかめ・塩抜き ●めかぶわかめ	●干しひじき・ステンレス釜ゆで ●干しひじき・鉄釜ゆで ●むかでのり・塩蔵・塩抜き	●すいぜんじのり・素干し水もどし ●乾燥わかめ・灰干し水もどし	●沖縄もずく・塩蔵・塩抜き	●もずく・塩蔵・塩抜き ●おきうと ●海ぶどう	●寒天	●ところてん

127

♣第3群　芋・芋（加工品）

1点実用値は正味重量

このページの縮小率50%

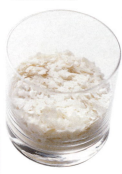

乾燥マッシュポテト
1点＝22g
たんぱく質…1.5g
脂質…0.1g
炭水化物…18.2g
[単糖当量…16.2g]
食物繊維…1.5g
カリウム…264mg
パントテン酸…0.10mg
ビタミンC…1mg

さつま芋・蒸し切干
1点＝26g
たんぱく質…0.8g
脂質…0.2g
炭水化物…18.7g
[単糖当量…17.3g]
食物繊維…1.5g
カリウム…255mg
パントテン酸…0.35mg
ビタミンC…2mg

さつま芋・皮つき
1点＝55g
廃棄率…2%
廃棄込み重量…56g
たんぱく質…0.5g
脂質…0.3g
炭水化物…18.2g
[単糖当量…17.1g]
食物繊維…1.5g
カリウム…209mg
パントテン酸…0.26mg
ビタミンC…14mg

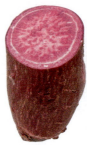

むらさき芋・皮むき
1点＝60g
廃棄率…15%
廃棄込み重量…71g
たんぱく質…0.7g
脂質…0.2g
炭水化物…19.0g
[単糖当量…17.9g]
食物繊維…1.5g
カリウム…222mg
パントテン酸…0.32mg
ビタミンC…17mg

いちょう芋
1点＝75g
廃棄率…15%
廃棄込み重量…88g
たんぱく質…3.4g
脂質…0.4g
炭水化物…17.0g
[単糖当量…17.7g]
食物繊維…1.1g
カリウム…443mg
パントテン酸…0.64mg
ビタミンC…5mg

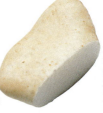

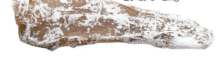

1点実用値早見表	22	26	45	55	60	65	70
単位・グラム	●乾燥マッシュポテト	●さつま芋・蒸し切干	●こんにゃく・精粉	●さつま芋・皮つき	●さつま芋・皮むき ●むらさき芋・皮むき	●じねんじょ ●長芋・大和芋	●水芋

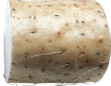

長芋 1点＝120g
廃棄率…10%
廃棄込み重量…133g
たんぱく質…2.6g
脂質…0.4g
炭水化物…16.7g
[単糖当量…16.9g]
食物繊維…1.2g
カリウム…516mg
パントテン酸…0.73mg
ビタミンC…7mg

しらたき 1点＝1300g
たんぱく質…2.6g
脂質…微量
炭水化物…39.0g
[単糖当量…未測定]
食物繊維…37.7g
カリウム…156mg
カルシウム…975mg
鉄…6.5mg

このページの縮小率20%
10cm

じゃが芋 1点＝110g
廃棄率…10%
廃棄込み重量…122g
たんぱく質…1.8g
脂質…0.1g
炭水化物…19.4g
[単糖当量…18.6g]
食物繊維…1.4g
カリウム…451mg
パントテン酸…0.52mg
ビタミンC…39mg

板こんにゃく・精粉 1点＝1600g
たんぱく質…1.6g
脂質…微量
炭水化物…36.8g
[単糖当量…未測定]
食物繊維…35.2g
カリウム…528mg
カルシウム…688mg
鉄…6.4mg

このページの縮小率20%
10cm

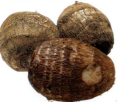

里芋 1点＝140g
廃棄率…15%
廃棄込み重量…165g
たんぱく質…2.1g
脂質…0.1g
炭水化物…18.3g
[単糖当量…15.7g]
食物繊維…3.2g
カリウム…896mg
パントテン酸…0.67mg
ビタミンC…8mg

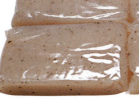

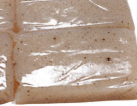

第3群

75	80	90	110	120	140	150	230	1300	1600
●だいじょ ●いちょう芋	●ハツ頭 ●たけのこ芋	●セレベス	●じゃが芋	●長芋	●里芋	●ヤーコン	●きく芋	●しらたき	●板こんにゃく・精粉 ●赤こんにゃく

♣第3群 果物

1点実用値は正味重量

アボカド 1点=45g

廃棄率…30%
廃棄込み重量…64g
たんぱく質…1.1g
脂質…8.4g
炭水化物…2.8g
[単糖当量…(0.4)g]
食物繊維…2.4g
カリウム…324mg
葉酸…38μg
ビタミンC…7mg

柿・甘柿 1点=130g

廃棄率…9%
廃棄込み重量…143g
たんぱく質…0.5g
脂質…0.3g
炭水化物…20.7g
[単糖当量…17.3g]
食物繊維…2.1g
カリウム…221mg
ビタミンC…91mg

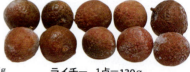

ライチー 1点=130g

廃棄率…30%
廃棄込み重量…186g
たんぱく質…1.3g
脂質…0.1g
炭水化物…21.3g
[単糖当量…(19.5)g]
食物繊維…1.2g
カリウム…221mg
ビタミンC…47mg

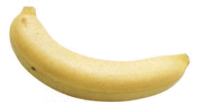

バナナ 1点=95g

廃棄率…40%
廃棄込み重量…158g
たんぱく質…1.0g
脂質…0.2g
炭水化物…21.4g
[単糖当量…18.4g]
食物繊維…0.5g
カリウム…342mg
ビタミンC…15mg

さくらんぼ・国産 1点=130g

廃棄率…10%
廃棄込み重量…144g
たんぱく質…1.3g
脂質…0.3g
炭水化物…19.8g
[単糖当量…未測定]
食物繊維…1.6g
カリウム…273mg
ビタミンC…13mg

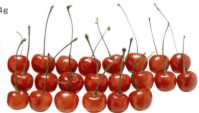

1点実用値早見表	45	60	95	100
単位・グラム	●アボカド	●ドリアン	●バナナ	●アテモヤ ●あけび・果肉 ●チェリモヤ

マンゴー　1点=130g
廃棄率…35%
廃棄込み重量…200g
たんぱく質…0.8g
脂質…0.1g
炭水化物…22.0g
[単糖当量…(18.7)g]
食物繊維…1.7g
カリウム…221mg
ビタミンC…26mg

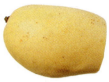

ぶどう　1点=140g
廃棄率…15%
廃棄込み重量…165g
たんぱく質…0.6g
脂質…0.1g
炭水化物…22.0g
[単糖当量…20.2g]
食物繊維…0.7g
カリウム…182mg
ビタミンC…3mg

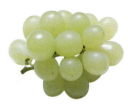

ゆず・果皮　1点=140g
廃棄率…60%
廃棄込み重量…350g
たんぱく質…1.7g
脂質…0.7g
炭水化物…19.9g
[単糖当量…未測定]
食物繊維…9.7g
カリウム…196mg
ビタミンC…224mg

ゆず・果汁　1点=380g
廃棄率…75%
廃棄込み重量…1520g
たんぱく質…1.9g
脂質…0.4g
炭水化物…26.6g
[単糖当量…未測定]
食物繊維…1.5g
カリウム…798mg
ビタミンC…152mg

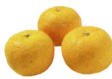

第3群

りんご・皮つき　1点=130g
廃棄率…8%
廃棄込み重量…141g
たんぱく質…0.3g
脂質…0.4g
炭水化物…21.1g
[単糖当量…17.0g]
食物繊維…2.5g
カリウム…156mg
ビタミンC…8mg

キウイフルーツ・緑肉種　1点=150g
廃棄率…15%
廃棄込み重量…176g
たんぱく質…1.5g
脂質…0.2g
炭水化物…20.3g
[単糖当量…14.7g]
食物繊維…3.8g
カリウム…435mg
ビタミンC…104mg

110	120	130	140	150
●かりん ●ぐみ ●ホワイトサポテ ●きんかん・全果	●柿・甘柿 ●すだち・果皮 ●マンゴスチン ●さくらんぼ・米国産	●柿・甘柿 ●柿・渋抜き柿 ●さくらんぼ国産 ●ライチー　●マンゴー ●パッションフルーツ・果汁 ●りんご・皮つき	●ゆず果皮 ●ぶどう　●りんご・皮むき ●ざくろ　●マルメロ ●キウイフルーツ・黄肉種	●キウイフルーツ・緑肉種 ●レモン・全果　●なし西洋なし ●いちじく　●ハスカップ ●グーズベリー

131

🍀第3群 果物

1点実用値は正味重量

レモン・全果
1点＝150g

廃棄率…3%
廃棄込み重量…155g
たんぱく質…1.4g
脂質…1.1g
炭水化物…18.8g
[単糖当量…3.9g]
食物繊維…7.4g
カリウム…195mg
カルシウム…101mg
ビタミンC…150mg

ドラゴンフルーツ　1点＝160g

廃棄率…35%
廃棄込み重量…246g
たんぱく質…2.2g
脂質…0.5g
炭水化物…18.9g
[単糖当量…未測定]
食物繊維…3.0g
カリウム…560mg
ビタミンC…11mg

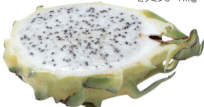

パインアップル　1点＝160g

廃棄率…45%
廃棄込み重量…291g
たんぱく質…1.0g
脂質…0.2g
炭水化物…21.4g
[単糖当量…18.1g]
食物繊維…2.4g
カリウム…240mg
ビタミンC…43mg

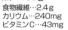

このページの縮小率40%
10cm

ブルーベリー
1点＝160g

たんぱく質…0.8g
脂質…0.2g
炭水化物…20.6g
[単糖当量…(13.8)g]
食物繊維…5.3g
カリウム…112mg
ビタミンC…14mg

1点実用値早見表	150	160
単位:グラム	●いちじく　●ハスカップ　●キウイフルーツ・緑肉種 ●グーズベリー　●レモン・全果　●なし洋なし	●パインアップル　●ブルーベリー　●しらぬひ・砂じょう ●ドラゴンフルーツ　●プルーン　●セミノール・砂じょう

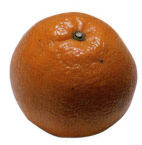

いよかん・砂じょう
1点＝170g
廃棄率…40%
廃棄込み重量…283g
たんぱく質…1.5g
脂質…0.2g
炭水化物…20.1g
[単糖当量…未測定]
食物繊維…1.9g
カリウム…323mg
ビタミンC…60mg

温州みかん・じょうのう・普通　1点＝170g
廃棄率…20%　　　脂質…0.2g　　　食物繊維…1.7g
廃棄込み重量…213g　炭水化物…20.4g　カリウム…255mg
たんぱく質…1.2g　　[単糖当量…15.6g]　ビタミンC…54mg

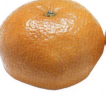

ネーブル・砂じょう　1点＝170g
廃棄率…35%　　　炭水化物…20.1g
廃棄込み重量…262g　[単糖当量…14.1g]
たんぱく質…1.5g　　食物繊維…1.7g
脂質…0.2g　　　　カリウム…306mg
　　　　　　　　　ビタミンC…102mg

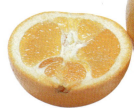 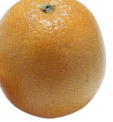

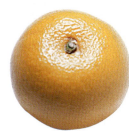

はっさく・砂じょう
1点＝180g
廃棄率…35%
廃棄込み重量…277g
たんぱく質…1.4g
脂質…0.2g
炭水化物…20.7g
[単糖当量…未測定]
食物繊維…2.7g
カリウム…324mg
ビタミンC…72mg

170　　　　　　　　　　　　　　　　　　　180

●ネーブル・砂じょう　●せとか・砂じょう　●なし中国なし　　　　　●温州みかん・じょうのう・早生　●はっさく・砂じょう　●ひゅうがなつ・じょうのう及びアルベド
●いよかん・砂じょう　●はるみ・砂じょう　●温州みかん・じょうのう・普通　●温州みかん・砂じょう・普通　●さんぼうかん・砂じょう　●日本すもも　●やまもも

♣第3群 果物

1点実用値は正味重量

メロン・露地メロン・緑肉種
1点=190g
廃棄率…45%
廃棄込み重量…345g
たんぱく質…1.9g
脂質…0.2g
炭水化物…19.8g
[単糖当量…18.1g]
食物繊維…1.0g
カリウム…665mg
ビタミンC…48mg

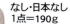

なし・日本なし
1点=190g
廃棄率…15%
廃棄込み重量…224g
たんぱく質…0.6g
脂質…0.2g
炭水化物…21.5g
[単糖当量…15.8g]
食物繊維…1.7g
カリウム…266mg
ビタミンC…6mg

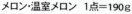

メロン・温室メロン 1点=190g
廃棄率…50%
廃棄込み重量…380g
たんぱく質…2.1g
脂質…0.2g
炭水化物…19.6g
[単糖当量…(18.2)g]
食物繊維…1.0g
カリウム…646mg
ビタミンC…34mg

びわ 1点=200g
廃棄率…30%
廃棄込み重量…286g
たんぱく質…0.6g
脂質…0.2g
炭水化物…21.2g
[単糖当量…未測定]
食物繊維…3.2g
カリウム…320mg
ビタミンC…10mg

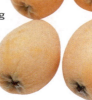

1点実用値早見表	190

単位・グラム
●メロン・露地メロン・緑肉種　●メロン・温室メロン　●温州みかん・砂じょう・早生
●メロン・露地メロン・赤肉種　●ネクタリン　●なし・日本なし

ラズベリー 1点＝200g

たんぱく質…2.2g 食物繊維…9.4g
脂質…0.2g カリウム…300mg
炭水化物…20.4g ビタミンC…44mg
［単糖当量…(11.2)g］

オロブランコ(スイーティー)・砂じょう 1点＝200g

廃棄率…45% 炭水化物…20.2g
廃棄込み重量…364g ［単糖当量…未測定］
たんぱく質…1.6g 食物繊維…1.8g
脂質…0.2g カリウム…300mg
　　　　　　　ビタミンC…76mg

もも 1点＝200g

廃棄率…15% 炭水化物…20.4g
廃棄込み重量…235g ［単糖当量…16.8g］
たんぱく質…1.2g 食物繊維…2.6g
脂質…0.2g カリウム…360mg
　　　　　　　ビタミンC…16mg

キワノ 1点＝200g

廃棄率…40%
廃棄込み重量…333g
たんぱく質…3.0g
脂質…1.8g
炭水化物…16.0g
［単糖当量…未測定］
食物繊維…5.2g
カリウム…340mg
ビタミンC…4mg

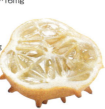
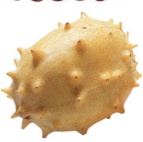

第3群

200
●びわ ●ラズベリー ●ぽんかん・砂じょう ●きよみ・砂じょう
●オロブランコ(スイーティー)・砂じょう ●キワノ ●夏みかん・砂じょう ●もも

135

♣第3群 果物

1点実用値は正味重量

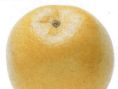

グレープフルーツ・白肉種・砂じょう
1点=210g
廃棄率…30%
廃棄込み重量…300g
たんぱく質…1.9g
脂質…0.2g
炭水化物…20.2g
[単糖当量…15.8g]
食物繊維…1.3g
カリウム…294mg
ビタミンC…76mg

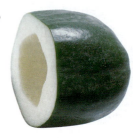

パパイア・未熟
1点=210g
廃棄率…25%
廃棄込み重量…280g
たんぱく質…2.7g
脂質…0.2g
炭水化物…19.7g
[単糖当量…未測定]
食物繊維…4.6g
カリウム…399mg
ビタミンC…95mg

パパイア・完熟　1点=210g
廃棄率…35%　[単糖当量…(14.9)g]
廃棄込み重量…323g　食物繊維…4.6g
たんぱく質…1.1g　カリウム…441mg
脂質…0.4g　ビタミンC…105mg
炭水化物…20.0g

バレンシアオレンジ・砂じょう
1点=210g
廃棄率…40%
廃棄込み重量…350g
たんぱく質…2.1g
脂質…0.2g
炭水化物…20.6g
[単糖当量…(14.9)g]
食物繊維…1.7g
カリウム…294mg
ビタミンB₁…0.21mg
ビタミンC…84mg

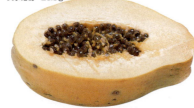

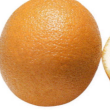
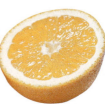

●グレープフルーツ・白肉種・砂じょう
●グレープフルーツ・紅肉種・砂じょう

1点実用値早見表	210	220	230	240
単位:グラム	●パパイア・未熟　●パパイア・完熟　●グァバ・赤肉種　●グァバ・白肉種　●すいか・赤肉種　●アセロラ・酸味種　●あんず　●かわちばんかん・砂じょう			●いちご　●あけび・果皮
	●ぶんたん・砂じょう　●バレンシアオレンジ・砂じょう　●すいか・黄肉種　●アセロラ・甘味種			●ひゅうがなつ・砂じょう
	●福原オレンジ・砂じょう			

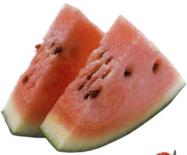

すいか・赤肉種　1点=220g

廃棄率…40%
廃棄込み重量…367g
たんぱく質…1.3g
脂質…0.2g
炭水化物…20.9g
[単糖当量…(16.7)g]
食物繊維…0.7g
カリウム…264mg
ビタミンC…22mg

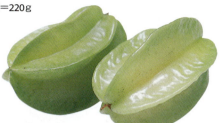

スターフルーツ　1点=270g

廃棄率…4%
廃棄込み重量…281g
たんぱく質…1.9g
脂質…0.3g
炭水化物…20.3g
[単糖当量…未測定]
食物繊維…4.9g
カリウム…378mg
ビタミンC…32mg

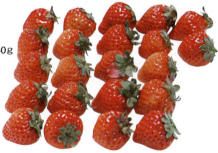

いちご　1点=240g

廃棄率…2%
廃棄込み重量…245g
たんぱく質…2.2g
脂質…0.2g
炭水化物…20.4g
[単糖当量…14.6g]
食物繊維…3.4g
カリウム…408mg
葉酸…216μg
ビタミンC…149mg

第3群

250	270	290	300	310	320	330	380	400
●まくわうり・白肉種 ●まくわうり・黄肉種	●スターフルーツ	●うめ	●ライム・果汁	●レモン・果汁	●かぼす・果汁 ●シークヮーサー・果汁	●だいだい・果汁	●ゆず果汁	●すだち・果汁

♣第3群 果物（加工品）
1点実用値は正味重量

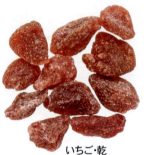

いちご・乾
1点＝26g
たんぱく質…0.1g
脂質…0.1g
炭水化物…21.5g
[単糖当量…未測定]
食物繊維…0.8g
カリウム…4mg
ビタミンC…0mg

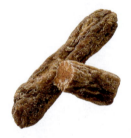

バナナ・乾
1点＝27g
たんぱく質…1.0g
脂質…0.1g
炭水化物…21.2g
[単糖当量…未測定]
食物繊維…1.9g
カリウム…351mg
ビタミンC…微量

いちじく・乾
1点＝27g
たんぱく質…0.8g
脂質…0.3g
炭水化物…20.3g
[単糖当量…(16.9)g]
食物繊維…2.9g
カリウム…227mg
ビタミンC…0mg

1点実用値早見表	26	27
単位・グラム	●いちご・乾	●バナナ・乾 ●いちじく・乾 ●干しぶどう

干しぶどう
1点＝27g
たんぱく質…0.7g
脂質…0.1g
炭水化物…21.8g
[単糖当量…(20.7)g]
食物繊維…1.1g
カリウム…200mg
ビタミンC…微量

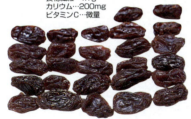

ブルーベリー・乾
1点＝28g
たんぱく質…0.8g
脂質…0.5g
炭水化物…20.3g
[単糖当量…未測定]
食物繊維…4.9g
カリウム…112mg
ビタミンC…微量

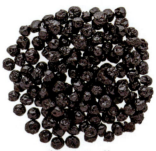

第3群

♣第3群 果物（加工品）

1点実用値は正味重量

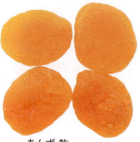

なつめ・乾
1点＝28g

たんぱく質…1.1g
脂質…0.6g
炭水化物…20.0g
[単糖当量…未測定]
食物繊維…3.5g
カリウム…227mg
ビタミンC…0mg

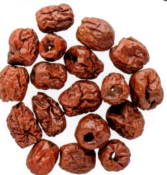

干し柿
1点＝29g

廃棄率…8%
廃棄込み重量…32g
たんぱく質…0.4g
脂質…0.5g
炭水化物…20.7g
[単糖当量…未測定]
食物繊維…4.1g
カリウム…194mg
マンガン…0.43mg
レチノール活性当量…35μg
ビタミンC…1mg

あんず・乾
1点＝28g

たんぱく質…2.6g
脂質…0.1g
炭水化物…19.7g
[単糖当量…(14.0)g]
食物繊維…2.7g
カリウム…364mg
ビタミンC…微量

1点実用値早見表 単位・グラム	28 ●あんず・乾 ●なつめ・乾 ●りゅうがん・乾 ●ブルーベリー・乾	29 ●干し柿

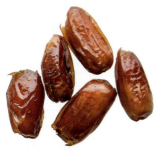

なつめやし・乾
1点＝30g
廃棄率…5%
廃棄込み重量…32g
たんぱく質…0.7g
脂質…0.1g
炭水化物…21.4g
[単糖当量…(18.1)g]
食物繊維…2.1g
カリウム…165mg
ビタミンC…0mg

プルーン・乾
1点＝35g
たんぱく質…0.9g
脂質…0.1g
炭水化物…21.8g
[単糖当量…(14.8)g]
食物繊維…2.5g
カリウム…168mg
ビタミンC…0mg

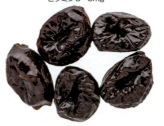

ココナッツミルク
1点＝55g
たんぱく質…1.0g
脂質…8.8g
炭水化物…1.5g
[単糖当量…未測定]
食物繊維…0.1g
カリウム…127mg
ビタミンC…0mg

第3群

30	35	55
●なつめやし・乾	●プルーン・乾	●ココナッツミルク

◆第4群 穀類（米）

1点実用値は正味重量

このページの縮小率50%

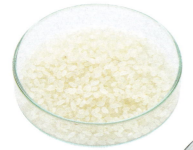

米・水稲穀粒・胚芽精米
1点＝22g
たんぱく質…1.4g
脂質…0.4g
炭水化物…16.7g
[単糖当量…17.5g]
食物繊維…0.3g
亜鉛…0.4mg
マンガン…0.34mg
ビタミンB_1…0.05mg

米・水稲穀粒・精白米・うるち米
1点＝22g
たんぱく質…1.3g
脂質…0.2g
炭水化物…17.1g
[単糖当量…18.3g]
食物繊維…0.1g
亜鉛…0.3mg
ビタミンB_1…0.02mg

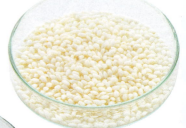

米・水稲穀粒・精白米・もち米
1点＝22g
たんぱく質…1.4g
脂質…0.3g
炭水化物…17.0g
[単糖当量…17.1g]
食物繊維…(0.1)g
亜鉛…0.3mg
マンガン…0.29mg
ビタミンB_1…0.03mg

1点実用値早見表	22

単位・グラム
●米・水稲穀粒・(精白米うるち米、精白米もち米、精白米インディカ米、胚芽精米、発芽玄米、半つき米、七分つき米)
●米・陸稲穀粒・(精白米、七分つき米)

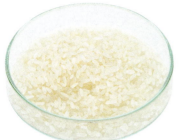

米・水稲穀粒・
精白米・インディカ米
1点=22g
たんぱく質…1.7g
脂質…0.2g
炭水化物…17.4g
[単糖当量…未測定]
食物繊維…0.1g
亜鉛…0.3mg
マンガン…0.20mg
ビタミンB_1…0.01mg

米・水稲穀粒・
発芽玄米
1点=22g
たんぱく質…1.4g
脂質…0.7g
炭水化物…16.3g
[単糖当量…16.8g]
食物繊維…0.7g
亜鉛…0.4mg
マンガン…0.46mg
ビタミンB_1…0.08mg

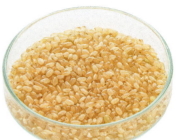

米・水稲穀粒・
玄米
1点=23g
たんぱく質…1.6g
脂質…0.6g
炭水化物…17.1g
[単糖当量…18.0g]
食物繊維…0.7g
亜鉛…0.4mg
マンガン…0.47mg
ビタミンB_1…0.09mg

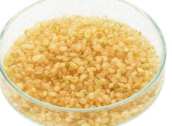

●米・水稲穀粒・玄米
●米・陸稲穀粒・(玄米、半つき米)

◆第4群 穀類（ごはん）

1点実用値は正味重量

ごはん・発芽玄米
1点＝50g

たんぱく質…1.5g
脂質…0.7g
炭水化物…17.5g
[単糖当量…16.6g]
食物繊維…0.9g
亜鉛…0.5mg
マンガン…0.47mg
ビタミンB₁…0.07mg

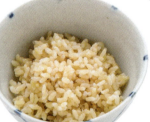

ごはん・精白米
もち米
1点＝40g

たんぱく質…1.4g
脂質…0.2g
炭水化物…17.6g
[単糖当量…18.2g]
食物繊維…(0.2)g
亜鉛…0.3mg
マンガン…0.20mg
ビタミンB₁…0.01mg

ごはん・玄米
1点＝50g

たんぱく質…1.4g
脂質…0.5g
炭水化物…17.8g
[単糖当量…17.6g]
食物繊維…0.7g
亜鉛…0.4mg
マンガン…0.52mg
ビタミンB₁…0.08mg

1点実用値早見表	40

単位・グラム　　●ごはん・水稲・精白米もち米

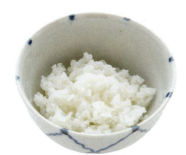

ごはん・精白米
うるち米
1点=50g

たんぱく質…1.3g
脂質…0.2g
炭水化物…18.6g
[単糖当量…19.1g]
食物繊維…0.2g
亜鉛…0.3mg
ビタミンB₁…0.01mg

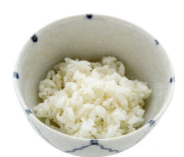

ごはん・胚芽精米
1点=50g

たんぱく質…1.4g
脂質…0.3g
炭水化物…18.2g
[単糖当量…19.0g]
食物繊維…0.4g
亜鉛…0.4mg
マンガン…0.34mg
ビタミンB₁…0.04mg

第4群

●ごはん・水稲・(精白米うるち米、胚芽精米、発芽玄米、玄米、半つき米、七分つき米)
●ごはん・陸稲・(精白米、玄米、半つき米、七分つき米)

◆第4群 穀類（米加工品）

1点実用値は正味重量

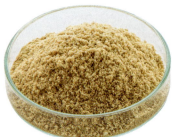

米ぬか 1点＝19g
たんぱく質…2.5g　亜鉛…1.1mg
脂質…3.7g　　ビタミンB₁…0.59mg
炭水化物…9.3g
[単糖当量…5.2g]
食物繊維…3.9g

赤飯 1点＝40g
たんぱく質…1.7g
脂質…0.2g
炭水化物…16.8g
[単糖当量…(17.4)g]
食物繊維…0.6g
亜鉛…0.4mg
ビタミンB₁…0.02mg

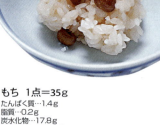

もち 1点＝35g
たんぱく質…1.4g
脂質…0.2g
炭水化物…17.8g
[単糖当量…17.5g]
食物繊維…0.2g
亜鉛…0.3mg
ビタミンB₁…0.01mg

1点実用値早見表	19	28	35	40	45	60
単位・グラム	●米ぬか	●米こうじ	●もち	●赤飯　●きりたんぽ	●おにぎり　●焼きおにぎり	●あくまき

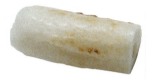

きりたんぽ
1点＝40g
たんぱく質…1.3g
脂質…0.2g
炭水化物…18.5g
[単糖当量…(18.4)g]
食物繊維…0.2g
亜鉛…0.3mg
ビタミンB₁…0.01mg

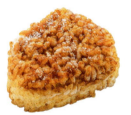

焼きおにぎり　1点＝45g
たんぱく質…1.4g
脂質…0.1g
炭水化物…17.8g
[単糖当量…(18.3)g]
食物繊維…0.2g
亜鉛…0.3mg
ビタミンB₁…0.01mg
食塩相当量…0.5g

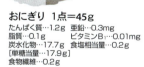

おにぎり　1点＝45g
たんぱく質…1.2g　　亜鉛…0.3mg
脂質…0.1g　　　　　ビタミンB₁…0.01mg
炭水化物…17.7g　　食塩相当量…0.2g
[単糖当量…17.9g]
食物繊維…0.2g

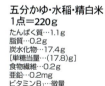

五分かゆ・水稲・精白米
1点＝220g
たんぱく質…1.1g
脂質…0.2g
炭水化物…17.4g
[単糖当量…(17.8)g]
食物繊維…0.2g
亜鉛…0.2mg
ビタミンB₁…微量

| 110 | 220 | 230 | 380 | 400 |

●全かゆ・水稲・(玄米、半つき米、七分つき米、精白米)　●五分かゆ・水稲・精白米　●五分かゆ・水稲・(玄米、半つき米、七分つき米)　●おもゆ・水稲・(半つき米、七分つき米、精白米)　●おもゆ・水稲・玄米

◆第4群 穀類（粉類）

1点実用値は正味重量

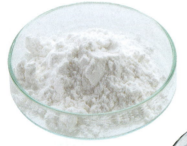

小麦粉・薄力粉
1点＝22g
たんぱく質…1.8g
脂質…0.3g
炭水化物…16.7g
[単糖当量…17.7g]
食物繊維…0.6g
亜鉛…0.1mg
ビタミンB₁…0.02mg

米粉
1点＝21g
たんぱく質…1.3g
脂質…0.1g
炭水化物…17.2g
[単糖当量…17.2g]
食物繊維…0.1g
亜鉛…0.3mg
ビタミンB₁…0.01mg

小麦粉・強力粉
1点＝22g
たんぱく質…2.6g
脂質…0.3g
炭水化物…15.8g
[単糖当量…16.2g]
食物繊維…0.6g
亜鉛…0.2mg
ビタミンB₁…0.02mg

1点実用値早見表	20	21	22
単位・グラム	●玄米粉	●米粉	●小麦粉（薄力粉、強力粉、中力粉） ●コーンミール（黄色種、白色種） ●コーンフラワー（黄色種、白色種） ●道明寺粉 ●白玉粉 ●上新粉 ●そば粉 ●プレミックス粉・ホットケーキ用 ●米でんぷん

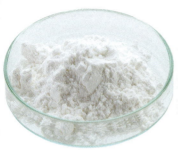

上新粉
1点=22g

たんぱく質…1.4g
脂質…0.2g
炭水化物…17.3g
[単糖当量…18.4g]
食物繊維…0.1g
亜鉛…0.2mg
ビタミンB₁…0.02mg

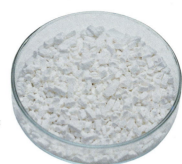

白玉粉
1点=22g

たんぱく質…1.4g
脂質…0.2g
炭水化物…17.6g
[単糖当量…18.5g]
食物繊維…0.1g
亜鉛…0.3mg
ビタミンB₁…0.01mg

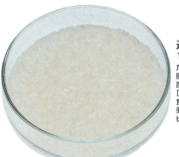

道明寺粉
1点=22g

たんぱく質…1.6g
脂質…0.2g
炭水化物…17.7g
[単糖当量…(18.7)g]
食物繊維…0.2g
亜鉛…0.3mg
ビタミンB₁…0.01mg

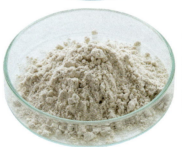

そば粉・全層粉
1点=22g

たんぱく質…2.6g
脂質…0.7g
炭水化物…15.3g
[単糖当量…15.4g]
食物繊維…0.9g
亜鉛…0.5mg
ビタミンB₁…0.10mg

第4群

◆第4群　穀類（粉類）

1点実用値は正味重量

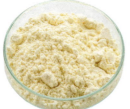

コーンフラワー・黄色種
1点＝22g
たんぱく質…1.5g
脂質…0.6g
炭水化物…16.7g
[単糖当量…(17.5)g]
食物繊維…0.4g
亜鉛…0.1mg
ビタミンB₁…0.03mg

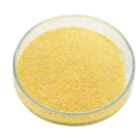

コーングリッツ・黄色種
1点＝23g
たんぱく質…1.9g
脂質…0.2g
炭水化物…17.6g
[単糖当量…(18.9)g]
食物繊維…0.6g
亜鉛…微量
ビタミンB₁…0.01mg

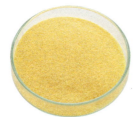

コーンミール・黄色種
1点＝22g
たんぱく質…1.8g
脂質…0.9g
炭水化物…15.9g
[単糖当量…(17.5)g]
食物繊維…1.8g
亜鉛…0.3mg
ビタミンB₁…0.03mg

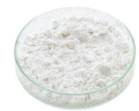

くず粉（くずでんぷん）
1点＝23g
たんぱく質…0g
脂質…0g
炭水化物…19.7g
[単糖当量…(21.7)g]
食物繊維…(0)g
亜鉛…微量
ビタミンB₁…(0)mg

1点実用値早見表	22	23
単位・グラム	●小麦粉・(薄力粉、強力粉、中力粉)　●道明寺粉　●白玉粉　●上新粉　●そば粉　●コーンミール・(黄色種、白色種)　●コーンフラワー・(黄色種、白色種)　●プレミックス粉・ホットケーキ用　●米でんぷん	●コーングリッツ・(黄色種、白色種)　●ライ麦粉　●くず粉(くずでんぷん)　●とうもろこしでんぷん　●小麦でんぷん　●サゴでんぷん　●プレミックス粉・(お好み焼き用、天ぷら用)

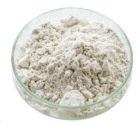

ライ麦粉
1点＝23g
たんぱく質…2.0g
脂質…0.4g
炭水化物…17.4g
[単糖当量…14.8g]
食物繊維…3.0g
ビタミンB₁…0.03mg

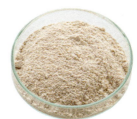

小麦粉・強力粉・全粒粉
1点＝24g
たんぱく質…3.1g
脂質…0.7g
炭水化物…16.4g
[単糖当量…(14.7)g]
食物繊維…2.7g
ビタミンB₁…0.08mg

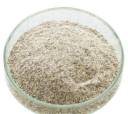

ライ麦・全粒粉
1点＝24g
たんぱく質…3.0g
脂質…0.6g
炭水化物…17.0g
[単糖当量…14.7g]
食物繊維…3.2g
ビタミンB₁…0.11mg

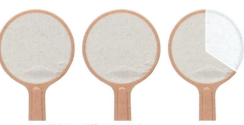

かたくり粉（じゃが芋でんぷん）
1点＝24g
たんぱく質…0g　炭水化物…19.6g
脂質…0g　　　［単糖当量…21.6g］
　　　　　　　食物繊維…(0)g

●ライ麦・全粒粉　●小麦粉・強力粉・全粒粉
●かたくり粉（じゃが芋でんぷん）　●さつま芋でんぷん　●プレミックス粉・から揚げ用

第4群

◆第4群 その他の穀類

1点実用値は正味重量

このページの縮小率35%
10cm

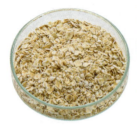

えん麦・オートミール
1点＝21g
たんぱく質…2.9g
脂質…1.2g
炭水化物…14.5g
[単糖当量…13.3g]
食物繊維…2.0g
亜鉛…0.4mg
マンガン…未測定
ビタミンB₁…0.04mg

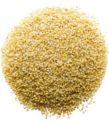

あわ 1点＝22g
たんぱく質…2.5g　亜鉛…0.6mg
脂質…1.0g　マンガン…0.19mg
炭水化物…15.3g　ビタミンB₁…0.12mg
[単糖当量…15.3g]
食物繊維…0.7g

ひえ 1点＝22g
たんぱく質…2.1g　亜鉛…0.5mg
脂質…0.7g　マンガン…0.30mg
炭水化物…16.1g　ビタミンB₁…0.06mg
[単糖当量…17.1g]
食物繊維…0.9g

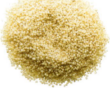

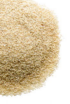

アマランサス
1点＝22g
たんぱく質…2.8g
脂質…1.3g
炭水化物…14.3g
[単糖当量…14.0g]
食物繊維…1.6g
亜鉛…1.3mg
マンガン…1.35mg
ビタミンB₁…0.01mg

きび 1点＝22g
たんぱく質…2.5g　亜鉛…0.6mg
脂質…0.7g　マンガン…未測定
炭水化物…15.6g　ビタミンB₁…0.07mg
[単糖当量…15.7g]
食物繊維…0.4g

第4群

1点実用値早見表	21	22
単位・グラム	●えん麦・オートミール	●アマランサス・玄穀　●あわ・精白粒　●きび・精白粒　●はと麦・精白粒　●ひえ・精白粒 ●もろこし精白粒　●雑穀・五穀　●そば米

152

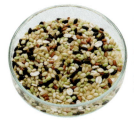

雑穀・五穀 1点=22g
たんぱく質…2.8g
脂質…0.6g
炭水化物…15.4g
[単糖当量…14.3g]
食物繊維…1.1g
亜鉛…0.4mg
マンガン…0.26mg
ビタミンB₁…0.07mg

大麦・米粒麦 1点=23g
たんぱく質…1.6g
脂質…0.5g
炭水化物…17.5g
[単糖当量…15.8g]
食物繊維…2.0g
亜鉛…0.3mg
マンガン…未測定
ビタミンB₁…0.04mg

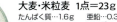

もろこし・精白粒 1点=22g
たんぱく質…2.1g
脂質…0.6g
炭水化物…16.3g
[単糖当量…15.8g]
食物繊維…1.0g
亜鉛…0.3mg
マンガン…0.25mg
ビタミンB₁…0.02mg

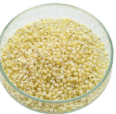

大麦・七分つき押麦 1点=23g
たんぱく質…2.5g
脂質…0.5g
炭水化物…16.6g
[単糖当量…(16.4)g]
食物繊維…2.4g
亜鉛…0.3mg
マンガン…0.20mg
ビタミンB₁…0.05mg

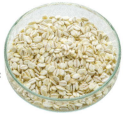

大麦・押麦 1点=24g
たんぱく質…1.5g
脂質…0.3g
炭水化物…18.7g
[単糖当量…17.1g]
食物繊維…2.3g
亜鉛…0.3mg
マンガン…未測定
ビタミンB₁…0.01mg

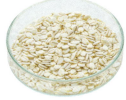

第4群

23
●大麦・米粒麦 ●大麦・七分つき押麦
●とうもろこし玄穀(黄色種、白色種) ●もろこし玄穀

24
●大麦・押麦

◆第4群　穀類（めん類）

1点実用値は正味重量

即席中華めん・油揚げ
1点＝17g
たんぱく質…1.7g
脂質…3.2g
炭水化物…10.4g
[単糖当量…(10.3)g]
食物繊維…0.4g
亜鉛…0.1mg
ビタミンB₁…0.09mg
ビタミンB₂…0.14mg
食塩相当量…1.0g

ビーフン・乾
1点＝21g
たんぱく質…1.5g
脂質…0.3g
炭水化物…16.8g
[単糖当量…(16.8)g]
食物繊維…0.2g
亜鉛…0.1mg
ビタミンB₁…0.01mg

中華スタイル即席カップめん・油揚げ
1点＝18g
たんぱく質…1.9g
脂質…3.5g
炭水化物…10.2g
[単糖当量…未測定]
食物繊維…0.4g
亜鉛…0.1mg
ビタミンB₁…0.12mg
食塩相当量…1.2g

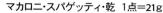

マカロニ・スパゲッティ・乾　1点＝21g
たんぱく質…2.6g　　炭水化物…15.5g　　亜鉛…0.3mg
脂質…0.4g　　　　　[単糖当量…15.4g]　セレン…13.0μg
　　　　　　　　　　食物繊維…0.6g　　ビタミンB₁…0.04mg

そうめん・ひやむぎ・乾　1点＝22g
たんぱく質…2.1g　　炭水化物…16.0g　　亜鉛…0.1mg
脂質…0.2g　　　　　[単糖当量…15.7g]　ビタミンB₁…0.02mg
　　　　　　　　　　食物繊維…0.6g　　食塩相当量…0.8g

1点実用値早見表	17	18	21	22
単位・グラム	●即席中華めん・油揚げ	●中華スタイル即席カップめん・油揚げ ●即席中華めん・油揚げ味つけ	●マカロニ・スパゲッティ・乾 ●ビーフン・乾	●そうめん・ひやむぎ・乾　●即席中華めん・非油揚げ ●干し中華めん・乾　●緑豆はるさめ・乾　●くずきり

くずきり・乾 1点＝22g
たんぱく質…0g
脂質…0g
炭水化物…19.3g
[単糖当量…19.7g]
食物繊維…0.2g
ビタミンB₁…(0)mg
食塩相当量…0g

普通はるさめ・乾 1点＝23g
たんぱく質…0g
脂質…0g
炭水化物…19.9g
[単糖当量…19.8g]
食物繊維…0.3g
ビタミンB₁…(0)mg
食塩相当量…0g

干しそば 1点＝23g
たんぱく質…3.2g
脂質…0.5g
炭水化物…15.3g
[単糖当量…(16.7)g]
食物繊維…0.9g
亜鉛…0.3mg
ビタミンB₁…0.09mg
食塩相当量…0.5g

緑豆はるさめ・乾 1点＝22g
たんぱく質…0g
脂質…0.1g
炭水化物…19.3g
[単糖当量…19.5g]
食物繊維…0.9g
ビタミンB₁…(0)mg
食塩相当量…0g

でんぷんめん・乾 1点＝23g
たんぱく質…0g
脂質…0.1g
炭水化物…19.9g
[単糖当量…(21.5)g]
食物繊維…0.4g
ビタミンB₁…(0)mg
食塩相当量…0g

第4群

◆第4群 穀類(めん類)

1点実用値は正味重量

このページの縮小率35%
10cm

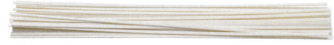

干しうどん 1点=23g
たんぱく質…2.0g　亜鉛…0.1mg
脂質…0.3g　ビタミンB₁…0.02mg
炭水化物…16.5g　食塩相当量…1.0g
[単糖当量]…16.5g
食物繊維…0.6g

そば・生
1点=29g
たんぱく質…2.8g
脂質…0.6g
炭水化物…15.8g
[単糖当量]…(16.4)g
食物繊維…0.8g
亜鉛…0.3mg
ビタミンB₁…0.06mg
食塩相当量…0g

蒸し中華めん
1点=40g
たんぱく質…2.1g
脂質…0.7g
炭水化物…15.4g
[単糖当量]…(14.4)g
食物繊維…0.8g
亜鉛…0.1mg
ビタミンB₁…0mg
食塩相当量…0.2g

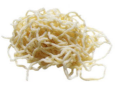

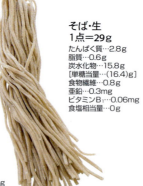

中華めん・生
1点=28g
たんぱく質…2.4g　亜鉛…0.1mg
脂質…0.3g　ビタミンB₁…0.01mg
炭水化物…15.6g　食塩相当量…0.3g
[単糖当量]…14.6g
食物繊維…0.6g

第4群

1点実用値早見表	23	24	28	29	30	35	40
単位・グラム	●干しそば・乾 ●普通はるさめ・乾 ●干しうどん・乾 ●でんぷんめん・乾	●大麦めん・乾	●中華めん・生 ●沖縄そば・生	●パン粉・生 ●そば・生	●うどん・生	●あわもち	●蒸し中華めん

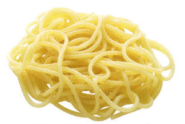

マカロニ・スパゲッティ・ゆで　1点＝50g
たんぱく質…2.7g　亜鉛…0.4mg
脂質…0.5g　セレン…16μg
炭水化物…16.0g　ビタミンB₁…0.03mg
[単糖当量…15.6g]　食塩相当量…0.6g
食物繊維…0.9g

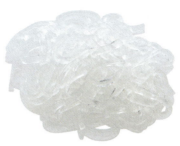

くずきり・ゆで　1点＝60g
たんぱく質…0.1g
脂質…0.1g
炭水化物…20.0g
[単糖当量…19.4g]
食物繊維…0.5g
亜鉛…微量
ビタミンB₁…(0)mg
食塩相当量…0g

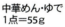

中華めん・ゆで　1点＝55g
たんぱく質…2.7g
脂質…0.3g
炭水化物…16.1g
[単糖当量…15.2g]
食物繊維…0.7g
亜鉛…0.1mg
ビタミンB₁…0.01mg
食塩相当量…0.1g

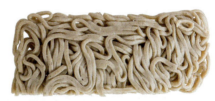

そば・ゆで　1点＝60g
たんぱく質…2.9g　亜鉛…0.2mg
脂質…0.6g　ビタミンB₁…0.03mg
炭水化物…15.6g　食塩相当量…0g
[単糖当量…(16.2)g]
食物繊維…1.2g

第4群

45	50	55	60
●竹輪麩	●マカロニ・スパゲッティ・ゆで ●生麩	●中華めん・ゆで ●沖縄そば・ゆで	●そば・ゆで　●でんぷんめん・生 ●くずきり・ゆで

◆第4群　穀類（めん類）

1点実用値は正味重量

このページの縮小率30%
10cm

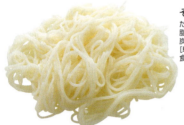

そうめん・ひやむぎ・ゆで　1点＝65g
たんぱく質…2.3g　亜鉛…0.1mg
脂質…0.3g　ビタミンB₁…0.01mg
炭水化物…16.8g　食塩相当量…0.1g
[単糖当量…16.6g]
食物繊維…0.6g

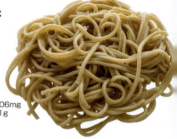

干しそば・ゆで　1点＝70g
たんぱく質…3.4g　亜鉛…0.3mg
脂質…0.5g　ビタミンB₁…0.06mg
炭水化物…15.5g　食塩相当量…0.1g
[単糖当量…(16.5)g]
食物繊維…1.1g

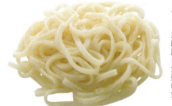

干しうどん・ゆで　1点＝65g
たんぱく質…2.0g
脂質…0.3g
炭水化物…16.8g
[単糖当量…(16.7)g]
食物繊維…0.5g
亜鉛…0.1mg
ビタミンB₁…0.01mg
食塩相当量…0.3g

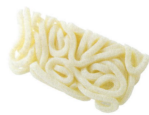

うどん・ゆで　1点＝75g
たんぱく質…2.0g
脂質…0.3g
炭水化物…16.2g
[単糖当量…16.1g]
食物繊維…0.6g
亜鉛…0.1mg
ビタミンB₁…0.02mg
食塩相当量…0.2g

第4群

1点実用値早見表	65	70	75
単位・グラム	●そうめん・ひやむぎ・ゆで ●手延そうめん・手延ひやむぎ・ゆで ●干しうどん・ゆで　●大麦めん・ゆで	●干しそば・ゆで	●うどん・ゆで

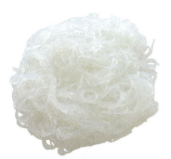

緑豆はるさめ・ゆで
1点＝95g

たんぱく質…微量
脂質…0.1g
炭水化物…19.6g
[単糖当量…18.8g]
食物繊維…1.4g
亜鉛…微量
ビタミンB₁…(0)mg
食塩相当量…0g

でんぷんめん・ゆで
1点＝95g

たんぱく質…0g
脂質…0.2g
炭水化物…19.6g
[単糖当量…(20.9)g]
食物繊維…0.6g
亜鉛…0mg
ビタミンB₁…(0)mg
食塩相当量…0g

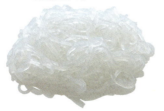

普通はるさめ・ゆで
1点＝100g

たんぱく質…0g
脂質…微量
炭水化物…19.9g
[単糖当量…19.7g]
食物繊維…0.8g
亜鉛…0mg
ビタミンB₁…(0)mg
食塩相当量…0g

第4群

◆第4群　穀類(加工品)

1点実用値は正味重量

このページの縮小率20%
10cm

コーンフレーク
1点＝21g
たんぱく質…1.6g
脂質…0.4g
炭水化物…17.6g
[単糖当量…(18.9)g]
食物繊維…0.5g
亜鉛…0mg
ビタミンB₁…0.01mg
食塩相当量…0.4g

パン粉・乾燥
1点＝21g
たんぱく質…3.1g
脂質…1.4g
炭水化物…13.3g
[単糖当量…(14.4)g]
食物繊維…0.8g
亜鉛…0.2mg
ビタミンB₁…0.03mg
食塩相当量…0.3g

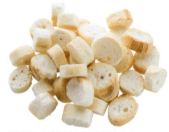

焼き麩・釜焼き麩(小町麩)　1点＝21g
たんぱく質…6.0g　　亜鉛…0.5mg
脂質…0.6g　　　　ビタミンB₁…0.03mg
炭水化物…11.9g　　食塩相当量…0g
[単糖当量…未測定]
食物繊維…0.8g

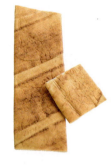

焼き麩・板麩　1点＝21g
たんぱく質…5.4g　　亜鉛…0.6mg
脂質…0.7g　　　　ビタミンB₁…0.04mg
炭水化物…12.0g　　食塩相当量…0.1g
[単糖当量…未測定]
食物繊維…0.8g

焼き麩・車麩　1点＝21g
たんぱく質…6.3g　　亜鉛…0.6mg
脂質…0.7g　　　　ビタミンB₁…0.03mg
炭水化物…11.4g　　食塩相当量…0.1g
[単糖当量…未測定]
食物繊維…0.5g

第4群

1点実用値早見表	18	19	21	22	23	25
単位・グラム	●小麦たんぱく・粉末状	●小麦胚芽	●コーンフレーク ●焼き麩(釜焼き麩・板麩・車麩)	●パン粉・乾燥	●くずきり・乾	●タピオカパール・乾	●パン粉・半生

160

タピオカパール・乾
1点=23g
たんぱく質…0g
脂質…0g
炭水化物…20.2g
[単糖当量…(22.1)g]
食物繊維…0.1g
亜鉛…0mg
ビタミンB₁…(0)mg
食塩相当量…0g

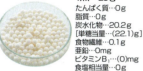

ピザ生地 1点=30g
たんぱく質…2.7g
脂質…0.9g
炭水化物…15.3g
[単糖当量…(16.0)g]
食物繊維…0.7g
亜鉛…0.2mg
ビタミンB₁…0.05mg
食塩相当量…0.4g

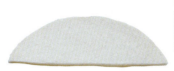

ぎょうざの皮
1点=27g
たんぱく質…2.5g
脂質…0.4g
炭水化物…15.4g
[単糖当量…(16.3)g]
食物繊維…0.6g
亜鉛…0.2mg
ビタミンB₁…0.02mg
食塩相当量…0g

ごま豆腐
1点=100g
たんぱく質…1.5g
脂質…4.3g
炭水化物…9.1g
[単糖当量…(8.0)g]
食物繊維…1.0g
亜鉛…0.4mg
ビタミンB₁…0.10mg
食塩相当量…0g

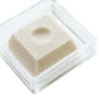

しゅうまいの皮
1点=27g
たんぱく質…2.2g
脂質…0.4g
炭水化物…15.9g
[単糖当量…(16.5)g]
食物繊維…0.6g
亜鉛…0.1mg
ビタミンB₁…0.02mg
食塩相当量…0g

タピオカパール・ゆで 1点=130g
たんぱく質…0g
脂質…微量
炭水化物…20.0g
[単糖当量…(21.6)g]
食物繊維…0.3g
亜鉛…0mg
ビタミンB₁…(0)mg
食塩相当量…0g

27	29	30	35	45	50	60	70	100	130
●しゅうまいの皮 ●ぎょうざの皮	●パン粉・生	●冷めん・生 ●ピザ生地	●あわもち	●ちくわぶ	●生麩 ●小麦たんぱく・ペースト状	●くずきり・ゆで	●小麦たんぱく・粒状	●ごま豆腐	●タピオカパール・ゆで

第4群

◆第4群 パン

1点実用値は正味重量

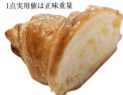
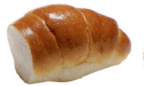
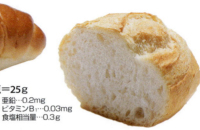

フランスパン 1点=29g
たんぱく質…2.7g
脂質…0.4g
炭水化物…16.7g
[単糖当量…18.5g]
食物繊維…0.8g
亜鉛…0.2mg
ビタミンB₁…0.02mg
食塩相当量…0.5g

クロワッサン 1点=18g
たんぱく質…1.4g　食物繊維…0.3g
脂質…4.8g　亜鉛…0.1mg
炭水化物…7.9g　ビタミンB₁…0.01mg
[単糖当量…未測定] 食塩相当量…0.2g

ロールパン 1点=25g
たんぱく質…2.5g　亜鉛…0.2mg
脂質…2.3g　ビタミンB₁…0.03mg
炭水化物…12.2g　食塩相当量…0.3g
[単糖当量…12.4g]
食物繊維…0.5g

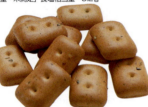
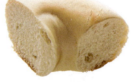
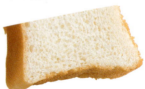

乾パン 1点=20g
たんぱく質…1.9g　食物繊維…0.6g
脂質…0.9g　亜鉛…0.1mg
炭水化物…15.8g　ビタミンB₁…0.03mg
[単糖当量…(16.2g)] 食塩相当量…0.2g

ベーグル 1点=29g
たんぱく質…2.8g　亜鉛…0.2mg
脂質…0.6g　ビタミンB₁…0.06mg
炭水化物…15.8g　食塩相当量…0.3g
[単糖当量…14.6g]
食物繊維…0.7g

米粉パン 1点=30g
たんぱく質…1.0g　亜鉛…0.3mg
脂質…0.9g　ビタミンB₁…0.02mg
炭水化物…15.4g　食塩相当量…0.3g
[単糖当量…16.7g]
食物繊維…0.3g

1点実用値早見表	18	20	25	29
単位:グラム	●クロワッサン	●乾パン	●ロールパン	フランスパン / ●ベーグル

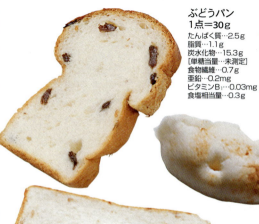

ぶどうパン 1点＝30g
たんぱく質…2.5g
脂質…1.1g
炭水化物…15.3g
[単糖当量…未測定]
食物繊維…0.7g
亜鉛…0.2mg
ビタミンB₁…0.03mg
食塩相当量…0.3g

食パン 1点＝30g
たんぱく質…2.8g　炭水化物…14.0g　亜鉛…0.2mg
脂質…1.3g　[単糖当量…14.7g]　ビタミンB₁…0.02mg
　　　　　食物繊維…0.7g　食塩相当量…0.4g

ナン 1点＝30g
たんぱく質…3.1g　食物繊維…0.6g
脂質…1.0g　亜鉛…0.2mg
炭水化物…14.3g　ビタミンB₁…0.04mg
[単糖当量…(13.7)]　食塩相当量…0.4g

イングリッシュマフィン 1点＝35g
たんぱく質…2.8g　食物繊維…0.4g
脂質…1.3g　亜鉛…0.3mg
炭水化物…14.3g　ビタミンB₁…0.05mg
[単糖当量…(14.0)g]　食塩相当量…0.4g

ライ麦パン 1点＝30g
たんぱく質…2.5g　炭水化物…15.8g　亜鉛…0.4mg
脂質…0.7g　[単糖当量…未測定]　ビタミンB₁…0.05mg
　　　　　食物繊維…1.7g　食塩相当量…0.4g

第4群

30　●食パン ●ぶどうパン ●ナン ●コッペパン ●米粉パン ●ライ麦パン
35　●イングリッシュマフィン

◆第4群 菓子パン

1点実用値は正味重量

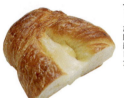

デニッシュペストリー
1点＝19g
たんぱく質…1.3g
脂質…4.7g
炭水化物…7.9g
[単糖当量…未測定]
食物繊維…0.3g
亜鉛…0.1mg
ビタミンB₁…0.02mg
食塩相当量…0.2g

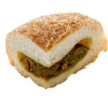

カレーパン　1点＝25g
たんぱく質…1.7g
脂質…4.6g
炭水化物…8.1g
[単糖当量…8.0g]
食物繊維…0.4g
亜鉛…0.2mg
ビタミンB₁…0.03mg
食塩相当量…0.3g

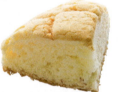

メロンパン　1点＝22g
たんぱく質…1.8g
脂質…2.3g
炭水化物…13.2g
[単糖当量…13.3g]
食物繊維…0.4g
亜鉛…0.1mg
ビタミンB₁…0.02mg
食塩相当量…0.1g

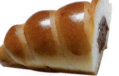

チョココロネ
1点＝24g
たんぱく質…1.7g
脂質…3.7g
炭水化物…10.3g
[単糖当量…(10.4)g]
食物繊維…0.3g
亜鉛…0.2mg
ビタミンB₁…0.02mg
食塩相当量…0.2g

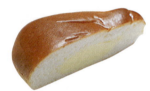

クリームパン
1点＝26g
たんぱく質…2.7g
脂質…2.8g
炭水化物…10.8g
[単糖当量…(12.4)g]
食物繊維…0.3g
亜鉛…0.2mg
ビタミンB₁…0.02mg
食塩相当量…0.2g

1点実用値早見表	19	20	21	22	23	24	25	26
単位・グラム	●デニッシュペストリー	●ミートパイ	●揚げパン	●メロンパン	●チョコパン・薄皮タイプ	●チョココロネ	●カレーパン	●クリームパン

第4群

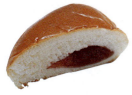

ジャムパン 1点=27g
たんぱく質…1.8g
脂質…1.6g
炭水化物…14.7g
[単糖当量…(16.3)g]
食物繊維…0.5g
亜鉛…0.1mg
ビタミンB₁…0.02mg
食塩相当量…0.2g

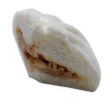

中華まんじゅう・肉まん 1点=30g
たんぱく質…3.0g　　亜鉛…0.4mg
脂質…1.5g　　ビタミンB₁…0.07mg
炭水化物…13.1g　食塩相当量…0.4g
[単糖当量…未測定]
食物繊維…1.0g

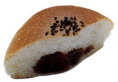

あんパン 1点=29g
たんぱく質…2.3g
脂質…1.5g
炭水化物…14.6g
[単糖当量…(15.5)g]
食物繊維…0.8g
亜鉛…0.2mg
ビタミンB₁…0.02mg
食塩相当量…0.2g

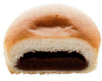

あんパン・薄皮タイプ 1点=30g
たんぱく質…2.0g　　亜鉛…0.2mg
脂質…0.7g　　ビタミンB₁…0.01mg
炭水化物…15.8g　食塩相当量…0.1g
[単糖当量…(16.1)g]
食物繊維…1.5g

中華まんじゅう・あんまん 1点=29g
たんぱく質…1.8g
脂質…1.7g
炭水化物…14.8g
[単糖当量…未測定]
食物繊維…0.8g
亜鉛…0.2mg
ビタミンB₁…0.02mg
食塩相当量…0g

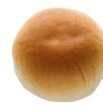

クリームパン・薄皮タイプ 1点=35g
たんぱく質…2.3g
脂質…2.8g
炭水化物…11.3g
[単糖当量…(11.7)g]
食物繊維…0.2g
亜鉛…0.3mg
ビタミンB₁…0.03mg
食塩相当量…0.1g

◆第4群 砂糖・甘味類

1点実用値は正味重量

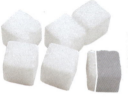

角砂糖 1点＝21g
たんぱく質…(0)g
脂質…(0)g
炭水化物…21.0g
[単糖当量…(22.1)g]

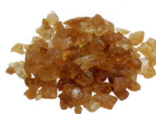

コーヒーシュガー
1点＝21g
たんぱく質…0g
脂質…(0)g
炭水化物…21.0g
[単糖当量…22.1g]

上白糖(砂糖) 1点＝21g
たんぱく質…(0)g
脂質…(0)g
炭水化物…20.8g
[単糖当量…21.8g]

氷砂糖 1点＝21g
たんぱく質…(0)g
脂質…(0)g
炭水化物…21.0g
[単糖当量…(22.1)g]

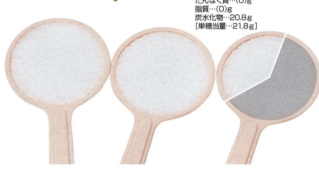

第4群

1点実用値早見表	21
単位・グラム	●三温糖　●ざらめ糖・白ざら糖　●ざらめ糖・中ざら糖　●氷砂糖　●コーヒーシュガー　●角砂糖 ●粉糖　●粉あめ　●ざらめ糖・グラニュー糖　●上白糖(砂糖)　●和三盆糖

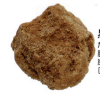

黒砂糖　1点=23g
たんぱく質…0.4g
脂質…微量
炭水化物…20.6g
[単糖当量…21.3g]

和三盆糖　1点=21g
たんぱく質…0g
脂質…微量
炭水化物…20.7g
[単糖当量…(22.1)g]

ぶどう糖・無水結晶　1点=22g
たんぱく質…(0)g
脂質…(0)g
炭水化物…21.9g
[単糖当量…(21.9)g]

ざらめ糖・グラニュー糖　1点=21g
たんぱく質…(0)g
脂質…(0)g
炭水化物…21.0g
[単糖当量…(22.1)g]

第4群

◆第4群　砂糖・甘味類

1点実用値は正味重量

水あめ・酸糖化　1点＝24g
たんぱく質…(0)g
脂質…(0)g
炭水化物…20.4g
[単糖当量…21.8g]
食物繊維…(0)g

いちごジャム・高糖度 1点＝30g
たんぱく質…0.1g
脂質…0g
炭水化物…19.0g
[単糖当量…(19.5)g]
食物繊維…0.4g

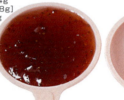
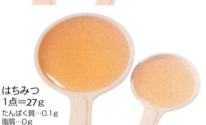
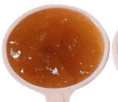

はちみつ　1点＝27g
たんぱく質…0.1g
脂質…0g
炭水化物…21.5g
[単糖当量…19.8g]
食物繊維…(0)g

マーマレード・高糖度 1点＝30g
たんぱく質…0.1g
脂質…0g
炭水化物…19.0g
[単糖当量…(18.4)g]
食物繊維…0.2g

1点実用値早見表	24	26	27
単位・グラム	●ぶどう糖・全糖 ●ぶどう糖・含水結晶 ●水あめ・酸糖化 ●水あめ・酵素糖化	●液糖・転化型液糖	●はちみつ

第4群

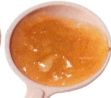

マーマレード・低糖度　1点＝40g
たんぱく質…0.1g　炭水化物…19.1g
脂質…0g　　　　　［単糖当量…未測定］
　　　　　　　　　食物繊維…0.5g

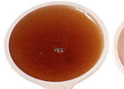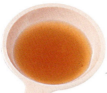

メープルシロップ　1点＝30g
たんぱく質…0g　　炭水化物…19.9g
脂質…0g　　　　　［単糖当量…(18.6)g］
　　　　　　　　　食物繊維…(0)g

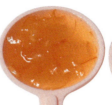

りんごジャム　1点＝40g
たんぱく質…0.1g
脂質…0g
炭水化物…21.1g
［単糖当量…(21.2)g］
食物繊維…0.3g

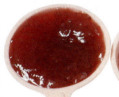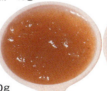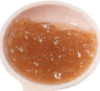

いちごジャム・低糖度　1点＝40g
たんぱく質…0.2g　炭水化物…19.4g
脂質…0g　　　　　［単糖当量…未測定］
　　　　　　　　　食物繊維…0.4g

| | ●マーマレード・高糖度 | ●メープルシロップ | ●マーマレード・低糖度 | |
| | ●いちごジャム・高糖度 | | ●いちごジャム・低糖度 | |

29	30	40	45
●異性化液糖・ぶどう糖果糖液糖	●あんずジャム・高糖度	●りんごジャム　●あんずジャム・低糖度	●ブルーベリージャム
●異性化液糖・果糖ぶどう糖液糖	●液糖・しょ糖型液糖　●氷砂糖みつ	●ぶどうジャム　●黒蜜	
●異性化液糖・高果糖液糖			

第4群

◆第4群　種実

1点実用値は正味重量

くるみ・いり
1点=12g
たんぱく質…1.8g
脂質…8.3g
炭水化物…1.4g
[単糖当量…0.3g]
食物繊維…0.9g
カリウム…65mg
マンガン…0.41mg
ビタミンE…0.1mg

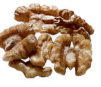

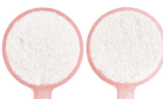

ココナッツパウダー　1点=12g
たんぱく質…0.7g　　カリウム…98mg
脂質…7.9g　　　　　マンガン…0.17mg
炭水化物…2.8g
[単糖当量…(0.8g)]
食物繊維…1.7g

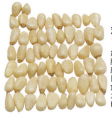

まつ・いり
1点=12g
たんぱく質…1.8g
脂質…8.7g
炭水化物…1.0g
[単糖当量…0.6g]
食物繊維…0.8g
カリウム…74mg
ビタミンE…1.5mg

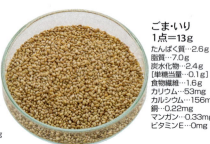

ごま・いり
1点=13g
たんぱく質…2.6g
脂質…7.0g
炭水化物…2.4g
[単糖当量…0.1g]
食物繊維…1.6g
カリウム…53mg
カルシウム…156mg
銅…0.22mg
マンガン…0.33mg
ビタミンE…0mg

アーモンド・乾
1点=14g
たんぱく質…2.7g
脂質…7.3g
炭水化物…2.9g
[単糖当量…0.8g]
食物繊維…1.4g
カリウム…106mg
マグネシウム…41mg
マンガン…0.34mg
ビタミンE…4.2mg

第4群

1点実用値早見表	12	13	14	15	17
単位・グラム	●まつ生　●まつ・いり　●くるみ・いり　●かや・いり　●ココナッツパウダー	●ごま・いり　●ごま・むき　●ごま・練り	●落花生（大粒種、小粒種）・乾　●落花生（大粒種、小粒種）・いり　●けし・乾　●ごま・乾　●アーモンド・乾　●あまに・いり	●えごま・乾	●あさ・乾

落花生・いり・大粒種　1点=14g
廃棄率…30%
廃棄込み重量…20g
たんぱく質…3.7g
脂質…6.9g
炭水化物…2.7g
[単糖当量…1.5g]
食物繊維…1.0g
カリウム…108mg
ビタミンE…1.5mg
ナイアシン…2.4mg

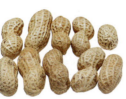

ぎんなん・生　1点=45g
廃棄率…25%
廃棄込み重量…60g
たんぱく質…2.1g
脂質…0.7g
炭水化物…15.7g
[単糖当量…15.0g]
食物繊維…0.7g
カリウム…320mg
マンガン…0.12mg
ビタミンE…1.1mg
ビタミンB₁…0.13mg

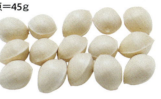

はす・成熟・乾　1点=23g
たんぱく質…4.2g
脂質…0.5g
炭水化物…14.8g
[単糖当量…12.0g]
食物繊維…2.4g
カリウム…299mg
マグネシウム…46mg
銅…0.26mg
マンガン…1.90mg

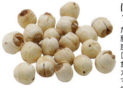

栗　1点=50g
廃棄率…30%
廃棄込み重量…71g
たんぱく質…1.4g
脂質…0.3g
炭水化物…18.5g
[単糖当量…16.8g]
食物繊維…2.1g
カリウム…210mg
マグネシウム…20mg
亜鉛…0.3mg
マンガン…1.64mg

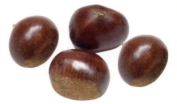

第4群

23	30	40	45	50	60	95
●はす・成熟・乾	●しい・生	●ひし・生	●ぎんなん・生 ●ぎんなん・ゆで	●日本栗・生 ●日本栗・ゆで	●とち・蒸し	●はす・成熟・ゆで ●はす・未熟・生

171

◆第4群 油脂類（植物油脂類）

1点実用値は正味重量

このページの縮小率55%
10cm

1点＝9g
たんぱく質…0g
脂質…9.0g
コレステロール…0mg
炭水化物…0g

飽和＝飽和脂肪酸
一価＝一価不飽和脂肪酸
多価＝多価不飽和脂肪酸
※油9g＝大さじ¾

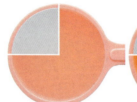

あまに油
飽和…0.73g　多価…6.40g
一価…1.43g　ビタミンE…0mg

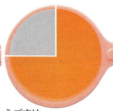

えごま油
飽和…0.69g　多価…6.35g
一価…1.52g　ビタミンE…0.2mg

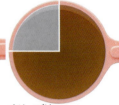

オリーブ油
飽和…1.20g　多価…0.65g
一価…6.66g　ビタミンE…0.7mg

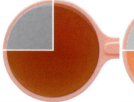

ごま油
飽和…1.35g　多価…3.71g
一価…3.38g　ビタミンE…0mg

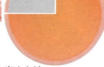

米ぬか油
飽和…1.69g　多価…2.99g
一価…3.58g　ビタミンE…2.3mg

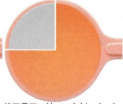

サフラワー油・ハイオレイック
飽和…0.66g　多価…1.23g
一価…6.59g　ビタミンE…2.4mg

大豆油
飽和…1.34g　ビタミンE…0.9mg
一価…1.99g　ビタミンK…19μg
多価…5.02g

1点実用値早見表　9
単位：グラム

●大豆油　●米ぬか油　●オリーブ油　●ごま油　●調合油　●なたね油　●ぶどう油　●ひまわり油（ハイリノール、ミッドオレイック、ハイオレイック）
●パーム油　●やし油　●パーム核油　●あまに油　●えごま油　●とうもろこし油　●綿実油　●落花生油　●サフラワー油（ハイオレイック、ハイリノール）

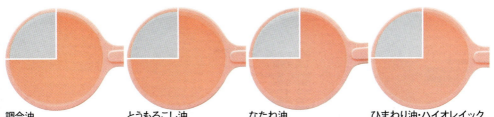

調合油
飽和…0.99g　ビタミンE…1.2mg
一価…3.70g　ビタミンK…15μg
多価…3.68g

とうもろこし油
飽和…1.17g　多価…4.64g
一価…2.52g　ビタミンE…1.5mg

なたね油
飽和…0.64g　ビタミンE…1.4mg
一価…5.41g　ビタミンK…11μg
多価…2.35g

ひまわり油・ハイオレイック
飽和…0.79g　多価…0.61g
一価…7.19g　ビタミンE…3.5mg

ぶどう油
飽和…0.98g　多価…5.72g
一価…1.60g　ビタミンE…2.5mg

綿実油
飽和…1.90g　多価…4.85g
一価…1.57g　ビタミンE…2.5mg

やし油
飽和…7.56g　多価…0.14g
一価…0.59g　ビタミンE…0mg

落花生油
飽和…1.79g　多価…2.61g
一価…3.90g　ビタミンE…0.5mg

第4群

◆第4群　油脂類（脂身、バター類、マーガリン類他）

1点実用値は正味重量

飽和＝飽和脂肪酸
一価＝一価不飽和脂肪酸
多価＝多価不飽和脂肪酸

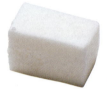

ショートニング・家庭用
1点＝9g
たんぱく質…0g
脂質…9.0g
飽和…4.16g
一価…3.20g
多価…1.04g
炭水化物…0g
ビタミンE…0.9mg

食塩不使用バター
1点＝10g
たんぱく質…0.1g
脂質…8.3g
飽和…5.24g
一価…1.85g
多価…0.21g
炭水化物…0g
レチノール活性当量…79μg
ビタミンE…0.1mg
食塩相当量…0g

ソフトタイプマーガリン・家庭用
1点＝10g
たんぱく質…0g
脂質…8.3g
飽和…2.30g
一価…3.93g
多価…1.30g
炭水化物…0g
レチノール活性当量…2μg
ビタミンE…1.5mg
食塩相当量…0.1g

牛脂
1点＝9g
たんぱく質…0g
脂質…9.0g
飽和…3.69g
一価…4.05g
多価…0.32g
炭水化物…0g
ビタミンE…0.1mg

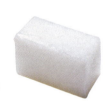

ラード（豚脂）
1点＝9g
たんぱく質…0g
脂質…9.0g
飽和…3.54g
一価…3.92g
多価…0.88g
炭水化物…0g
ビタミンE…0mg

1点実用値早見表 単位・グラム	9	10
	●ショートニング（家庭用・業務用製菓・業務用フライ） ●ラード（豚脂）　●牛脂	●食塩不使用バター　●ソフトタイプマーガリン（家庭用、業務用） ●乳用肥育牛・リブロース・脂身　●交雑牛・リブロース・脂身

有塩バター
1点=11g
たんぱく質…0.1g
脂質…8.9g
飽和…5.55g
一価…1.98g
多価…0.24g
炭水化物…0g
レチノール活性当量…57μg
ビタミンE…0.2mg
食塩相当量…0.2g

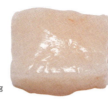

乳用肥育牛・かた・脂身
1点=11g
たんぱく質…0.5g
脂質…8.1g
炭水化物…0g
ビタミンE…0.1mg

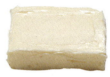

ファットスプレッド
1点=13g
たんぱく質…0g
脂質…9.0g
飽和…2.65g
一価…2.69g
多価…2.60g
炭水化物…0g
ビタミンE…2.0mg
ビタミンK…9μg
食塩相当量…0.1g

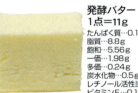

発酵バター
1点=11g
たんぱく質…0.1g
脂質…8.8g
飽和…5.56g
一価…1.98g
多価…0.24g
炭水化物…0.5g
レチノール活性当量…86μg
ビタミンE…0.1mg
食塩相当量…0.1g

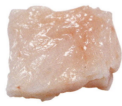

輸入牛・かた・脂身
1点=13g
たんぱく質…0.9g
脂質…7.9g
炭水化物…0g
ビタミンE…0.2mg

第4群

●発酵バター　●有塩バター
●和牛(かた、リブロース、もも)・脂身　●乳用肥育牛・かた・脂身
●交雑牛・もも・脂身　●輸入牛・リブロース・脂身

11
●豚・大型種(かた、ロース)・脂身
●豚・中型種(かた、かたロース、ロース、もも、そともも)・脂身

12
●豚・大型種(かたロース、もも、そともも)・脂身

13
●乳用肥育牛・もも・脂身　●輸入牛(かた、もも)・脂身
●ファットスプレッド

◆第4群　油脂類（クリーム類、ドレッシング類）

1点実用値は正味重量

このページの縮小率45%

10cm

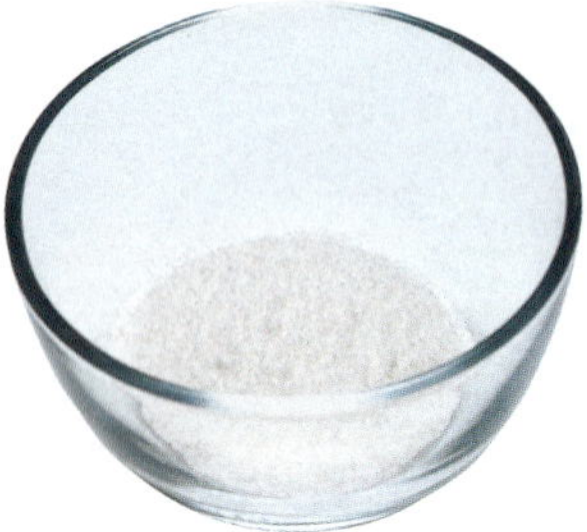

コーヒーホワイトナー・粉末状・乳脂肪　1点＝15g

たんぱく質…1.2g
脂質…4.1g
炭水化物…9.0g
［単糖当量…(0.8)g］
カルシウム…13mg
レチノール活性当量…48μg
ビタミンB_2…0.10mg

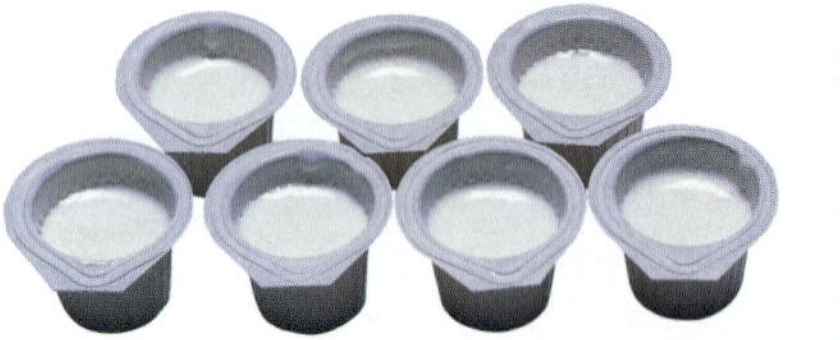

コーヒーホワイトナー・液状・乳脂肪・植物性脂肪　1点＝35g

たんぱく質…1.7g
脂質…7.6g
炭水化物…1.3g
［単糖当量…(0.6)g］
カルシウム…9.0mg
ビタミンB_2…0.01m

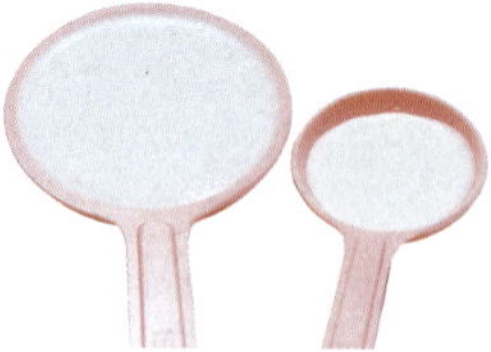

クリーム・乳脂肪　1点＝18g

たんぱく質…0.4g
脂質…8.1μg
炭水化物…0.6g
［単糖当量…0.5g］
カルシウム…11mg
レチノール活性当量…70μg
ビタミンB_2…0.02mg

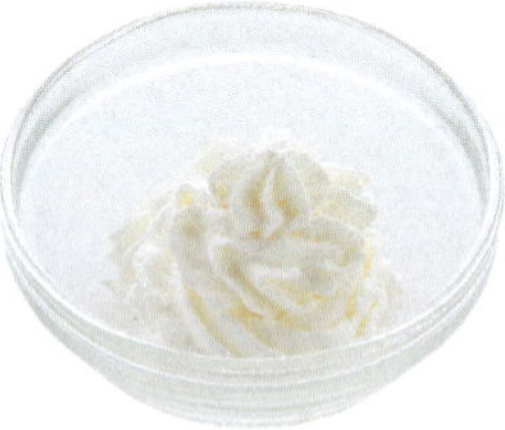

ホイップクリーム・乳脂肪　1点＝19g

たんぱく質…0.3g
脂質…7.7g
炭水化物…2.5g
［単糖当量…(2.5)g］
カルシウム…10mg
レチノール活性当量…67μg
ビタミンB_2…0.02mg

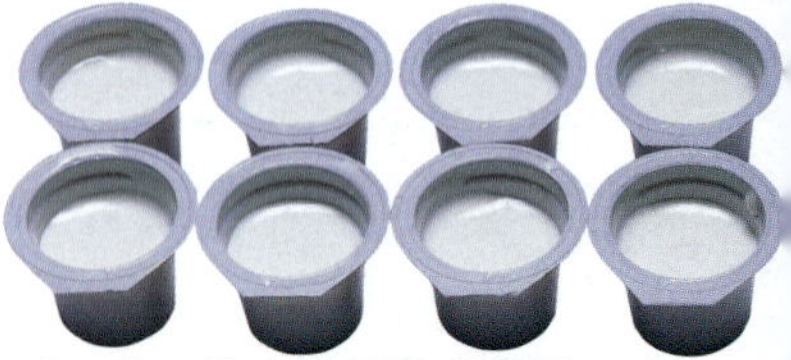

コーヒーホワイトナー・液状・乳脂肪　1点＝40g

たんぱく質…2.1g
脂質…7.3g
炭水化物…2.2g
［単糖当量…(0.6)g］
カルシウム…12mg
レチノール活性当量…60μg
ビタミンB_2…0.02mg

1点実用値早見表（単位・グラム）	食品
14	●コーヒーホワイトナー・粉末状・植物性脂肪
15	●コーヒーホワイトナー・粉末状・乳脂肪
18	●クリーム・乳脂肪
19	●ホイップクリーム・乳脂肪 ●ホイップクリーム・乳脂肪・植物性脂肪
20	●クリーム・植物性脂肪 ●ホイップクリーム・植物性脂肪 ●クリーム・乳脂肪・植物性脂肪
30	●コーヒーホワイトナー・液状・植物性脂肪
35	●コーヒーホワイトナー・液状・乳脂肪・植物性脂肪
40	●コーヒーホワイトナー・液状・乳脂肪

第4群

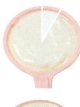

マヨネーズ・全卵型
1点=11g
たんぱく質…0.2g
脂質…8.3g
炭水化物…0.5g
[単糖当量…未測定]
ビタミンE…1.6mg
ビタミンK…12μg
食塩相当量…0.2g

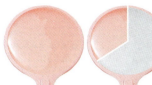

フレンチドレッシング
1点=20g
たんぱく質…0g
脂質…8.4g
炭水化物…1.2g
[単糖当量…未測定]
ビタミンE…1.2mg
食塩相当量…0.6g

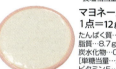

マヨネーズ・卵黄型
1点=12g
たんぱく質…0.3g
脂質…8.7g
炭水化物…0.2g
[単糖当量…未測定]
ビタミンE…1.1mg
ビタミンK…17μg
食塩相当量…0.3g

ごまドレッシング
1点=22g
たんぱく質…1.9g
脂質…5.8g
炭水化物…4.7g
[単糖当量…未測定]
ビタミンE…未測定
食塩相当量…0.6g

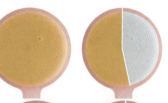

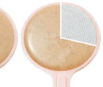

サウザンアイランドドレッシング
1点=19g
たんぱく質…0.2g
脂質…7.9g
炭水化物…1.7g
[単糖当量…未測定]
ビタミンE…1.2mg
食塩相当量…0.7g

和風ドレッシング　1点=40g
たんぱく質…0.9g　[単糖当量…未測定]
脂質…7.4g　ビタミンE…未測定
炭水化物…2.0g　食塩相当量…1.5g

第4群

11	12	19	20	22	28	40
●マヨネーズ・全卵型	●マヨネーズ・卵黄型	●サウザンアイランドドレッシング	●フレンチドレッシング	●ごまドレッシング	●マヨネーズタイプ調味料・低カロリータイプ	●和風ドレッシング

◆第4群 菓子（豆加工品）

1点実用値は正味重量

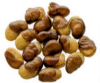

フライビーンズ
1点＝17g
たんぱく質…4.2 g
脂質…3.5g
炭水化物…7.9g
[単糖当量]…未測定
食物繊維…2.5g
カルシウム…15mg
鉄…1.3mg
亜鉛…0.4mg
ビタミンB₁…0.02mg
食塩相当量…0.3g

あずき・さらしあん
1点＝21g
たんぱく質…5.5g
脂質…0.2g
炭水化物…14.0g
[単糖当量]…11.3g
食物繊維…5.8g
カルシウム…13mg
鉄…1.6mg
亜鉛…0.5mg
モリブデン…32μg
ビタミンB₁…0mg
食塩相当量…0g

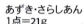

おたふく豆
1点＝30g
たんぱく質…2.4g
脂質…0.4g
炭水化物…15.7g
[単糖当量]…未測定
食物繊維…1.8g
カルシウム…16mg
鉄…1.6mg
亜鉛…0.2mg
ビタミンB₁…0mg
食塩相当量…0.1g

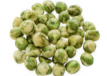

グリンピース揚げ豆　1点＝19g
たんぱく質…4.0g　カルシウム…17mg
脂質…2.2g　鉄…1.0mg
炭水化物…11.2g　亜鉛…0.7mg
[単糖当量]…未測定　ビタミンB₁…0.10mg
食物繊維…3.7g　食塩相当量…0.2g

塩豆
1点＝22g
たんぱく質…5.1g
脂質…0.5g
炭水化物…13.5g
[単糖当量]…未測定
食物繊維…3.9g
カルシウム…286mg
鉄…1.2mg
亜鉛…0.8mg
ビタミンB₁…0.04mg
食塩相当量…0.3g

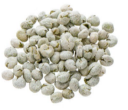
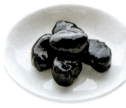

1点実用値早見表	17	19	21	22	30
単位/グラム	●そら豆・フライビーンズ	●えんどう・グリンピース・揚げ豆　●ひよこ豆・全粒・フライ味つけ	●あずき・あん・さらしあん	●えんどう・塩豆	●いんげん豆・豆きんとん　●そら豆・おたふく豆　●そら豆・ふき豆

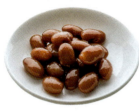

うずら豆
1点＝35g
たんぱく質…2.3g
脂質…0.5g
炭水化物…17.4g
[単糖当量…16.1g]
食物繊維…2.1g
カルシウム…14mg
鉄…0.8mg
亜鉛…0.2mg
ビタミンB_1…0.01mg
食塩相当量…0.1g

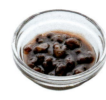

あずき・ゆで小豆缶詰　1点＝35g
たんぱく質…1.5g　カルシウム…1mg
脂質…0.1g　鉄…0.5mg
炭水化物…17.2g　亜鉛…0.1mg
[単糖当量…16.7g]　ビタミンB_1…0.01mg
食物繊維…1.2g　食塩相当量…0.1g

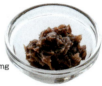

あずき・つぶしあん　1点＝35g
たんぱく質…2.0g　カルシウム…7mg
脂質…0.2g　鉄…0.5mg
炭水化物…18.9g　亜鉛…0.2mg
[単糖当量…19.1g]　ビタミンB_1…0.01mg
食物繊維…2.0g　食塩相当量…0g

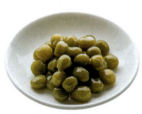

うぐいす豆
1点＝35g
たんぱく質…2.0g
脂質…0.2g
炭水化物…18.5g
[単糖当量…未測定]
食物繊維…1.9g
カルシウム…6mg
鉄…0.9mg
亜鉛…0.3mg
ビタミンB_1…0.01mg
食塩相当量…0.1g

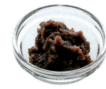

あずき・こしあん　1点＝50g
たんぱく質…4.9g　カルシウム…13mg
脂質…0.3g　鉄…1.4mg
炭水化物…13.6g　亜鉛…0.6mg
[単糖当量…13.0g]　ビタミンB_1…0.01mg
食物繊維…3.4g　食塩相当量…0g

第4群

◆第4群 菓子（種実加工品）

1点実用値は正味重量

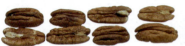

ペカン・フライ味つけ
1点＝11g
たんぱく質…1.1g
脂質…8.1g
炭水化物…1.5g
[単糖当量…(0.6)g]
食物繊維…0.8g
カリウム…41mg
マンガン…0.48mg
食塩相当量…0g

ヘーゼルナッツ・フライ味つけ
1点＝12g
たんぱく質…1.6g
脂質…8.3g
炭水化物…1.7g
[単糖当量…(0.6)g]
食物繊維…0.9g
カリウム…73mg
銅…0.20mg
マンガン…0.63mg
ビタミンE…2.1mg
食塩相当量…0g

ピスタチオ・いり味つけ
1点＝13g
たんぱく質…2.3g
脂質…7.3g
炭水化物…2.7g
[単糖当量…(1.1)g]
食物繊維…1.2g
カリウム…126mg
食塩相当量…0.1g

マカダミアナッツ・いり味つけ
1点＝11g
たんぱく質…0.9g
脂質…8.4g
炭水化物…1.3g
[単糖当量…(0.5)g]
食物繊維…0.7g
カリウム…33mg
食塩相当量…0.1g

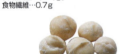

ピーナッツバター
1点＝13g
たんぱく質…3.3g
脂質…6.6g
炭水化物…2.7g
[単糖当量…2.6g]
食物繊維…0.8g
カリウム…86mg
マンガン…0.19mg
ナイアシン…2.1mg
食塩相当量…0.1g

ひまわり・フライ味つけ
1点＝13g
たんぱく質…2.6g
脂質…7.3g
炭水化物…2.2g
[単糖当量…(2.0)g]
食物繊維…0.9g
カリウム…98mg
マグネシウム…51mg
銅…0.24mg
マンガン…0.30mg
ビタミンE…1.6mg
ビタミンB₁…0.22mg
セレン…12μg
食塩相当量…0.1g

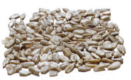

バターピーナッツ
1点＝14g
たんぱく質…3.6g
脂質…7.2g
炭水化物…2.5g
[単糖当量…1.3g]
食物繊維…1.0g
カリウム…106mg
マンガン…0.39mg
ナイアシン…2.4mg
食塩相当量…0g

1点実用値早見表	11	12	13
単位・グラム	●マカダミアナッツ・いり味つけ ●ペカン・フライ味つけ	●ヘーゼルナッツ・フライ味つけ ●ブラジルナッツ・フライ味つけ	●アーモンド・フライ味つけ　●アーモンド・いり・無塩 ●ひまわり・フライ味つけ　●ピーナッツバター　●ピスタチオ・いり味つけ

カシューナッツ・フライ味つけ
1点＝14g

たんぱく質…2.8g　カリウム…83mg
脂質…6.7g　マグネシウム…34mg
炭水化物…3.7g　銅…0.26mg
[単糖当量]…(2.6)g　食塩相当量…0.1g
食物繊維…0.9g

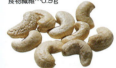

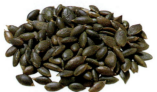

かぼちゃ・いり味つけ　1点＝14g
廃棄率…35%　炭水化物…1.7g　マグネシウム…74mg
廃棄込み重量…22g　[単糖当量]…(0.3)g　亜鉛…1.1mg
たんぱく質…3.7g　食物繊維…1.0g　マンガン…0.61mg
脂質…7.3g　カリウム…118mg　食塩相当量…0g

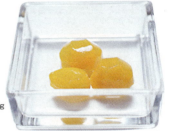

日本栗・甘露煮　1点＝35g
たんぱく質…0.6g　カリウム…26mg
脂質…0.1g　マンガン…0.26mg
炭水化物…19.9g　食塩相当量…0g
[単糖当量]…未測定
食物繊維…1.0g

すいか・いり味つけ
1点＝15g

廃棄率…60%　カリウム…96mg
廃棄込み重量…38g　マグネシウム…62mg
たんぱく質…4.4g　銅…0.22mg
脂質…7.0g　マンガン…0.21mg
炭水化物…2.0g　食塩相当量…0.2g
[単糖当量]…未測定
食物繊維…1.1g

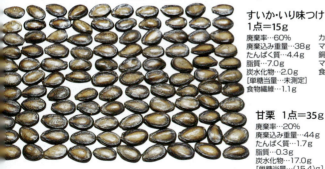

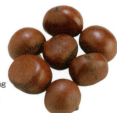

甘栗　1点＝35g
廃棄率…20%　食物繊維…3.0g
廃棄込み重量…44g　カリウム…196mg
たんぱく質…1.7g　マグネシウム…25mg
脂質…0.3g　亜鉛…0.3mg
炭水化物…17.0g　マンガン…0.56mg
[単糖当量]…(15.4)g　食塩相当量…0g

第4群

14	15	35
●カシューナッツ・フライ味つけ　●バターピーナッツ	●すいか・いり味つけ	●日本栗・甘露煮　●中国栗・甘栗
●かぼちゃ・いり味つけ		

◆第4群 菓子(果物加工品)

1点実用値は正味重量

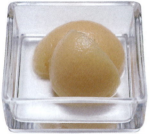

もも・白肉種・缶詰・果肉
1点＝95g
たんぱく質…0.5g
脂質…0.1g
炭水化物…19.6g
[単糖当量…(15.8)g]
食物繊維…1.3g
カリウム…76mg
ビタミンC…2mg

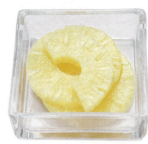

パインアップル・缶詰
1点＝95g
たんぱく質…0.4g
脂質…0.1g
炭水化物…19.3g
[単糖当量…(18.7)g]
食物繊維…0.5g
カリウム…114mg
マンガン…1.50mg
ビタミンC…7mg

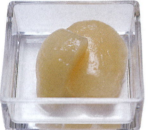

なし・西洋なし・缶詰
1点＝95g
たんぱく質…0.2g
脂質…0.1g
炭水化物…19.7g
[単糖当量…(15.9)g]
食物繊維…1.0g
カリウム…52mg
ビタミンC…微量

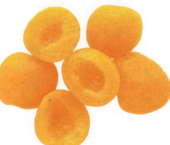

あんず・缶詰
1点＝100g
たんぱく質…0.5g
脂質…0.4g
炭水化物…18.9g
[単糖当量…未測定]
食物繊維…0.8g
カリウム…190mg
ビタミンC…微量

第4群

1点実用値早見表	23	95
単位・グラム	●パインアップル・砂糖漬 ●ぶんたん・ざぼん漬	●もも・白肉種・缶詰・果肉　●パインアップル・缶詰　●りんご・缶詰 ●もも・黄肉種・缶詰・果肉　●なし・西洋なし・缶詰　●ぶどう・缶詰

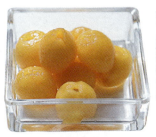

びわ・缶詰
1点=100g
たんぱく質…0.3g
脂質…0.1g
炭水化物…19.8g
[単糖当量…未測定]
食物繊維…0.6g
カリウム…60mg
レチノール活性当量…39μg
ビタミンC…微量

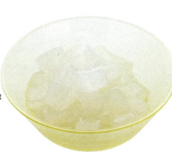

ココナッツ・ナタデココ
1点=110g
たんぱく質…0g
脂質…微量
炭水化物…22.2g
[単糖当量…未測定]
食物繊維…0.6g
カリウム…0mg
ビタミンC…0mg

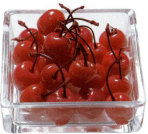

さくらんぼ・缶詰
1点=110g
廃棄率…15%
廃棄込み重量…129g
たんぱく質…0.7g
脂質…0.1g
炭水化物…19.4g
[単糖当量…(15.2)g]
食物繊維…1.1g
カリウム…110mg
ビタミンC…8mg

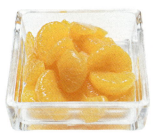

温州みかん・缶詰・果肉
1点=130g
たんぱく質…0.7g
脂質…0.1g
炭水化物…19.9g
[単糖当量…未測定]
食物繊維…0.6g
カリウム…98mg
レチノール活性当量…44μg
ビタミンC…20mg

第4群

100	110	130
●あんず・缶詰　●もも・缶詰・液汁　●夏みかん・缶詰 ●いちじく・缶詰　●びわ・缶詰　●なし・日本なし・缶詰	●ココナッツ・ナタデココ　●グレープフルーツ・缶詰 ●さくらんぼ・米国産・缶詰	●温州みかん・缶詰・果肉 ●温州みかん・缶詰・液汁

◆第4群 菓子（冷菓）

1点実用値は正味重量

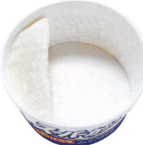

ラクトアイス・普通脂肪
1点＝35g
たんぱく質…1.1g
脂質…4.8g
コレステロール…7mg
炭水化物…7.8g
[単糖当量…7.3g]
食物繊維…(0)g
カルシウム…33mg

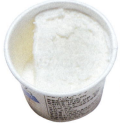

アイスクリーム・普通脂肪
1点＝45g
たんぱく質…1.8g
脂質…3.6g
コレステロール…24mg
炭水化物…10.4g
[単糖当量…未測定]
食物繊維…(0)g
カルシウム…63mg

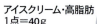

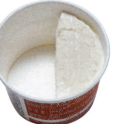

アイスクリーム・高脂肪
1点＝40g
たんぱく質…1.4g
脂質…4.8g
コレステロール…13mg
炭水化物…9.0g
[単糖当量…7.2g]
食物繊維…(0)g
カルシウム…52mg

アイスミルク
1点＝50g
たんぱく質…1.7g
脂質…3.2g
コレステロール…9mg
炭水化物…12.0g
[単糖当量…未測定]
食物繊維…(0)g
カルシウム…55mg

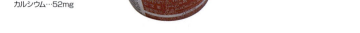

1点実用値早見表 単位：グラム	35	40	45	50	55
	●ラクトアイス・普通脂肪 ●ババロア	●アイスクリーム・高脂肪	●アイスクリーム・普通脂肪	●アイスミルク	●ソフトクリーム

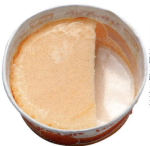

シャーベット
1点=65g
たんぱく質…0.6g
脂質…0.7g
コレステロール…1mg
炭水化物…18.7g
[単糖当量…未測定]
食物繊維…(0)g
カルシウム…14mg

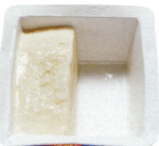

ラクトアイス・低脂肪
1点=75g
たんぱく質…1.4g
脂質…1.5g
コレステロール…3mg
炭水化物…15.5g
[単糖当量…未測定]
食物繊維…(0)g
カルシウム…45mg

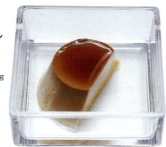

カスタードプリン
1点=65g
たんぱく質…3.6g
脂質…3.3g
コレステロール…91mg
炭水化物…9.6g
[単糖当量…(9.3)g]
食物繊維…未測定
カルシウム…53mg

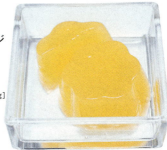

ゼリー・オレンジ
1点=90g
たんぱく質…1.9g
脂質…0.1g
カルシウム…8mg
炭水化物…17.8g
[単糖当量…(15.8)g]
食物繊維…0.2g

第4群

65	75	90	120	170
●シャーベット	●ラクトアイス・低脂肪	●ゼリー・オレンジ	●牛乳寒天	●ゼリー・コーヒー
●カスタードプリン	●ゼリー・ミルク		●ゼリー・ワイン	

◆第4群 菓子

1点実用値は正味重量

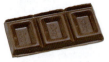

ミルクチョコレート
1点＝14g
たんぱく質…1.0g
脂質…4.8g
炭水化物…7.8g
[単糖当量…(8.3)g]
食物繊維…0.5g

ホワイトチョコレート　1点＝14g
たんぱく質…1.0g　炭水化物…7.1g
脂質…5.5g　　　　[単糖当量…(8.1)g]
　　　　　　　　　食物繊維…0.1g

リーフパイ　1点＝14g
たんぱく質…0.8g　炭水化物…7.8g
脂質…5.0g　　　　[単糖当量…(8.3)g]
　　　　　　　　　食物繊維…0.2g

ポテトチップス　1点＝14g
たんぱく質…0.7g　炭水化物…7.7g
脂質…4.9g　　　　[単糖当量…未測定]
　　　　　　　　　食物繊維…0.6g
　　　　　　　　　食塩相当量…0.1g

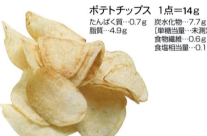

アーモンドチョコレート
1点＝14g
たんぱく質…1.6g
脂質…5.7g
炭水化物…6.1g
[単糖当量…(5.6)g]
食物繊維…0.9g

成形ポテトチップス　1点＝15g
たんぱく質…0.9g　炭水化物…8.6g
脂質…4.8g　　　　[単糖当量…(8.6)g]
　　　　　　　　　食物繊維…0.7g
　　　　　　　　　食塩相当量…0.1g

第4群

1点実用値早見表	14	15	16
単位・グラム	●ホワイトチョコレート　●アーモンドチョコレート ●ミルクチョコレート　●ポテトチップス　●リーフパイ	●中華風クッキー　●コーンスナック　●プリッツル ●成形ポテトチップス　●ソフトビスケット	●カバーリングチョコレート　●オイルスプレークラッカー ●ウェハース・クリーム入り　●ロシアケーキ

ウエハース・クリーム入り
1点=16g
- たんぱく質…0.9g
- 脂質…3.5g
- 炭水化物…11.1g
- [単糖当量…(11.8)g]
- 食物繊維…0.1g
- 食塩相当量…0.1g

ロシアケーキ
1点=16g
- たんぱく質…0.9g
- 脂質…3.8g
- 炭水化物…10.5g
- [単糖当量…(10.8)g]
- 食物繊維…0.3g
- 食塩相当量…0.1g

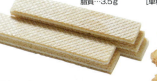

サブレ　1点=17g
- たんぱく質…1.0g
- 脂質…2.8g
- 炭水化物…12.4g
- [単糖当量…(13.0)g]
- 食物繊維…0.2g

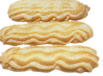

ポップコーン　1点=17g
- たんぱく質…1.7g
- 脂質…3.9g
- 炭水化物…10.1g
- [単糖当量…(10.1)g]
- 食物繊維…1.6g
- 食塩相当量…0.2g

プレッツェル
1点=17g
- たんぱく質…1.7g
- 脂質…3.2g
- 炭水化物…11.6g
- [単糖当量…未測定]
- 食物繊維…0.4g
- 食塩相当量…0.3g

バターケーキ
1点=18g
- たんぱく質…1.0g
- 脂質…4.6g
- コレステロール…31mg
- 炭水化物…8.6g
- [単糖当量…(9.1)g]
- 食物繊維…0.1g
- 食塩相当量…0.1g

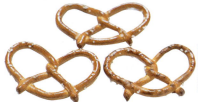

17　●揚げせんべい　●芋かりんとう　●ポップコーン　●サブレ　●小麦粉あられ　●プレッツェル　●そら豆・フライビーンズ

18　●かりんとう・黒　●かりんとう・白　●キャラメル　●ウェハース　●おのろけ豆　●ジャイアントコーン・フライ味つけ　●パイ皮　●バターケーキ

第4群

◆第4群 菓子

1点実用値は正味重量

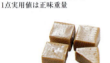

キャラメル 1点＝18g
たんぱく質…0.7g
脂質…2.1g
炭水化物…14.0g
[単糖当量…(14.4)g]
食物繊維…0g
食塩相当量…0.1g

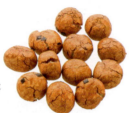

おのろけ豆 1点＝18g
たんぱく質…2.1g　[単糖当量…(12.9)g]
脂質…2.4g　食物繊維…0.4g
炭水化物…12.6g　食塩相当量…0.2g

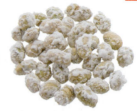

三島豆 1点＝19g
たんぱく質…2.4g　[単糖当量…(13.7)g]
脂質…1.7g　食物繊維…1.2g
炭水化物…14.4g

ハードビスケット
1点＝19g
たんぱく質…1.4g
脂質…1.9g
炭水化物…14.8g
[単糖当量…14.8g]
食物繊維…0.4g
カルシウム…63mg
食塩相当量…0.2g

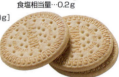

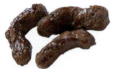

かりんとう・黒 1点＝18g
たんぱく質…1.4g
脂質…2.1g
炭水化物…13.7g
[単糖当量…未測定]
食物繊維…0.2g

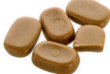

バタースコッチ
1点＝19g
たんぱく質…微量
脂質…1.2g
炭水化物…17.3g
[単糖当量…(18.1)g]
食物繊維…0g
食塩相当量…0.1g

ドロップ
1点＝20g
たんぱく質…0g
脂質…0g
炭水化物…19.6g
[単糖当量…(20.7)g]
食物繊維…0g

第4群

1点実用値早見表	18	19
単位:グラム	●キャラメル　●パイ皮　●かりんとう・黒　●かりんとう・白 ●バターケーキ　●おのろけ豆　●ウエハース　●ジャイアントコーン・フライ味つけ	●南部せんべい・落花生入り　●ハードビスケット　●三島豆 ●南部せんべい・ごま入り　●ソーダクラッカー　●バタースコッチ

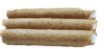
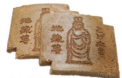
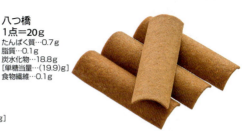

八つ橋
1点＝20g
たんぱく質…0.7g
脂質…0.1g
炭水化物…18.8g
［単糖当量…(19.9)g］
食物繊維…0.1g

巻きせんべい
1点＝20g
たんぱく質…0.9g
脂質…0.3g
炭水化物…18.1g
［単糖当量…(19.0)g］
食物繊維…0.2g

かわらせんべい
1点＝20g
たんぱく質…1.5g
脂質…0.7g
炭水化物…16.8g
［単糖当量…(17.8)g］
食物繊維…0.2g

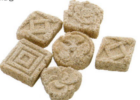
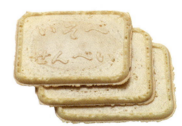

そばボーロ　1点＝20g
たんぱく質…1.5g
脂質…0.7g
炭水化物…17.2g
［単糖当量…(18.0)g］
食物繊維…0.3g

麦らくがん　1点＝20g
たんぱく質…0.9g
脂質…0.4g
炭水化物…18.1g
［単糖当量…(18.9)g］
食物繊維…1.1g

磯部せんべい　1点＝21g
たんぱく質…0.9g
脂質…0.2g
炭水化物…18.8g
［単糖当量…(19.7)g］
食物繊維…0.3g
食塩相当量…0.3g

第4群

◆第4群 菓子

1点実用値は正味重量

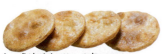

しょうゆせんべい 1点＝21g
たんぱく質…1.6g ［単糖当量…(18.6)g］
脂質…0.2g 食物繊維…0.2g
炭水化物…17.5g 食塩相当量…0.4g

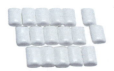

糖衣ガム 1点＝21g
廃棄率…20% 炭水化物…20.5g
廃棄込み重量…26g ［単糖当量…未測定］
たんぱく質…0g 食物繊維…0g
脂質…0g

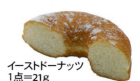

イーストドーナッツ 1点＝21g
たんぱく質…1.5g
脂質…4.2g
炭水化物…9.2g
［単糖当量…未測定］
食物繊維…0.3g
食塩相当量…0.2g

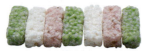

おこし 1点＝21g
たんぱく質…0.8g 炭水化物…18.9g
脂質…0.2g ［単糖当量…(20.0)g］
 食物繊維…0.1g

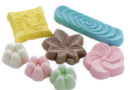

らくがん 1点＝21g
たんぱく質…0.5g 炭水化物…19.8g
脂質…0g ［単糖当量…(20.9)g］
 食物繊維…0g

ケーキドーナッツ 1点＝21g
たんぱく質…1.5g
脂質…2.5g
炭水化物…12.6g
［単糖当量…(13.3)g］
食物繊維…0.3g
食塩相当量…0.1g

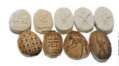

もろこしらくがん 1点＝21g
たんぱく質…1.5g
脂質…0.1g
炭水化物…18.8g
［単糖当量…(18.7)g］
食物繊維…1.5g

1点実用値早見表 21
単位・グラム

●ごかぼう ●甘辛せんべい ●松風 ●しょうゆせんべい ●もろこしらくがん ●らくがん ●糖衣ガム ●板ガム ●風船ガム
●おこし ●イーストドーナッツ ●ケーキドーナッツ ●かわり玉 ●ラムネ ●あめ玉 ●磯部せんべい ●あられ

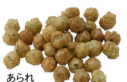

あられ
1点=21g
たんぱく質…1.7g
脂質…0.3g
炭水化物…17.7g
[単糖当量…(17.4)g]
食物繊維…0.3g
食塩相当量…0.4g

あめ玉 1点=21g
たんぱく質…0g
脂質…0g
炭水化物…20.5g
[単糖当量…(21.5)g]
食物繊維…0g

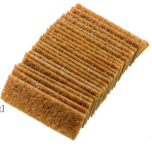

松風
1点=21g
たんぱく質…0.8g
脂質…0.1g
炭水化物…18.8g
[単糖当量…(19.8)g]
食物繊維…0.3g

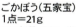

板ガム
1点=21g
廃棄率…20%
廃棄込み重量…26g
たんぱく質…0g
脂質…0g
炭水化物…20.3g
[単糖当量…未測定]
食物繊維…0g

ごかぼう(五家宝)
1点=21g
たんぱく質…2.2g
脂質…1.3g
炭水化物…15.0g
[単糖当量…(14.8)g]
食物繊維…1.0g

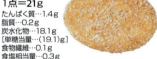

甘辛せんべい
1点=21g
たんぱく質…1.4g
脂質…0.2g
炭水化物…18.1g
[単糖当量…(19.1)g]
食物繊維…0.1g
食塩相当量…0.3g

第4群

◆第4群　菓子

1点実用値は正味重量

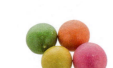

げっぺい
1点＝22g
たんぱく質…1.1g
脂質…1.9g
炭水化物…14.2g
[単糖当量…(14.7)g]
食物繊維…0.6g

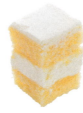

ショートケーキ・果実なし
1点＝24g
たんぱく質…1.7g
脂質…3.3g
コレステロール…34mg
炭水化物…10.5g
[単糖当量…(10.6)g]
食物繊維…0.1g
食塩相当量…0g

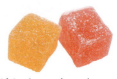

かわり玉
1点＝21g
たんぱく質…0g
脂質…0g
炭水化物…20.9g
[単糖当量…(21.8)g]
食物繊維…0g

レアチーズケーキ　1点＝22g
たんぱく質…1.3g
脂質…6.2g
コレステロール…未測定
炭水化物…4.9g
[単糖当量…(4.8)g]
食物繊維…未測定
食塩相当量…0.1g

ゼリーキャンディ　1点＝24g
たんぱく質…0g
脂質…0g
炭水化物…20.2g
[単糖当量…(21.2)g]
食物繊維…0.2g

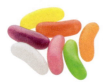

ゼリービーンズ
1点＝22g
たんぱく質…0g
脂質…0g
炭水化物…19.9g
[単糖当量…(20.8)g]
食物繊維…0.2g

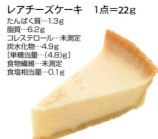

ゆべし　1点＝24g
たんぱく質…0.6g　[単糖当量…(17.8)g]
脂質…0.8g　食物繊維…0.1g
炭水化物…17.1g　食塩相当量…0.1g

1点実用値早見表	21		22	23
単位・グラム	●こかぼう　●甘辛せんべい　●松風　●しょうゆせんべい　●もろこしらくがん　●らくがん　●糖衣ガム　●板ガム　●風船ガム	●げっぺい　●レアチーズケーキ	●しおがま
	●おこし　●イーストドーナッツ　●ケーキドーナッツ　●かわり玉　●ラムネ　●あめ玉　●磯部せんべい　●あられ	●ゼリービーンズ	

第4群

マロングラッセ
1点＝25g
たんぱく質…0.3g
脂質…0.1g
炭水化物…19.4g
[単糖当量…(19.7)g]
食物繊維…未測定

きび団子　1点＝26g
たんぱく質…0.4g
脂質…0.1g
炭水化物…19.1g
[単糖当量…(20.1)g]
食物繊維…0.1g

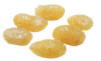

甘納豆・いんげん豆
1点＝26g
たんぱく質…1.4g
脂質…0.3g
炭水化物…17.6g
[単糖当量…(18.1)g]
食物繊維…1.5g

ちゃつう　1点＝24g
たんぱく質…1.5g
脂質…1.0g
炭水化物…16.0g
[単糖当量…(16.2)g]
食物繊維…0.9g

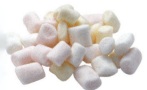

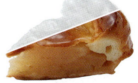

マシュマロ　1点＝25g
たんぱく質…0.6g　炭水化物…19.8g
脂質…0g　[単糖当量…(21.0)g]
　　　　　食物繊維…0g

カステラ　1点＝25g
たんぱく質…1.6g
脂質…1.2g
コレステロール…40mg
炭水化物…15.8g
[単糖当量…(16.3)g]
食物繊維…0.2g

アップルパイ
1点＝26g
たんぱく質…1.0g
脂質…4.6g
コレステロール…0g
炭水化物…8.5g
[単糖当量…(10.3)g]
食物繊維…0.3g
食塩相当量…0.2g

甘納豆・あずき
1点＝27g
たんぱく質…1.5g
脂質…0.2g
炭水化物…18.1g
[単糖当量…(19.0)g]
食物繊維…1.3g

第4群

24	25	26	27
●ゆべし　●ゼリーキャンディ ●ちゃつう　●ショートケーキ・果実なし	●マロングラッセ　●カステラ ●ベイクドチーズケーキ　●マシュマロ	●栗まんじゅう　●アップルパイ　●きび団子 ●甘納豆・いんげん豆　●甘納豆・えんどう	●カステラまんじゅう　●とうまんじゅう　●甘納豆・あずき ●スポンジケーキ　●練りようかん　●タルト(和菓子)

◆第4群　菓子

1点実用値は正味重量

このページの縮小率35%

10cm

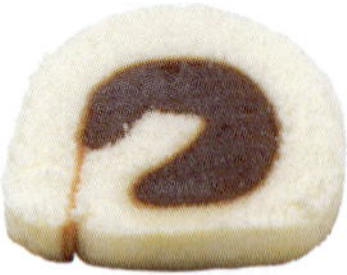

タルト（和菓子）
1点＝27g
たんぱく質…1.6g
脂質…0.8g
コレステロール…30mg
炭水化物…16.4g
[単糖当量…(17.1)g]
食物繊維…0.4g

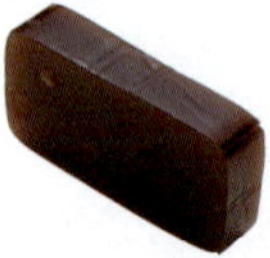

練りようかん
1点＝27g
たんぱく質…1.0g
脂質…0.1g
炭水化物…18.9g
[単糖当量…(19.3)g]
食物繊維…0.8g

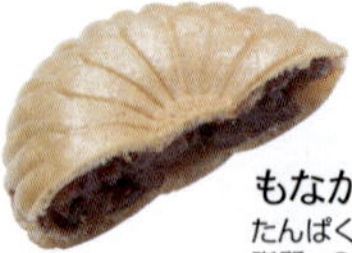

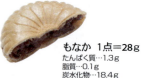

もなか　1点＝28g
たんぱく質…1.3g
脂質…0.1g
炭水化物…18.4g
[単糖当量…(18.8)g]
食物繊維…0.9g

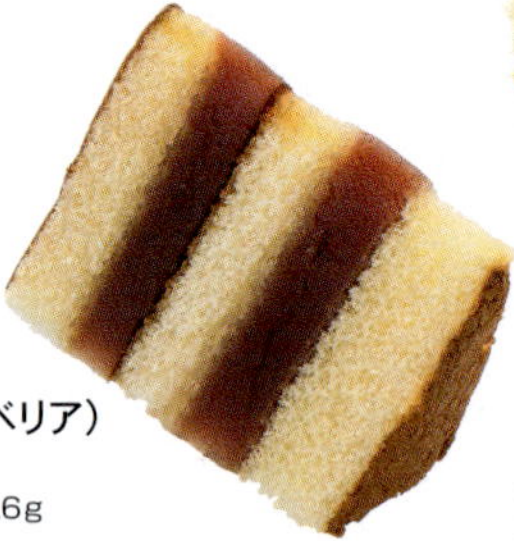

タルト（シベリア）
1点＝27g
たんぱく質…1.6g
脂質…0.8g
コレステロール…30mg
炭水化物…16.4g
[単糖当量…(17.1)g]
食物繊維…0.4g

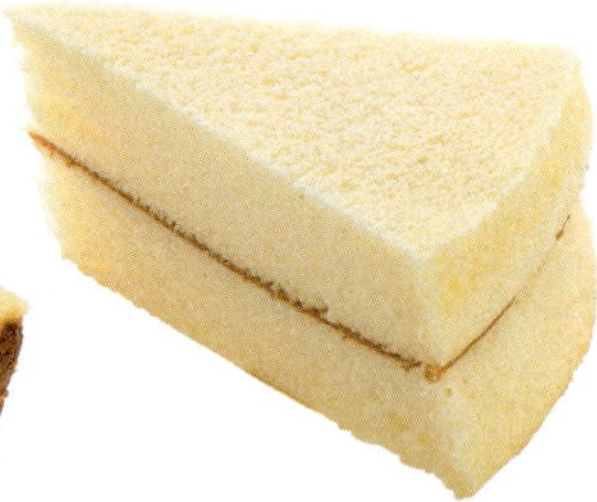

スポンジケーキ　1点＝27g
たんぱく質…2.2g
脂質…1.5g
コレステロール…46mg
炭水化物…14.5g
[単糖当量…(14.7)g]
食物繊維…0.2g
食塩相当量…0.1g

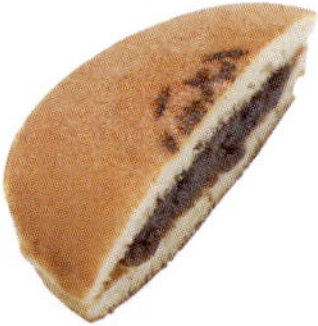

どら焼き
1点＝28g
たんぱく質…1.8g
脂質…0.7g
炭水化物…16.4g
[単糖当量…(17.7)g]
食物繊維…0.9g

1点実用値早見表	27	28
単位・グラム	●練りようかん　●タルト（和菓子、シベリア）　●甘納豆・あずき　●スポンジケーキ　●カステラまんじゅう　●とうまんじゅう	●もなか　●きんぎょく糖　●どら焼き　●ワッフル・ジャム入り

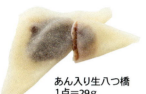

あん入り生八つ橋
1点＝29g
たんぱく質…1.3g
脂質…0.1g
炭水化物…18.6g
[単糖当量…(19.7)g]
食物繊維…0.9g

かのこ
1点＝30g
たんぱく質…1.4g
脂質…0.1g
炭水化物…18.1g
[単糖当量…(18.7)g]
食物繊維…1.1g

きんつば
1点＝30g
たんぱく質…1.8g
脂質…0.2g
炭水化物…17.6g
[単糖当量…(19.3)g]
食物繊維…1.7g

ワッフル・カスタードクリーム入り
1点＝30g
たんぱく質…2.2g
脂質…2.4g
コレステロール…51mg
炭水化物…11.4g
[単糖当量…(12.0)g]
食物繊維…未測定

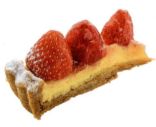

いちごタルト
1点＝30g
たんぱく質…1.3g
脂質…4.0g
コレステロール…26mg
炭水化物…9.4g
[単糖当量…(9.3)g]
食物繊維…0.3g
食塩相当量…0.1g

ねりきり
1点＝30g
たんぱく質…1.6g
脂質…0.1g
炭水化物…18.0g
[単糖当量…(18.5)g]
食物繊維…1.1g

蒸しまんじゅう
1点＝30g
たんぱく質…1.5g
脂質…0.1g
炭水化物…17.8g
[単糖当量…(18.4)g]
食物繊維…0.9g

◆第4群 菓子

1点実用値は正味重量

今川焼き 1点＝35g
たんぱく質…1.6g
脂質…0.4g
炭水化物…17.0g
[単糖当量…(17.7)g]
食物繊維…0.7g

かるかん 1点＝35g
たんぱく質…0.7g
脂質…0.1g
炭水化物…19.1g
[単糖当量…(20.2)g]
食物繊維…0.1g

笹団子 1点＝35g
たんぱく質…1.4g
脂質…0.2g
炭水化物…19.1g
[単糖当量…(19.3)g]
食物繊維…0.8g

大福もち 1点＝35g
たんぱく質…1.7g
脂質…0.2g
炭水化物…18.5g
[単糖当量…(18.7)g]
食物繊維…0.9g

シュークリーム 1点＝35g
たんぱく質…2.1g
脂質…4.0g
コレステロール…81mg
炭水化物…9.0g
[単糖当量…(9.4)g]
食物繊維…0.1g

うぐいすもち 1点＝35g
たんぱく質…1.3g
脂質…0.1g
炭水化物…19.5g
[単糖当量…(20.0)g]
食物繊維…0.7g

草もち 1点＝35g
たんぱく質…1.5g
脂質…0.1g
炭水化物…18.2g
[単糖当量…(18.9)g]
食物繊維…0.7g

くずまんじゅう 1点＝35g
たんぱく質…1.1g
脂質…0.1g
炭水化物…18.0g
[単糖当量…(18.6)g]
食物繊維…0.8g

桜もち・関東風 1点＝35g
たんぱく質…1.6g
脂質…0.1g
炭水化物…19.0g
[単糖当量…(19.6)g]
食物繊維…0.9g

1点実用値早見表	35					
単位・グラム	●笹団子	●今川焼き	●シュークリーム	●うぐいすもち	●大福もち	●草もち
	●桜もち・関東風	●蒸しようかん	●かるかん	●くずまんじゅう		

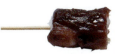

串団子・あん
1点=40g
たんぱく質…1.5g
脂質…0.2g
炭水化物…18.2g
[単糖当量…(19.1)g]

ういろう
1点=45g
たんぱく質…0.5g
脂質…0.1g
炭水化物…19.8g
[単糖当量…(21.0)g]
食物繊維…0g

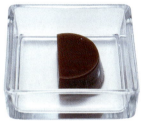

水ようかん 1点=45g
たんぱく質…1.2g
脂質…0g
炭水化物…18.0g
[単糖当量…(18.4)g]
食物繊維…1.0g

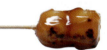

串団子・みたらし
1点=40g
たんぱく質…1.2g
脂質…0.2g
炭水化物…18.1g
[単糖当量…(19.0)g]
食物繊維…0.1g
食塩相当量…0.2g

かしわもち
1点=40g
たんぱく質…1.6g
脂質…0.2g
炭水化物…18.7g
[単糖当量…(19.5)g]
食物繊維…0.7g

桜もち・関西風
1点=40g
たんぱく質…1.4g
脂質…0.1g
炭水化物…18.4g
[単糖当量…(19.1)g]
食物繊維…0.7g

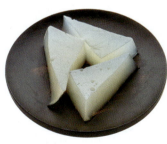

くずもち
1点=90g
たんぱく質…0.1g
脂質…0.1g
炭水化物…20.3g
[単糖当量…(22.2)g]
食物繊維…0g
食塩相当量…0g

40	45	50	90
●串団子・みたらし ●串団子・あん ●かしわもち ●桜もち・関西風	●水ようかん ●カスタードクリーム ●ういろう ●五平餅	●ちまき	●くずもち・くずでん粉製品 ●くずもち・小麦でん粉製品

第4群

197

◆第4群　飲料類

1点実用値は正味重量

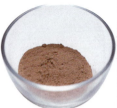

ミルクココア　1点＝19g
たんぱく質…1.4g
脂質…1.3g
炭水化物…15.3g
[単糖当量…未測定]
食物繊維…1.0g
カリウム…139mg
カルシウム…34mg
マグネシウム…25mg
カフェイン…微量
ポリフェノール…0.2g
食塩相当量…0.1g

インスタントコーヒー　1点＝28g
たんぱく質…4.1g
脂質…0.1g
炭水化物…15.8g
[単糖当量…未測定]
食物繊維…未測定
カリウム…1008mg
カルシウム…39mg
マグネシウム…115mg
カフェイン…1.1g
食塩相当量…0g

昆布茶　1点＝80g
たんぱく質…4.6g
脂質…0.3g
炭水化物…33.8g
[単糖当量…未測定]
食物繊維…2.2g
カリウム…616mg
カルシウム…64mg
マグネシウム…56mg
食塩相当量…38.6g

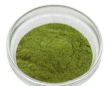

青汁・ケール　1点＝21g
たんぱく質…2.9g
脂質…0.9g
炭水化物…14.7g
[単糖当量…未測定]
食物繊維…5.9g
カリウム…483mg
カルシウム…252mg
マグネシウム…44mg
食塩相当量…0.1g

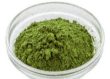

抹茶　1点＝25g
たんぱく質…7.4g
脂質…1.3g
炭水化物…9.9g
[単糖当量…0.4g]
食物繊維…9.6g
カリウム…675mg
カルシウム…105mg
マグネシウム…58mg
カフェイン…0.8g
食塩相当量…0g

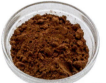

ピュアココア　1点＝30g
たんぱく質…5.6g
脂質…6.5g
炭水化物…12.7g
[単糖当量…3.2g]
食物繊維…7.2g
カリウム…840mg
カルシウム…42mg
マグネシウム…132mg
カフェイン…0.1g
ポリフェノール…1.2g
食塩相当量…0g

1点実用値早見表	19	21	24	25	26	28	30	35	80
単位:グラム	●ミルクココア	●青汁・ケール	●せん茶・茶 ●玉露・茶	●抹茶	●紅茶・茶	●インスタントコーヒー	●ピュアココア	●乳酸菌飲料・殺菌乳製品	●昆布茶

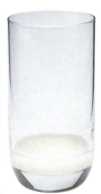
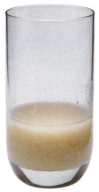
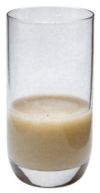
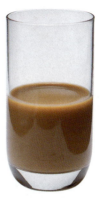
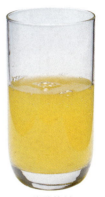

乳酸菌飲料・
殺菌乳製品
1点=35g
たんぱく質…0.5g
脂質…0g
炭水化物…18.4g
[単糖当量…未測定]
カルシウム…19mg

甘酒
1点=100g
たんぱく質…1.7g
脂質…0.1g
炭水化物…18.3g
[単糖当量…未測定]
食塩相当量…0.2g

乳酸菌飲料・
乳製品
1点=110g
たんぱく質…1.2g
脂質…0.1g
炭水化物…18.0g
[単糖当量…16.9g]
カルシウム…47mg

乳飲料・コーヒー
1点=140g
たんぱく質…3.1g
脂質…2.8g
炭水化物…10.1g
[単糖当量…11.2g]
カルシウム…112mg

炭酸飲料・
果実色
1点=160g
たんぱく質…微量
脂質…微量
炭水化物…20.5g
[単糖当量…未測定]

第4群

100	110	130	140	150	160

●パインアップル・果実飲料・50％果汁入り飲料
●パインアップル・果実飲料・10％果汁入り飲料

●甘酒　●乳酸菌飲料・乳製品　●温州みかん・果実飲料・50％果汁入り飲料　●乳酸菌飲料・非乳製品　●ぶどう・果実飲料・70％果汁入り飲料　●うめ・20％果汁入り飲料
　　　　　　　　　　　　　　　●豆乳・豆乳飲料・麦芽コーヒー　●乳飲料・コーヒー　●ぶどう・果実飲料・10％果汁入り飲料　●グァバ・20％果実飲料・10％果汁入り飲料　●炭酸飲料・果実色料
　　　●ぶどう・果実飲料・ストレートジュース　●温州みかん・果実飲料・20％果汁入り飲料

199

◆第4群　飲料類
1点実用値は正味重量

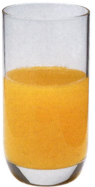

温州みかん・果粒入りジュース
1点=170g
たんぱく質…0.3g
脂質…微量
炭水化物…22.1g
[単糖当量…未測定]
ビタミンC…20mg

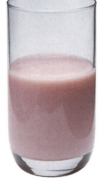

乳飲料・フルーツ
1点=170g
たんぱく質…2.0g
脂質…0.3g
炭水化物…16.8g
[単糖当量…未測定]
カルシウム…68mg
食塩相当量…0.2g
ビタミンC…微量

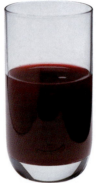

ぶどう・濃縮還元ジュース
1点=170g
たんぱく質…0.5g
脂質…0.5g
炭水化物…20.6g
[単糖当量…(19.9)g]
ビタミンC…微量

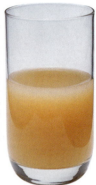

もも・30％果汁入り飲料(ネクター)
1点=170g
たんぱく質…0.3g
脂質…0.2g
炭水化物…19.7g
[単糖当量…未測定]
ビタミンC…3mg

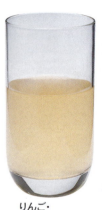

りんご・30％果汁入り飲料
1点=170g
たんぱく質…微量
脂質…微量
炭水化物…19.4g
[単糖当量…未測定]
ビタミンC…微量

1点実用値早見表	170

単位:グラム

●りんご・果実飲料・30％果汁入り飲料　●もも・30％果汁入り飲料(ネクター)　●グレープフルーツ・果実飲料・50％果汁入り飲料　●シークヮーサー・10％果汁入り飲料　●炭酸飲料・コーラ
●りんご・果実飲料・50％果汁入り飲料　●乳飲料・フルーツ　●温州みかん・果実飲料・果粒入りジュース　●バレンシアオレンジ・果実飲料・50％果汁入り飲料　●ぶどう・果実飲料・濃縮還元ジュース

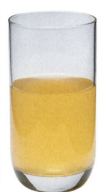
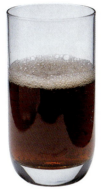
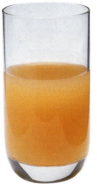
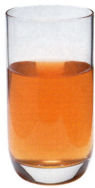
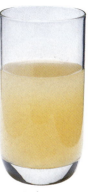

**シークヮーサー・
10％果汁入り飲料
1点＝170g**

たんぱく質…0.2g
脂質…微量
炭水化物…20.1g
［単糖当量…未測定］
ビタミンC…3mg

**炭酸飲料・
コーラ
1点＝170g**

たんぱく質…0.2g
脂質…微量
炭水化物…19.4g
［単糖当量…(20.7)g］

**りんご・
ストレートジュース
1点＝180g**

たんぱく質…0.4g
脂質…0.2g
炭水化物…21.2g
［単糖当量…19.4g］
ビタミンC…5mg

**アセロラ・
10％果汁入り飲料
1点＝190g**

たんぱく質…0.2g
脂質…0g
炭水化物…20.0g
［単糖当量…未測定］
ビタミンC…228mg

**りんご・
濃縮還元ジュース
1点＝190g**

たんぱく質…0.2g
脂質…0.4g
炭水化物…21.7g
［単糖当量…(19.8)g］
ビタミンC…2mg

◆第4群 飲料類

1点実用値は正味重量

このページの縮小率35%
10cm

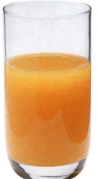
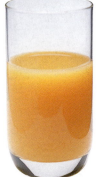
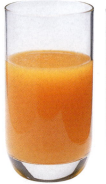
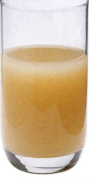
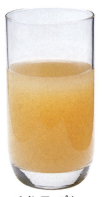

バレンシアオレンジ・ストレートジュース	バレンシアオレンジ・濃縮還元ジュース	温州みかん・ストレートジュース	グレープフルーツ・ストレートジュース	パインアップル・ストレートジュース
1点=190g	1点=190g	1点=200g	1点=200g	1点=200g
たんぱく質…1.5g	たんぱく質…1.3g	たんぱく質…1.0g	たんぱく質…1.2g	たんぱく質…0.6g
脂質…微量	脂質…0.2g	脂質…0.2g	脂質…0.2g	脂質…0.2g
炭水化物…20.9g	炭水化物…20.3g	炭水化物…21.2g	炭水化物…20.6g	炭水化物…22.0g
[単糖当量…(16.9)g]	[単糖当量…(15.0)g]	[単糖当量…18.4g]	[単糖当量…(17.6)g]	[単糖当量…(20.4)g]
カリウム…342mg	カリウム…361mg	カリウム…260mg	カリウム…360mg	カリウム…420mg
ビタミンB₁…0.13mg	ビタミンB₁…0.13mg	ビタミンB₁…0.12mg	ビタミンB₁…0.08mg	ビタミンB₁…0.08mg
ビタミンC…42mg	ビタミンC…80mg	ビタミンC…58mg	ビタミンC…76mg	ビタミンC…12mg

1点実用値早見表　190　　　　　　　　　　　　　　200

単位:グラム
- ●バレンシアオレンジ・果実飲料・ストレートジュース
- ●バレンシアオレンジ・果実飲料・濃縮還元ジュース
- ●りんご・果実飲料・濃縮還元ジュース
- ●アセロラ・10%果汁入り飲料
- ●温州みかん・果実飲料・ストレートジュース
- ●グレープフルーツ・果実飲料・ストレートジュース
- ●バレンシアオレンジ・果実飲料・30%果汁入り飲料
- ●パインアップル・果実飲料・ストレートジュース
- ●パインアップル・果実飲料・濃縮還元ジュース
- ●炭酸飲料・サイダー

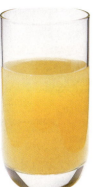
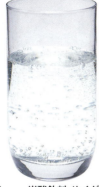
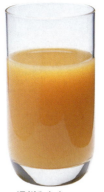
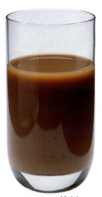
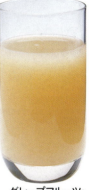

バレンシアオレンジ・
30％果汁入り飲料
1点＝200g
たんぱく質…0.4g
脂質…微量
炭水化物…20.0g
[単糖当量…未測定]
カリウム…114mg
ビタミンB₁…0.04mg
ビタミンC…20mg

炭酸飲料・サイダー
1点＝200g
たんぱく質…微量
脂質…微量
炭水化物…20.4g
[単糖当量…(18.0)g]
カリウム…微量
ビタミンB₁…0mg
ビタミンC…0mg

温州みかん・
濃縮還元ジュース
1点＝210g
たんぱく質…1.1g
脂質…0.2g
炭水化物…20.8g
[単糖当量…17.9g]
カリウム…231mg
ビタミンB₁…0.13mg
ビタミンC…63mg

コーヒー飲料
乳成分入り・加糖
1点＝210g
たんぱく質…1.5g
脂質…0.6g
炭水化物…17.2g
[単糖当量…未測定]
カリウム…126mg
ビタミンB₁…0.02mg
食塩相当量…0.2g

グレープフルーツ・
濃縮還元ジュース
1点＝230g
たんぱく質…1.6g
脂質…0.2g
炭水化物…20.2g
[単糖当量…(17.9)g]
カリウム…368mg
ビタミンB₁…0.14mg
ビタミンC…122mg

| 210 | 230 | 380 | 400 | 1600 | 2000 | 4000 | 8000 |

- コーヒー飲料・乳成分入り・加糖
- 温州みかん・果実飲料・濃縮還元ジュース
- グレープフルーツ・果実飲料・20％果汁入り飲料
- グレープフルーツ・果実飲料・濃縮還元ジュース
- スポーツドリンク
- ココナッツウォーター
- 玉露・浸出液
- 炭酸飲料・ビール風味炭酸飲料
- コーヒー・浸出液
- せん茶・浸出液
- 紅茶・浸出液
- 麦茶・浸出液

第4群

◆第4群 アルコール飲料

1点実用値は正味重量　※プリン体は文献(P.26❶参照)にあるもののみ参考値として収載

このページの縮小率35%
10cm

ジン　1点＝28g
たんぱく質…0g　［単糖当量…未測定］
脂質…0g　アルコール…11.3g
炭水化物…0g

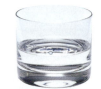

ウオッカ　1点＝35g
たんぱく質…0g　［単糖当量…未測定］
脂質…0g　アルコール…11.9g
炭水化物…微量

ラム　1点＝35g
たんぱく質…微量　［単糖当量…未測定］
脂質…微量　アルコール…11.9g
炭水化物…0g

梅酒　1点＝50g
たんぱく質…0.1g　［単糖当量…未測定］
脂質…微量　アルコール…5.0g
炭水化物…10.4g

ウイスキー　1点＝35g
たんぱく質…0g　［単糖当量…未測定］
脂質…0g　アルコール…11.8g
炭水化物…0g　プリン体…微量

ブランデー　1点＝35g
たんぱく質…0g　［単糖当量…未測定］
脂質…0g　アルコール…11.8g
炭水化物…0g　プリン体…0.1mg

焼酎・連続式蒸留しょうちゅう　1点＝40g
たんぱく質…0g　［単糖当量…未測定］
脂質…0g　アルコール…11.7g
炭水化物…0g

焼酎・単式蒸留しょうちゅう　1点＝55g
たんぱく質…0g　［単糖当量…未測定］
脂質…0g　アルコール…11.3g
炭水化物…0g　プリン体…微量

1点実用値早見表	25	26	28	35	40	45	50	55
単位:グラム	●キュラソー ●マオタイ酒	●ペパーミント	●ジン	●ブランデー ●ウイスキー ●ウオッカ	●ラム ●白酒	焼酎・連続式蒸留焼酎	●薬味酒	●梅酒	焼酎・単式蒸留焼酎 ●ベルモット・甘口タイプ

第4群

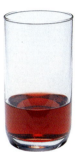
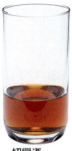
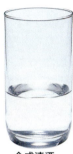
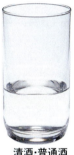
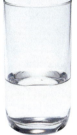

スイートワイン
1点=60g
たんぱく質…0.1g
脂質…0g
炭水化物…8.0g
[単糖当量…(6.2)g]
アルコール…6.7g

紹興酒
1点=65g
たんぱく質…1.1g
脂質…微量
炭水化物…3.3g
[単糖当量…未測定]
アルコール…9.2g

合成清酒
1点=75g
たんぱく質…0.1g
脂質…0g
炭水化物…4.0g
[単糖当量…未測定]
アルコール…9.3g

清酒・普通酒
1点=75g
たんぱく質…0.3g
脂質…微量
炭水化物…3.7g
[単糖当量…1.9g]
アルコール…9.2g
プリン体…0.9mg

清酒・本醸造酒
1点=75g
たんぱく質…0.3g
脂質…0g
炭水化物…3.4g
[単糖当量…未測定]
アルコール…9.3g
プリン体…0.9mg

60	65	70	75		80		100	110
●スイートワイン	●紹興酒	●ベルモット・辛口タイプ	●清酒・本醸造酒 ●清酒・吟醸酒	●合成清酒 ●清酒・普通酒	●清酒・純米酒 ●清酒・純米吟醸酒		●ワイン・ロゼ	●ワイン・白 ●ワイン・赤

第4群

◆第4群 アルコール飲料

1点実用値は正味重量 ※プリン体は文献(P.26❶参照)にあるもののみ参考値として収載

このページの縮小率35%

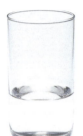
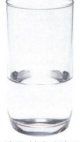
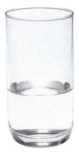
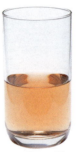
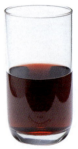
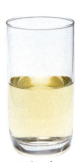

清酒・吟醸酒
1点=75g
たんぱく質…0.2g
脂質…0g
炭水化物…2.7g
[単糖当量…未測定]
アルコール…9.4g
プリン体…0.9mg

清酒・純米吟醸酒
1点=80g
たんぱく質…0.3g
脂質…0g
炭水化物…3.3g
[単糖当量…未測定]
アルコール…9.7g
プリン体…0.9mg

清酒・純米酒
1点=80g
たんぱく質…0.3g
脂質…微量
炭水化物…2.9g
[単糖当量…未測定]
アルコール…9.9g
プリン体…0.9mg

ワイン・ロゼ
1点=100g
たんぱく質…0.1g
脂質…微量
炭水化物…4.0g
[単糖当量…(2.5)g]
アルコール…8.5g
プリン体…0.4mg

ワイン・赤
1点=110g
たんぱく質…0.2g
脂質…微量
炭水化物…1.7g
[単糖当量…(0.2)g]
アルコール…10.2g
プリン体…0.4mg

ワイン・白
1点=110g
たんぱく質…0.1g
脂質…微量
炭水化物…2.2g
[単糖当量…(1.2)g]
アルコール…10.0g
プリン体…0.4mg

1点実用値早見表	75	80	100	110
単位・グラム	●清酒・本醸造酒 ●合成清酒 ●清酒・吟醸酒 ●清酒・普通酒	●清酒・純米酒 ●清酒・純米吟醸酒	●ワイン・ロゼ	●ワイン・白 ●ワイン・赤

第4群

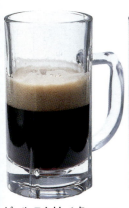
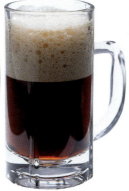
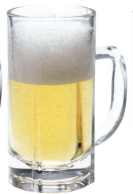
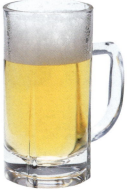

ビール・スタウト 1点=130g
たんぱく質…0.7g
脂質…微量
炭水化物…6.4g
[単糖当量…(0.1)g]
アルコール…7.8g

ビール・黒 1点=170g
たんぱく質…0.7g
脂質…微量
炭水化物…6.1g
[単糖当量…未測定]
アルコール…7.1g

発泡酒 1点=180g
たんぱく質…0.2g
脂質…0g
炭水化物…6.5g
[単糖当量…0g]
アルコール…7.6g
プリン体…5.0〜7.0mg

ビール・淡色 1点=200g
たんぱく質…0.6g
脂質…微量
炭水化物…6.2g
[単糖当量…微量]
アルコール…7.3g
プリン体…6.5〜16.7mg

第4群

130	170	180	200
●ビール・スタウト	●ビール・黒	●発泡酒	●ビール・淡色

◆第4群　調味料

1点実用値は正味重量

カレールウ
1点＝16g
- たんぱく質…1.0g
- 脂質…5.5g
- 炭水化物…7.2g
- [単糖当量…未測定]
- 食物繊維…0.6g
- 食塩相当量…1.7g

米みそ・淡色辛みそ　1点＝40g
- たんぱく質…5.0g
- 脂質…2.4g
- 炭水化物…8.8g
- [単糖当量…4.8g]
- 食物繊維…2.0g
- 食塩相当量…5.0g

固形ブイヨン
1点＝35g
- たんぱく質…2.5g
- 脂質…1.5g
- 炭水化物…14.7g
- [単糖当量…未測定]
- 食物繊維…0.1g
- 食塩相当量…15.1g

濃厚ソース
1点＝60g
- たんぱく質…0.5g
- 脂質…0.1g
- 炭水化物…18.5g
- [単糖当量…未測定]
- 食物繊維…0.6g
- 食塩相当量…3.4g

トマトケチャップ
1点＝65g
- たんぱく質…1.1g
- 脂質…微量
- 炭水化物…17.8g
- [単糖当量…(15.8)g]
- 食物繊維…1.2g
- 食塩相当量…2.1g

米みそ・赤色辛みそ　1点＝45g
- たんぱく質…5.9g
- 脂質…2.5g
- 炭水化物…9.5g
- [単糖当量…未測定]
- 食物繊維…1.8g
- 食塩相当量…5.9g

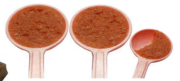
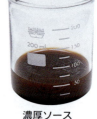

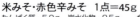

1点実用値早見表	9	14	16	18	19	21	22	23	25	28	29	30
単位・グラム	●ラー油	●ナツメグ・粉	●カレールウ ●ハヤシルウ	●からし・粉	●カレー粉 ●クローブ・粉 ●とうがらし・粉	●パプリカ・粉 ●わさび・粉/からし粉入り ●にんにく・ガーリックパウダー（食塩無添加、食塩添加） ●こしょう・白/黒 ●セージ・粉 ●チリパウダー ●オールスパイス・粉 ●オニオンパウダー	●さんしょう・粉 ●こしょう・混合・粉 ●シナモン・粉	●タイム・粉 ●固形ブイヨン・粉末タイプ ●しょうが・粉 ●こしょう黒・粉	●パセリ・乾 ●酵母・パン酵母・乾燥 ●からし・練り	●バジル・粉 ●ごまだれ	●ごまみそ ●練りみそ	●ごまみそ ●わさび・練り ●テンメンジャン ●お茶漬けの素・サ

208

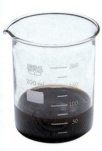
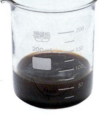
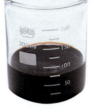
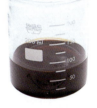

ウスターソース
1点＝70g
たんぱく質…0.7g
脂質…0.1g
炭水化物…18.8g
[単糖当量…未測定]
食物繊維…0.4g
食塩相当量…5.9g

たまりしょうゆ
1点＝70g
たんぱく質…8.3g
脂質…0g
炭水化物…11.1g
[単糖当量…未測定]
食物繊維…(0)g
食塩相当量…9.1g

かき油（オイスターソース）
1点＝75g
たんぱく質…5.8g
脂質…0.2g
炭水化物…13.7g
[単糖当量…未測定]
食物繊維…0.2g
食塩相当量…8.6g

しょうゆ・再仕込みしょうゆ
1点＝80g
たんぱく質…7.7g
脂質…0g
炭水化物…12.7g
[単糖当量…未測定]
食物繊維…(0)g
食塩相当量…9.9g

めんつゆ・三倍濃厚
1点＝80g
たんぱく質…3.6g
脂質…0g
炭水化物…16.0g
[単糖当量…未測定]
食物繊維…未測定
食塩相当量…7.9g

第4群

- ●みりん・本みりん
- ●みりん風調味料
- ●顆粒和風だし
- ●顆粒中華だし
- ●固形ブイヨン　●だし入りみそ
- ●からし・練りマスタード
- ●米みそ・赤色辛みそ
- ●中華風合わせ酢
- ●すし酢・ちらし稲荷用
- ●焼き鳥のたれ
- ●甘酢
- ●トマトケチャップ
- ●ウスターソース
- ●たまりしょうゆ
- ●オイスターソース
- ●すし酢・巻き寿司・箱寿司用
- ●果実酢・バルサミコ酢
- ●パン酵母・圧搾

35　　　40　　　45　　　50　　　55　　　60　　　65　　　70　　　75　　　80

- ●からし粉みそ
- ●からし粒入りマスタード
- ●黄身酢
- ●酢みそ
- ●ごま酢
- ●豆みそ
- ●米みそ・甘みそ
- ●米みそ・淡色辛みそ
- ●麦みそ　●減塩みそ
- ●照りしょうゆ
- ●焼き肉のたれ
- ●にんにく・おろし
- ●顆粒おでん用
- ●お好み焼きソース
- ●中濃ソース
- ●濃厚ソース
- ●根昆布ペーストタイプ
- ●みたらしのたれ
- ●ベーキングパウダー
- ●チリソース
- ●しょうゆ・再仕込みしょうゆ
- ●めんつゆ・三倍濃厚

◆第4群 調味料
1点実用値は正味重量

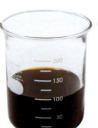

**和風ドレッシング
タイプ調味料
1点=100g**
たんぱく質…3.1g
脂質…0.1g
炭水化物…16.1g
[単糖当量…未測定]
食物繊維…0.2g
食塩相当量…7.4g

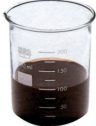

**しょうゆ・濃い口しょうゆ
1点=110g**
たんぱく質…8.5g
脂質…0g
炭水化物…11.1g
[単糖当量…1.8g]
食物繊維…(0)g
食塩相当量…16.0g

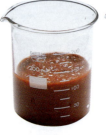

**豆板醬
1点=130g**
たんぱく質…2.6g
脂質…3.0g
炭水化物…10.3g
[単糖当量…未測定]
食物繊維…5.6g
食塩相当量…23.1g

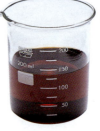

**しょうゆ・うす口しょうゆ
1点=150g**
たんぱく質…8.6g
脂質…0g
炭水化物…11.7g
[単糖当量…未測定]
食物繊維…(0)g
食塩相当量…24.0g

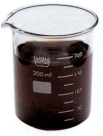

**めんつゆ・ストレート
1点=180g**
たんぱく質…4.0g
脂質…0g
炭水化物…15.7g
[単糖当量…未測定]
食物繊維…未測定
食塩相当量…5.9g

第4群

1点実用値早見表	90	95	100	110	120	130	140	150	160	170	180
単位・グラム											

- ●トマトペースト
- ●しょうゆ・白しょうゆ
- ●三杯酢
- ●デミグラスソース
- ●和風ドレッシングタイプ調味料
- ●マリネ液
- ●しょうゆ・減塩しょうゆ・濃い口
- ●しょうゆ・うす口しょうゆ
- ●すし酢・にぎり用
- ●豆板醬
- ●二杯酢
- ●冷やし中華のたれ
- ●チリペッパーソース
- ●エビチリの素
- ●黒酢
- ●ゆずこしょう
- ●ナンプラー
- ●米酢
- ●ポン酢しょうゆ
- ●めんつゆ・ストレート
- ●トマトソース

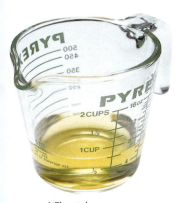
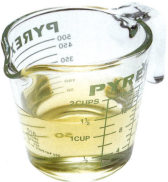
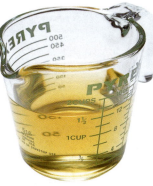

米酢　1点=170g
たんぱく質…0.3g
脂質…0g
炭水化物…12.6g
[単糖当量…未測定]
食物繊維…(0)g

穀物酢　1点=320g
たんぱく質…0.3g
脂質…0g
炭水化物…7.7g
[単糖当量…未測定]
食物繊維…(0)g

果実酢・ぶどう酢　1点=360g
たんぱく質…0.4g
脂質…微量
炭水化物…4.3g
[単糖当量…未測定]
食物繊維…(0)g

●しょうがおろし

190	200	220	310	320	360	1100	1300	2000	2700	4000	8000
	●トマトピューレー	●だししょうゆ	●果実酢・りんご酢	●穀物酢	●果実酢・ぶどう酢	●鶏がらだし	●洋風だし	●昆布だし	●カツオだし	●カツオ昆布だし	●煮干しだし
							●しいたけだし	●中華だし			

第4群

211

食品1点（80キロカロリー）実用値一覧 （五十音順）

この表の「1点実用値」は、可食部分（正味量）の1点あたりの重量（g）をその数値の端数を切り上げたり切り捨てたりして使いやすくした値です。この本に写真が載っている食品は「ページ」の欄に該当するページを記してあります。

「—」はエネルギーが0kcalのため、1点実用値を算定できないもの。

「群別」欄の略号は右のとおりです。

- **1** …… 第1群
- **2** …… 第2群
- **3** …… 第3群
- **4** …… 第4群
- **A** …… 1点実用値あたり
  たんぱく質14g以上
- **B** …… 1点実用値あたり
  たんぱく質10g以上14g未満
- **C** …… 1点実用値あたり
  たんぱく質10g未満
- **緑** …… 緑黄色野菜

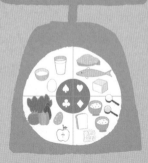

食品名	群別	1点実用値	ページ
あ			
アーティチョーク・花らい・生	3	170	
アーティチョーク・花らい・ゆで	3	180	
アーモンド・いり・無塩	4	13	
アーモンド・乾	4	14	170
アーモンド・フライ味つけ	4	13	
アーモンドチョコレート	4	14	186
あいがも・肉・皮つき・生	2・C	24	78
アイスクリーム・高脂肪	4	40	184
アイスクリーム・普通脂肪	4	45	184
アイスミルク	4	50	184
アイナメ・生	2・B	70	
青えんどう・乾	2	23	90
青えんどう・ゆで	2	55	
赤えんどう・乾	2	23	91
赤えんどう・ゆで	2	55	
赤こんにゃく	3	1600	
あおさ・素干し	3	60	
青汁・ケール	4	21	198
青大豆・いり大豆	2	18	
あおのり・素干し	3	60	
青ピーマン・果実・油いため	3・緑	130	
青ピーマン・果実・生	3・緑	360	99
アオヤギ→バカガイ・生	2・A	130	
アカイカ・生	2・A	90	
アカガイ・味つけ缶詰	2・C	60	
アカガイ・生	2・A	110	53
あかしか・赤肉・生	2・A	75	79
赤玉ねぎ・りん茎・生	3	210	106
赤ピーマン・果実・油いため	3・緑	120	

食品名	群別	1点実用値	ページ
赤ピーマン・果実・生	3・緑	270	96
あくまき	4	60	
揚げせんべい	4	17	
揚げパン	4	21	
あけび・果肉・生	3	100	
あけび・果皮・生	3	240	
アゲマキ・生	2・B	170	
アコウダイ・生	2・A	85	47
あさ(種実)・乾	4	17	
あさつき・葉・生	3・緑	240	
あさつき・葉・ゆで	3・緑	210	
アサリ・味つけ缶詰	2・B	60	
アサリ・つくだ煮	2・C	35	
アサリ・生	2・A	270	55
アサリ・水煮缶詰	2・A	70	60
アジ→ニシマアジ・生	2・C	45	
アジ→マアジ・生	2・B	65	42
アジ→マルアジ・生	2・B	55	
アジ→ムロアジ・生	2・B	50	
あしたば・茎葉・生	3・緑	240	94
あしたば・茎葉・ゆで	3・緑	260	
味つけのり・あまのり	3	22	
あずき・甘納豆	4	27	193
あずき・こしあん	4	50	179
あずき・さらしあん	4	21	178
あずき・全粒・乾	2	24	91
あずき・全粒・ゆで	2	55	
あずき・つぶしあん	4	35	179
あずき・ゆで小豆缶詰	4	35	179
アスパラガス→グリーンアスパラガス・若茎・生	3・緑	360	99

食品名	群別	1点実用値	ページ
アスパラガス・水煮缶詰	3	360	119
アセロラ・甘味種・生	3	220	
アセロラ・酸味種・生	3	220	
アセロラ・10%果汁入り飲料	4	190	201
アップルパイ	4	26	193
厚焼き卵	1	55	
アテモヤ・生	3	100	
アトランティックサーモン→タイセイヨウサケ・養殖・生	2・C	35	37
アナゴ・生	2・C	50	39
アナゴ・蒸し	2・C	40	
あひる・皮・生	2・C	17	
あひる・肉・皮つき・生	2・C	20	
あひる・肉・皮なし・生	2・A	75	
油	4	9	172~173
油揚げ	2	20	85
油揚げ・油抜き・生	2	28	
油揚げ・油抜き・ゆで	2	45	
アブラツノザメ・生	2・C	50	
脂身・(交雑牛肉・乳用肥育牛肉)・リブロース・生	4	10	
脂身・(交雑牛肉・もも)・(輸入牛肉・リブロース)・生	4	11	
脂身・乳用肥育牛肉・かた・生	4	11	175
脂身・(乳用肥育牛肉・輸入牛肉)・もも・生	4	13	
脂身・輸入牛肉・かた・脂身・生	4	13	175
脂身・和牛肉・(かた、もも、リブロース)・生	4	11	
アボカド・生	3	45	130
アマエビ・生	2・A	90	51
甘柿	3	130	130
甘辛せんべい	4	21	191
甘栗	4	50	181
アマゴ・養殖・生	2・B	70	

213

食品名	群別	1点実用値	ページ
甘酒	4	100	199
甘酢	4	65	
アマダイ・生	2・B	70	44
アマダイ・水煮	2・B	65	
アマダイ・焼き	2・A	65	
あまに・いり	4	14	
あまに油	4	9	172
あまのり・味つけのり	3	22	
あまのり・干しのり	3	45	
あまのり・焼きのり	3	45	124
甘みそ・米みそ	4	35	
アマランサス	4	22	152
アミ塩辛	2・A	120	
アミ・つくだ煮	2・C	35	
あめ玉	4	21	191
アユ			
うるか	2・C	45	
天然・内臓・生	2・C	40	
天然・内臓・焼き	2・C	40	
天然・生	2・A	80	
天然・焼き	2・B	45	
養殖・内臓・生	2・C	15	
養殖・内臓・焼き	2・C	14	
養殖・生	2・C	55	41
養殖・焼き	2・C	35	
あらげきくらげ・乾	3	45	
あらげきくらげ・ゆで	3	230	
アラスカメヌケ・生	2・B	75	
あめゆ・蒸し干し	3	55	
あられ	4	21	191

食品名	群別	1点実用値	ページ
アルファ化米・一般用	4	21	
アルファ化米・学校給食用強化品	4	21	
アルファルファもやし・生	3	670	115
アロエ・葉・生	3	2700	
あわ	4	22	152
アワビ塩辛	2・B	80	
アワビ・生	2・A	110	54
アワビ・干し	2・B	29	
アワビ・水煮缶詰	2・A	90	
あわもち	4	35	
あん入り生八つ橋	4	29	195
アンコウ・きも・生	2・C	18	
アンコウ・生	2・A	140	
あんず・乾	3	28	140
あんず・缶詰	4	100	182
あんずジャム・高糖度	4	30	
あんずジャム・低糖度	4	40	
あんず・生	3	220	
アンチョビ・缶詰	2・B	50	60
あんパン	4	29	165
あんパン・薄皮タイプ	4	30	165
あんまん	4	29	165
い			
イースト→酵母・パン酵母・乾燥	4	26	
イーストドーナッツ	4	21	190
イイダコ・生	2・A	110	
イカ・アカイカ・生	2・A	90	
イカ・味つけ缶詰	2・B	60	
イカあられ	2・C	27	
イガイ（ムールガイ）・生	2・B	110	

食品名	群別	1点実用値	ページ
イカ・くん製	2・A	40	
イカ・ケンサキイカ・生	2・A	95	
イカ・コウイカ・生	2・A	120	54
イカ・塩辛	2・B	70	61
イカ・スルメイカ・胴・皮なし・刺身	2・A	95	
イカ・スルメイカ・生	2・A	95	52
イカ・スルメイカ・水煮	2・A	80	
イカ・スルメイカ・耳・足・生	2・A	100	
イカ・スルメイカ・焼き	2・A	75	
イカナゴ・あめ煮	2・C	29	
イカナゴ・つくだ煮	2・C	28	
イカナゴ・生	2・B	65	
イカナゴ・煮干し	2・A	35	
イカフライ・フライ済み・冷凍	4	24	
イカフライ・フライ用・冷凍	4	55	
イカ・ホタルイカ・くん製	2・B	25	
イカ・ホタルイカ・つくだ煮	2・C	30	
イカ・ホタルイカ・生	2・A	95	
イカ・ホタルイカ・ゆで	2・B	75	50
イカ・ヤリイカ・生	2・A	95	52
イクラ・シロサケ	2・C	29	62
イサキ・生	2・B	65	
イシダイ・生	2・C	50	39
異性化液糖	4	29	
イセエビ・生	2・A	85	
磯部せんべい	4	21	189
板ガム	4	21	191
板こんにゃく・精粉	3	1600	129
板こんにゃく・生芋	3	1100	
板麩	4	21	160

食品名	群別	1点実用値	ページ
イタヤガイ・養殖・生	2·A	140	55
板わかめ	3	60	
いちご・乾	3	26	138
いちごジャム・高糖度	4	30	168
いちごジャム・低糖度	4	40	169
いちごタルト	4	30	195
いちご・生	3	240	137
いちじく・乾	3	27	139
いちじく・缶詰	4	100	
いちじく・生	3	150	
いちょう芋・塊根・生	3	75	128
糸引き納豆	2	40	86
糸みつば・葉・生	3·緑	620	
糸みつば・葉・ゆで	3·緑	470	
イトヨリダイ・すり身	2·A	90	
イトヨリダイ・生	2·A	85	47
いなご・つくだ煮	2·C	30	
いのしし・肉・脂身つき・生	2·C	30	
いのぶた・肉・脂身つき・生	2·C	26	
イボダイ・生	2·C	55	40
今川焼き	4	35	196
芋かりんとう	4	17	
いよかん・砂じょう・生	3	170	133
いり大豆・青大豆	2	18	
いり大豆・黄大豆	2	18	84
いり大豆・黒大豆	2	18	
イワシ			
味つけ缶詰	2·C	40	58
油漬缶詰	2·C	22	
ウルメイワシ・生	2·B	60	

食品名	群別	1点実用値	ページ
ウルメイワシ・丸干し	2·A	35	57
カタクチイワシ・生	2·C	40	
カタクチイワシ・煮干し	2·A	24	
カタクチイワシ・みりん干し	2·B	24	56
かば焼き缶詰	2·C	35	
缶詰・アンチョビ	2·B	50	60
シラス・生	2·A	110	
トマト漬缶詰	2·C	45	
マイワシ・塩イワシ	2·C	50	
マイワシ・生	2·C	45	38
マイワシ・生干し	2·C	35	
マイワシ・丸干し	2·B	45	
マイワシ・水煮	2·B	45	
マイワシ・みりん干し	2·C	24	
マイワシ・焼き	2·B	40	
水煮缶詰	2·C	45	
イワナ・養殖・生	2·B	70	44
いわのり・素干し	3	55	
イングリッシュマフィン	4	35	163
いんげん豆・甘納豆	4	26	193
いんげん豆・うずら豆	4	35	179
いんげん豆・こしあん	4	50	
いんげん豆・全粒・乾	2	24	91
いんげん豆・全粒・ゆで	2	55	
いんげん豆・豆きんとん	4	30	
インスタントコーヒー	4	28	198
インスタントラーメン→中華スタイル即席カップめん・油揚げ	4	18	154
インドマグロ→ミナミマグロ・赤身・生	2·A	85	
う			
ウイスキー	4	35	204

食品名	群別	1点実用値	ページ
ういろう	4	45	197
ウインナーソーセージ	2·C	25	80
ウエハース	4	18	
ウエハース・クリーム入り	4	16	187
ウオッカ	4	35	204
うぐいす豆	4	35	179
うぐいすもち	4	35	196
ウグイ・生	2·A	80	
うこっけい卵・全卵・生	1	45	
うさぎ・肉・赤肉・生	2·B	55	
うし			
味つけ缶詰	2·C	50	83
尾（テール）・生	2·C	16	
横隔膜（はらみ）・生	2·C	27	72
肝臓（レバー）・生	2·B	60	73
腱（すじ）・ゆで	2·A	50	72
子宮（こぶくろ）・ゆで	2·B	75	
舌（たん）・生	2·C	22	72
小腸（ひも）・生	2·C	28	
心臓（はつ）・生	2·B	45	
腎臓（まめ）・生	2·B	60	
第一胃（みの）・ゆで	2·B	45	72
第三胃（せんまい）・ゆで	2·A	130	73
大腸（しまちょう）・ゆで	2·C	30	
第二胃（はちのす）・ゆで	2·C	40	72
第四胃（あかせんまい）・ゆで	2·C	24	
直腸（てっぽう）・ゆで	2·C	70	
ひき肉・生	2·C	29	67
うし・交雑牛肉			
ばら・脂身つき・生	2·C	17	

食品名	群別	1点実用量	ページ
ヒレ・赤肉・生	2・C	30	
もも・赤肉・生	2・C	30	
もも・脂身・生	4	11	
もも・脂身つき・生	2・C	23	
もも・皮下脂肪なし・生	2・C	28	
リブロース・赤肉・生	2・C	21	
リブロース・脂身・生	4	10	
リブロース・脂身つき・生	2・C	15	
リブロース・脂身つき・焼き	2・C	13	
リブロース・脂身つき・ゆで	2・C	14	
リブロース・皮下脂肪なし・生	2・C	17	
うし・乳用肥育牛肉 (国産牛肉)			
かた・赤肉・生	2・B	55	
かた・脂身つき・生	2・C	30	67
かた・脂身・生	4	11	175
かた・皮下脂肪なし・生	2・C	35	
かたロース・赤肉・生	2・C	40	
かたロース・脂身つき・生	2・C	25	67
かたロース・皮下脂肪なし・生	2・C	26	
サーロイン・赤肉・生	2・C	45	
サーロイン・脂身つき・生	2・C	24	66
サーロイン・皮下脂肪なし・生	2・C	30	
そともも・赤肉・生	2・B	45	
そともも・脂身つき・生	2・C	35	
そともも・皮下脂肪なし・生	2・C	40	
ばら・脂身つき・生	2・C	19	66
ヒレ・赤肉・生	2・C	40	69
もも・赤肉・生	2・B	55	
もも・脂身つき・生	2・C	40	69
もも・脂身・生	4	13	

食品名	群別	1点実用量	ページ
もも・皮下脂肪なし・生	2・C	45	
もも・皮下脂肪なし・生	2・C	35	
もも・皮下脂肪なし・ゆで	2・C	30	
ランプ・赤肉・生	2・B	50	
ランプ・脂身つき・生	2・C	30	68
ランプ・皮下脂肪なし・生	2・C	35	
リブロース・赤肉・生	2・C	30	
リブロース・脂身つき・生	2・C	20	66
リブロース・脂身つき・焼き	2・C	16	
リブロース・脂身つき・ゆで	2・C	17	
リブロース・脂身・生	4	11	
リブロース・皮下脂肪なし・生	2・C	21	
うし・輸入牛肉			
かた・赤肉・生	2・B	60	
かた・脂身つき・生	2・C	45	
かた・脂身・生	4	13	175
かた・皮下脂肪なし・生	2・C	50	
かたロース・赤肉・生	2・C	45	
かたロース・脂身つき・生	2・C	35	68
かたロース・皮下脂肪なし・生	2・C	35	
サーロイン・赤肉・生	2・B	60	
サーロイン・脂身つき・生	2・C	27	67
サーロイン・皮下脂肪なし・生	2・C	35	
そともも・赤肉・生	2・B	65	
そともも・脂身つき・生	2・C	35	
そともも・皮下脂肪なし・生	2・C	40	
ばら・脂身つき・生	2・C	22	66
ヒレ・赤肉・生	2・B	60	69
もも・赤肉・生	2・B	60	
もも・脂身つき・生	2・C	50	69

食品名	群別	1点実用量	ページ
もも・脂身・生	4	13	
もも・皮下脂肪なし・生	2・B	55	
ランプ・赤肉・生	2・A	65	
ランプ・脂身つき・生	2・C	35	
ランプ・皮下脂肪なし・生	2・C	40	
リブロース・赤肉・生	2・C	45	
リブロース・脂身つき・生	2・C	35	68
リブロース・脂身・生	4	11	
リブロース・皮下脂肪なし・生	2・C	35	
うし・和牛肉			
かた・赤肉・生	2・C	40	
かた・脂身つき・生	2・C	28	
かた・脂身・生	4	11	
かた・皮下脂肪なし・生	2・C	30	
かたロース・赤肉・生	2・C	25	
かたロース・脂身つき・生	2・C	19	
かたロース・皮下脂肪なし・生	2・C	20	
サーロイン・赤肉・生	2・C	25	
サーロイン・脂身つき・生	2・C	16	
サーロイン・皮下脂肪なし・生	2・C	18	
そともも・赤肉・生	2・C	45	
そともも・脂身つき・生	2・C	30	
そともも・皮下脂肪なし・生	2・C	35	
ばら・脂身つき・生	2・C	15	
ヒレ・赤肉・生	2・C	35	
もも・赤肉・生	2・C	40	
もも・脂身つき・生	2・C	30	
もも・脂身・生	4	11	
もも・皮下脂肪なし・生	2・C	35	
ランプ・赤肉・生	2・C	40	

食品名	群別	1点実用値	ページ
ランプ・脂身つき・生	2・C	23	
ランプ・皮下脂肪なし・生	2・C	25	
リブロース・赤肉・生	2・C	18	
リブロース・脂身つき・生	2・C	14	
リブロース・脂身・生	4	11	
リブロース・皮下脂肪なし・生	2・C	14	
うす口しょうゆ	4	150	210
ウスターソース	4	70	209
うすひらたけ・生	3	350	120
うずら卵・全卵・生	1	45	34
うずら卵・水煮缶詰	1	45	34
うずら・肉・皮つき・生	2・C	40	78
うずら豆	4	35	179
うど・茎・生	3	440	111
うど・茎・水さらし	3	570	
うどん・生	4	30	
うどん・ゆで	4	75	158
ウナギ・かば焼き	2・C	27	57
ウナギ・きも・生	2・C	70	
ウナギ・白焼き	2・C	24	
ウナギ・養殖・生	2・C	30	
ウニ・粒ウニ	2・C	45	62
ウニ・生ウニ	2・B	65	63
ウニ・練りウニ	2・C	45	
うねす・くじら・生	2・C	21	
うま・赤肉・生	2・A	75	79
ウマヅラハギ・味つけ開き干し	2・A	27	
ウマヅラハギ・生	2・A	100	
海ぶどう・生	3	2000	
うめ・梅漬・調味漬	3	150	

食品名	群別	1点実用値	ページ
うめ・塩漬・梅漬	3	330	
梅酒	4	50	204
うめ・生	3	290	
うめ・20%果汁入り飲料	4	160	
梅びしお	3	40	
梅干し・塩漬	3	240	118
梅干し・調味漬	3	85	
ウルメイワシ・生	2・B	60	
ウルメイワシ・丸干し	2・A	35	57
温州みかん			
果実飲料・20%果汁入りジュース	4	160	
果実飲料・50%果汁入りジュース	4	130	
果実飲料・果粒入りジュース	4	170	200
果実飲料・ストレートジュース	4	200	202
果実飲料・濃縮還元ジュース	4	210	203
缶詰・液汁	4	130	
缶詰・果肉	4	130	183
砂じょう・普通・生	3	180	
砂じょう・早生・生	3	190	
じょうのう・普通・生	3	170	133
じょうのう・早生・生	3	180	

え

食品名	群別	1点実用値	ページ
エイ・生	2・A	95	
液糖・しょ糖型液糖	4	30	
液糖・転化型液糖	4	26	
えごのり・おきうと	3	1300	
えごのり・素干し	3	55	
えごま・乾	4	15	
えごま油	4	9	172
エシャレット・りん茎・生	3	110	

食品名	群別	1点実用値	ページ
エスカルゴ・水煮缶詰	2・A	100	
エゾ・生	2・A	85	
枝豆・生	3	60	104
枝豆・ゆで	3	60	104
枝豆・冷凍	3	50	116
エダムチーズ	1	22	31
えながおにこんぶ・素干し	3	60	
えのきたけ・味つけびん詰	3	95	122
えのきたけ・生	3	360	120
えのきたけ・ゆで	3	360	
エビ			
アマエビ・生	2・A	90	51
イセエビ・生	2・A	85	
クルマエビ・養殖・生	2・A	80	50
クルマエビ・養殖・焼き	2・A	80	
クルマエビ・養殖・ゆで	2・A	65	
サクラエビ・素干し	2・A	26	
サクラエビ・素干し	2・A	29	
サクラエビ・ゆで	2・A	90	51
シバエビ・生	2・A	85	52
タイショウエビ・生	2・A	85	
つくだ煮	2・C	35	
バナメイエビ・養殖・生	2・A	90	51
ブラックタイガー・養殖・生	2・A	100	53
エビチリの素	4	150	
エビフライ・フライ済み・冷凍	4	27	
エビフライ・フライ用・冷凍	4	60	
エメンタールチーズ	1	19	31
エリンギ・生	3	420	120
エンダイブ・葉・生	3・緑	530	103

食品名	群別	1点実用値	ページ
えんどう			
甘納豆	4	26	
うぐいす豆	4	35	179
グリンピース揚げ豆	4	19	178
塩豆	4	22	178
全粒・青えんどう・乾	2	23	90
全粒・青えんどう・ゆで	2	55	
全粒・赤えんどう・乾	2	23	91
全粒・赤えんどう・ゆで	2	55	
トウミョウ・芽ばえ・ゆで	3・緑	300	
トウミョウ・芽ばえ・生	3・緑	330	98
トウミョウ・茎葉・生	3・緑	300	
えんばく・オートミール	4	21	152
お			
オイカワ・生	2・B	60	
オイスターソース	4	75	209
オイルスプレークラッカー	4	16	
おおさかしろ菜・塩漬	3	360	
おおさかしろ菜・葉・生	3・緑	620	
おおさかしろ菜・葉・ゆで	3・緑	470	
オオサガ・生	2・C	55	
オートミール	4	21	
大麦・押麦	4	24	153
大麦・七分つき押麦	4	23	153
大麦・米粒麦	4	23	153
大麦・麦こがし	4	20	
大麦めん・乾	4	24	
大麦めん・ゆで	4	65	
オールスパイス・粉	4	21	
おかひじき・茎葉・生	3・緑	470	102

食品名	群別	1点実用値	ページ
おかひじき・茎葉・ゆで	3・緑	470	
おから・乾燥	2	19	
おから・生	2	70	88
オキアミ・生	2・B	85	
オキアミ・ゆで	2・B	95	
おきうと→えごのり・おきうと			
沖縄そば・生	4	28	
沖縄そば・ゆで	4	55	
沖縄豆腐	2	75	88
おきなわもずく・塩蔵・塩抜き	3	1300	
オクラ・果実・生	3・緑	270	95
オクラ・果実・ゆで	3・緑	240	
おこし	4	21	190
オコゼ・生	2・A	95	47
お好み焼き粉	4	23	
お好み焼きソース	4	55	
おごのり・塩蔵・塩抜き	3	380	
おたふく豆	4	30	178
お茶漬けの素・サケ	4	30	
オニオンパウダー	4	22	
おにぎり	4	45	147
おのろけ豆	4	18	188
オヒョウ・生	2・A	80	
おもゆ・水稲・玄米	4	400	
おもゆ・水稲・七分つき米	4	380	
おもゆ・水稲・精白米	4	380	
おもゆ・水稲・半つき米	4	380	
オリーブ・塩漬・グリーンオリーブ	3	55	
オリーブ・塩漬・スタッフオリーブ	3	60	116
オリーブ・塩漬・ブラックオリーブ	3	70	

食品名	群別	1点実用値	ページ
オリーブ油	4	9	172
オレンジ・ネーブル・砂じょう・生	3	170	133
オレンジ・バレンシア・米国産・砂じょう・生	3	210	136
オロブランコ（スイーティー）・砂じょう・生	3	200	135
か			
ガーリックパウダー・(食塩添加、食塩無添加)	4	21	
かいわれだいこん・芽ばえ・生	3・緑	380	100
かえる・肉・生	2・A	80	
柿・甘柿・生	3	130	130
柿・渋抜き柿・生	3	130	
柿・干し柿	3	29	140
カキ・くん製・油漬缶詰	2・C	130	
カキ・養殖・生	2・C	130	54
カキ・養殖・水煮	2・C	90	
かき油（オイスターソース）	4	75	209
角寒天	3	50	125
角砂糖	4	21	166
加工乳・低脂肪	1	170	28
加工乳・濃厚	1	110	28
がごめこんぶ・素干し	3	55	
カサゴ・生	2・A	95	47
ガザミ・生	2・A	120	
カジカ・つくだ煮	2・C	26	
カジカ・生	2・B	70	
カジカ・水煮	2・B	65	
カジキ・クロカジキ・生	2・A	80	
カジキ・マカジキ・生	2・A	70	43
カジキ・メカジキ・生	2・C	50	39
果実酢・バルサミコ酢	4	80	
果実酢・ぶどう酢	4	360	211

食品名	群別	1点実用値	ページ
果実酢・りんご酢	4	310	
カシューナッツ・フライ味つけ	4	14	181
かしわもち	4	40	197
カスタードクリーム	4	45	
カスタードプリン	4	65	185
カステラ	4	25	193
カステラまんじゅう	4	27	
数の子・塩蔵・水もどし	2・B	90	63
数の子・乾	2・B	21	62
数の子・生	2・B	50	
カゼイン	1	21	
カタクチイワシ・田作り	2・A	24	
カタクチイワシ・生	2・C	40	
カタクチイワシ・煮干し	2・A	24	
カタクチイワシ・みりん干し	2・B	24	56
かたくり粉（じゃが芋でんぷん）	4	24	151
がちょう・フォアグラ・ゆで	2・C	16	
カツオ			
秋獲り・生	2・B	50	39
春獲り・生	2・A	70	43
味つけ缶詰・フレーク	2・B	55	
油漬缶詰・フレーク	2・C	27	
角煮	2・B	35	
カツオ節	2・A	22	
削り節	2・A	23	56
削り節・つくだ煮	2・C	35	
なまり	2・A	60	60
なまり節	2・A	45	
カツオ昆布だし	4	4000	
カツオ塩辛	2・A	130	61

食品名	群別	1点実用値	ページ
カツオだし	4	2700	
カットわかめ	3	60	126
カップめん→中華スタイル即席カップめん・油揚げ	4	18	154
カップめん→和風スタイル即席カップめん・油揚げ	4	18	
カテージチーズ	1	75	33
果糖	4	22	
果糖ぶどう糖液糖	4	29	
加糖練乳	1	24	29
カニ・ガザミ・生	2・A	120	
カニ・毛ガニ・生	2・A	110	
カニ・毛ガニ・ゆで	2・A	95	52
カニ・ズワイガニ・生	2・A	130	
カニ・ズワイガニ・水煮缶詰	2・A	110	61
カニ・ズワイガニ・ゆで	2・A	120	54
カニ・タラバガニ・生	2・A	140	
カニ・タラバガニ・水煮缶詰	2・A	90	61
カニ・タラバガニ・ゆで	2・A	100	53
カニ風味かまぼこ	2・B	90	65
かのこ	4	30	195
カバーリングチョコレート	4	16	
かぶ			
塩漬・根・皮つき	3	350	
塩漬・根・皮むき	3	380	
塩漬・葉	3	280	
ぬかみそ漬・根・皮つき	3	290	
ぬかみそ漬・根・皮むき	3	260	
ぬかみそ漬・葉	3	240	
根・皮つき・生	3	400	110
根・皮つき・ゆで	3	380	
根・皮むき・生	3	380	

食品名	群別	1点実用値	ページ
根・皮むき・ゆで	3	360	
葉・生	3・緑	400	
葉・ゆで	3・緑	360	
かぼす・果汁・生	3	320	
かぼちゃ→西洋かぼちゃ・果実・生	3・緑	90	92
かぼちゃ→そうめんかぼちゃ・果実・生	3	330	
かぼちゃ→日本かぼちゃ・果実・生	3・緑	160	92
かぼちゃ・いり味つけ	4	14	181
かまいり茶・浸出液	4		
カマス・生	2・B	55	40
カマス・焼き	2・B	55	
かまぼこ			
カニ風味かまぼこ	2・B	90	65
昆布巻かまぼこ	2・C	95	65
す巻かまぼこ	2・B	90	
蒸しかまぼこ	2・B	85	65
焼き抜きかまぼこ	2・B	80	
釜焼き麩（小町麩）	4	21	160
カマンベールチーズ	1	26	32
かも			
あいがも・肉・皮つき・生	2・C	24	78
あひる・皮・生	2・C	17	
あひる・肉・皮つき・生	2・C	30	
あひる・肉・皮なし・生	2・A	75	
まがも・肉・皮なし・生	2・A	65	78
かや（種実）・いり	4	12	
かゆ・水稲・玄米	4	110	
かゆ・水稲・七分つき米	4	110	
かゆ・水稲・精白米	4	110	
かゆ・水稲・半つき米	4	110	

食品名	群別	1点実用値	ページ
から揚げ粉	4	24	
からし・粉	4	18	
からし入りマスタード	4	35	
からし・練り	4	25	
からし・練りマスタード	4	45	
からし酢みそ	4	35	
からし菜・塩漬	3	220	
からし菜・葉・生	3・緑	310	
カラシメンタイコ	2・B	65	63
からすみ・ボラ	2・C	19	62
カラフトシシャモ・生干し・生	2・C	45	
カラフトシシャモ・生干し・焼き	2・C	45	
カラフトマス・塩マス	2・B	50	
カラフトマス・生	2・B	50	
カラフトマス・水煮缶詰	2・B	50	
カラフトマス・焼き	2・B	50	
カリフラワー・花序・生	3	300	109
カリフラワー・花序・ゆで	3	310	
顆粒中華だし	4	40	
顆粒和風だし	4	35	
かりんとう・黒	4	18	188
かりんとう・白	4	18	
かりん・生	3	120	
かるかん	4	35	196
ガルバンゾー→ひよこ豆・全粒・乾	2	21	90
カレイ			
子持ちガレイ・生	2・B	55	41
子持ちガレイ・水煮	2・B	50	
干しカレイ	2・A	70	
マガレイ・生	2・A	85	46

食品名	群別	1点実用値	ページ
マガレイ・水煮	2・A	75	
マガレイ・焼き	2・A	75	
マコガレイ・生	2・A	85	45
マコガレイ・焼き	2・A	55	
カレー粉	4	19	
カレーパン	4	25	164
カレー・ビーフ・レトルトパウチ	4	70	
カレールウ	4	16	208
かわちばんかん・砂じょう・生	3	230	
かわのり・素干し	3	50	
カワハギ・生	2・A	100	49
かわらせんべい	4	20	189
かわり玉	4	21	192
乾燥マッシュポテト	3	22	128
乾燥わかめ			
板わかめ	3	60	
素干し	3	70	
素干し・水もどし	3	470	
灰干し・水もどし	3	1100	
がん漬 (カニ加工品)	2・B	140	
寒天 (ゼリー状)	3	2700	
寒天・角寒天	3	50	125
寒天・粉寒天	3	50	124
カンパチ・生	2・B	60	
乾パン	4	20	162
かんぴょう・乾	3	30	116
かんぴょう・ゆで	3	290	
がんもどき	2	35	85
キウイフルーツ・黄肉種・生	3	140	

食品名	群別	1点実用値	ページ
キウイフルーツ・緑肉種・生	3	150	131
きくいも・塊茎・生	3	230	
きくいも・塊茎・水煮	3	290	
菊のり	3	27	
きく・花びら・生	3	300	
きく・花びら・ゆで	3	350	
きくらげ・乾	3	50	122
きくらげ・ゆで	3	620	
刻み昆布	3	75	
きじ・肉・皮なし・生	2・A	75	
キス・生	2・A	100	48
黄大豆・いり大豆	2	18	84
キダイ・生	2・A	75	
キチジ・生	2・C	30	
きな粉・全粒大豆・青大豆	2	19	
きな粉・全粒大豆・黄大豆	2	18	84
きな粉・脱皮大豆・黄大豆	2	18	
黄にら・葉・生	3	440	111
絹ごし豆腐	2	140	89
キハダ・生	2・A	75	
きび	4	22	152
きび団子	4	26	193
キビナゴ・調味干し	2・B	29	
キビナゴ・生	2・A	85	
黄ピーマン・果実・油いため	3	120	
黄ピーマン・果実・生	3	300	108
黄身酢	4	35	
キムチ→白菜・漬物・キムチ	3	170	118
キャッサバでんぷん	4	23	
キャビア・塩蔵品	2・C	30	62

食品名	群別	1点実用値	ページ
キャベツ・結球葉・生	3	350	109
キャベツ・結球葉・ゆで	3	400	
キャラメル	4	18	188
牛脂	4	9	174
牛肉→うし各種	2		
牛乳→普通牛乳	1	120	28
牛乳寒天	4	100	
牛乳・ジャージー種	1	100	28
牛乳・ホルスタイン種	1	120	
ぎゅうひ	4	30	
きゅうり			
果実・生	3	570	114
漬物・塩漬	3	500	
漬物・しょうゆ漬	3	160	
漬物・ぬかみそ漬	3	300	
ピクルス・サワー型	3	670	
ピクルス・スイート型	3	120	
キュラソー	4	25	
ぎょうざの皮	4	27	161
ぎょうざ・冷凍	4	40	
ぎょうじゃにんにく・葉・生	3・緑	240	
京菜 (水菜)・塩漬	3	300	
京菜 (水菜)・葉・生	3・緑	350	98
京菜 (水菜)・葉・ゆで	3・緑	360	
京菜 (みぶ菜)・葉・生	3・緑	530	102
きよみ・砂じょう・生	3	200	
玉露・浸出液	4	1600	
玉露・茶	4	24	
魚肉ソーセージ	2・C	50	64
魚肉ハム	2・C	50	

食品名	群別	1点実用値	ページ
切りイカあめ煮	2・C	25	
きりざんしょ	4	30	
きりたんぽ	4	40	147
切り干しだいこん・乾	3	27	116
切り干しだいこん・ゆで	3	420	
切りみつば・葉・生	3・緑	440	
切りみつば・葉・ゆで	3・緑	530	
キワノ・生	3	200	135
きんかん・全果・生	3	110	
きんぎょく糖	4	28	
キングクリップ・生	2・A	100	
キングサーモン→マスノスケ・生	2・C	40	37
キンサイ・茎葉・生	3・緑	420	
キンサイ・茎葉・ゆで	3・緑	420	
ギンザケ・養殖・生	2・C	40	
ギンザケ・養殖・焼き	2・C	30	
金山寺みそ	2	30	
ギンダラ・生	2・C	35	
きんつば	4	30	195
きんときにんじん			
根・皮つき・生	3・緑	180	93
根・皮つき・ゆで	3・緑	190	
根・皮むき・生	3・緑	180	
根・皮むき・ゆで	3・緑	180	
ぎんなん・生	4	45	171
ぎんなん・ゆで	4	45	
キンメダイ・生	2・C	50	39
グァバ・果実飲料・10%果汁入り飲料	4	160	
グァバ・果実飲料・20%果汁入り飲料(ネクター)	4	160	

食品名	群別	1点実用値	ページ
グァバ・赤肉種・生	3	210	
グァバ・白肉種・生	3	210	
空心菜→ようさい	3・緑	470	
茎にんにく・花茎・生	3・緑	180	92
茎にんにく・花茎・ゆで	3・緑	180	
くきわかめ・湯通し塩蔵・塩抜き	3	530	
草もち	4	35	196
くさや・ムロアジ	2・A	35	
串団子・あん	4	40	197
串団子・みたらし	4	40	197
くじら・赤肉・生	2・A	75	79
くじら・うねす・生	2・C	21	
くじら・さらしくじら	2・B	260	
くじら・本皮・生	2・C	12	
くずきり・乾	4	22	155
くずきり・ゆで	4	60	157
くず粉 (くずでんぷん)	4	23	150
くずでんぷん	4	23	150
くずまんじゅう	4	35	196
くずもち	4	90	197
くずもち・くずでん粉製品	4	90	197
くずもち・小麦でん粉製品	4	90	
グーズベリー・生	3	150	
グチ・生	2・A	95	
グチ・焼き	2・A	75	
ぐみ・生	3	120	
クラゲ・塩蔵・塩抜き	2・A	360	
グラタン (エビ・冷凍)	4	60	
グラニュー糖	4	21	167
栗→日本栗・生	4	50	171

食品名	群別	1点実用値	ページ
栗まんじゅう	4	26	
クリームコロッケ・フライ済み・冷凍	4	30	
クリームコロッケ・フライ用・冷凍	4	50	
クリーム・植物性脂肪	4	20	
クリームチーズ	1	23	32
クリーム・乳脂肪	4	18	176
クリーム・乳脂肪・植物性脂肪	4	20	
クリームパン	4	26	164
クリームパン・薄皮タイプ	4	35	165
グリーンアスパラガス・若茎・生	3・緑	360	99
グリーンアスパラガス・若茎・ゆで	3・緑	330	
グリンピース揚げ豆	4	19	178
グリンピース・生	3	85	105
グリンピース・水煮缶詰	3	80	117
グリンピース・ゆで	3	75	
グリンピース・冷凍	3	80	117
グリーンボール・結球葉・生	3	400	
クルマエビ・養殖・生	2・A	80	50
クルマエビ・養殖・焼き	2・A	80	
クルマエビ・養殖・ゆで	2・A	65	
車糖・三温糖	4	21	
車糖・上白糖	4	21	166
車麩	4	21	160
くるみ・いり	4	12	170
グレープフルーツ			
果実飲料・20%果汁入りジュース	4	210	
果実飲料・50%果汁入りジュース	4	170	
果実飲料・ストレートジュース	4	200	202
果実飲料・濃縮還元ジュース	4	230	203
缶詰	4	110	

食品名	群別	1点実用値	ページ
紅肉種・砂じょう・生	3	210	
白肉種・砂じょう・生	3	210	136
クレソン・茎葉・生	3・緑	530	103
くろあわびたけ・生	3	420	
クローブ・粉	4	19	
クロカジキ・生	2・A	80	
黒砂糖	4	23	167
黒酢	4	150	
黒大豆・いり大豆	2	18	
黒大豆・乾	2	19	85
クロダイ・生	2・B	55	41
ぶた→ぶた・中型種肉			
クロマグロ(ホンマグロ)・赤身・生	2・A	65	42
クロマグロ(ホンマグロ)・脂身・生	2・C	23	36
黒蜜	4	40	
クロワッサン	4	18	162
くわい・塊茎・生	3	65	
くわい・塊茎・ゆで	3	65	
け			
鶏卵			
全卵・加糖全卵	1	35	
全卵・乾燥全卵	1	13	
全卵・生	1	55	35
全卵・ポーチドエッグ	1	50	
全卵・水煮缶詰	1	55	
全卵・ゆで	1	55	
卵豆腐	1	100	35
たまご焼・厚焼き卵	1	55	
たまご焼・だし巻卵	1	65	
卵黄・加糖卵黄	1	23	

食品名	群別	1点実用値	ページ
卵黄・乾燥卵黄	1	11	
卵黄・生	1	21	34
卵黄・ゆで	1	21	
卵白・乾燥卵白	1	21	
卵白・生	1	170	35
卵白・ゆで	1	160	
ケーキ			
ショートケーキ(果実なし)	4	24	192
スポンジケーキ	4	27	194
バターケーキ	4	18	187
ホットケーキ	4	30	
ケーキドーナッツ	4	21	190
ケール・葉・生	3・緑	290	
毛ガニ・生	2・A	110	
毛ガニ・ゆで	2・A	95	52
けし(種実)・乾	4	14	
削りこんぶ	3	70	126
削り節→カツオ・削り節	2・A	23	56
ケチャップ	4	65	208
げっぺい	4	22	192
減塩しょうゆ・こいくち	4	120	
減塩みそ	4	40	
ケンサキイカ・生	2・A	95	
玄米・おもゆ・水稲	4	400	
玄米・かゆ・水稲	4	110	
玄米・ごはん	4	50	144
玄米・五分かゆ・水稲	4	230	
玄米・米・水稲穀粒	4	23	143
玄米・米・陸稲穀粒	4	23	
玄米粉	4	20	

食品名	群別	1点実用値	ページ
玄米茶・浸出液	4	—	
こ			
濃い口しょうゆ	4	110	210
コイ・養殖・内臓・生	2・C	28	
コイ・養殖・生	2・C	45	38
コイ・養殖・水煮	2・C	40	
コウイカ・生	2・A	120	54
高果糖液糖	4	29	
子牛肉			
ばら・皮下脂肪なし・生	2・B	65	
もも・皮下脂肪なし・生	2・A	70	
リブロース・皮下脂肪なし・生	2・A	80	
合成清酒	4	75	205
紅茶・浸出液	4	8000	
紅茶・茶	4	26	
酵母・パン酵母・圧搾	4	80	
酵母・パン酵母・乾燥	4	26	
ゴーダチーズ	1	21	31
コーヒー・インスタントコーヒー	4	28	198
コーヒー飲料・乳成分入り・加糖	4	210	203
コーヒー牛乳	4	140	199
コーヒーシュガー	4	21	166
コーヒー・浸出液	4	2000	
コーヒー・ゼリー	4	170	
コーヒーホワイトナー			
液状・植物性脂肪	4	30	
液状・乳脂肪	4	40	176
液状・乳脂肪・植物性脂肪	4	35	176
粉末状・植物性脂肪	4	14	
粉末状・乳脂肪	4	15	176

食品名	群別	1点実用値	ページ
コーラ	4	170	201
氷砂糖	4	21	166
凍り豆腐・乾	2	15	84
凍り豆腐・水煮	2	70	
コールラビ・球茎・生	3	380	
コールラビ・球茎・ゆで	3	380	
コーンクリームスープ・粉末タイプ	4	19	
コーンクリームスープ・レトルトパウチ	4	95	
コーングリッツ・黄色種	4	23	150
コーングリッツ・白色種	4	23	
コーンスターチ（とうもろこしでんぷん）	4	23	
コーンスナック	4	15	
コーンフラワー・黄色種	4	22	150
コーンフラワー・白色種	4	22	
コーンフレーク	4	21	160
コーンミール・黄色種	4	22	150
コーンミール・白色種	4	22	
ごぼう（五家宝）	4	21	191
国産牛肉→うし・乳用肥育牛肉	2		
穀物酢	4	320	211
固形ブイヨン	4	35	208
ココア・ピュアココア	4	30	198
ココア・ミルクココア	4	19	198
五穀・雑穀	4	22	153
ココナッツ・ナタデココ	4	110	183
ココナッツウォーター	4	400	
ココナッツパウダー	4	12	170
ココナッツミルク	3	55	141
こごみ・若芽・生	3・緑	290	96
こしあん・あずき	4	50	179

食品名	群別	1点実用値	ページ
こしあん・いんげん豆	4	50	
こしあん・しるこ	4	35	
こしょう・黒・粉	4	22	
こしょう・混合・粉	4	22	
こしょう・白・粉	4	21	
コスレタス（ロメインレタス）・葉・生	3	470	112
コッペパン	4	30	
五斗納豆	2	35	
粉あめ	4	21	
粉寒天	3	50	124
粉ミルク→乳児用調製粉乳	1	16	
こねぎ・葉・生	3・緑	300	97
コノシロ・甘酢漬	2・C	40	
コノシロ・生	2・C	50	
このわた	2・A	130	
ごはん（めし）			
水稲・玄米	4	50	144
水稲・七分つき米	4	50	
水稲・精白米・うるち米	4	50	145
水稲・精白米・もち米	4	40	144
水稲・胚芽精米	4	50	144
水稲・発芽玄米	4	50	145
水稲・半つき米	4	50	
陸稲・玄米	4	50	
陸稲・七分つき米	4	50	
陸稲・精白米	4	50	
陸稲・半つき米	4	50	
五分かゆ・水稲・玄米	4	230	
五分かゆ・水稲・七分つき米	4	230	
五分かゆ・水稲・精白米	4	220	147

食品名	群別	1点実用値	ページ
五分かゆ・水稲・半つき米	4	230	
昆布茶	4	80	198
昆布巻かまぼこ	2・C	95	65
五平餅	4	45	
ごぼう・根・生	3	120	105
ごぼう・根・ゆで	3	140	
ごま油	4	9	172
ごま・いり	4	13	170
ごま・乾	4	14	
ごま・練り	4	13	
ごま・むき	4	13	
ゴマサバ・生	2・B	55	
ごま酢	4	35	
ごまだれ	4	28	
小町麩（釜焼き麩）	4	21	160
小松菜・葉・生	3・緑	570	103
小松菜・葉・ゆで	3・緑	530	
ごま豆腐	4	100	161
ごまドレッシング・分離型	4	22	177
ごまみそ	4	30	
小麦・玄穀・国産・普通	4	24	
小麦・玄穀・輸入・硬質	4	24	
小麦・玄穀・輸入・軟質	4	23	
小麦粉			
強力粉・1等	4	22	148
強力粉・2等	4	22	
強力粉・全粒粉	4	24	151
中力粉・1等	4	22	
中力粉・2等	4	22	
薄力粉・1等	4	22	148

食品名	群別	1点実用値	ページ
薄力粉・2等	4	22	
プレミックス粉・お好み焼き用	4	23	
プレミックス粉・から揚げ用	4	24	
プレミックス粉・天ぷら用	4	23	
プレミックス粉・ホットケーキ用	4	22	
小麦粉あられ	4	17	
小麦たんぱく・粒状	4	70	
小麦たんぱく・粉末状	4	18	
小麦たんぱく・ペースト状	4	50	
小麦でんぷん	4	23	
小麦胚芽	4	19	
米			
アルファ化米・一般用	4	21	
アルファ化米・学校給食用強化品	4	21	
水稲穀粒・玄米	4	22	143
水稲穀粒・七分つき米	4	22	
水稲穀粒・精白米・インディカ米	4	22	143
水稲穀粒・精白米・うるち米	4	22	142
水稲穀粒・精白米・もち米	4	22	142
水稲穀粒・胚芽精米	4	22	
水稲穀粒・発芽玄米	4	22	143
水稲穀粒・半つき米	4	22	
陸稲穀粒・玄米	4	23	
陸稲穀粒・七分つき米	4	22	
陸稲穀粒・精白米	4	22	
陸稲穀粒・半つき米	4	23	
米粉	4	21	148
米こうじ	4	28	
米粉パン	4	30	162
米粉めん	4	30	

食品名	群別	1点実用値	ページ
米酢	4	170	211
米でんぷん	4	22	
米ぬか	4	19	146
米ぬか油	4	9	172
米みそ・甘みそ	4	35	
米みそ・赤色辛みそ	4	45	208
米みそ・淡色辛みそ	4	45	208
子持ちガレイ・生	2・B	55	41
子持ちガレイ・水煮	2・B	50	
ごれんし（スターフルーツ）	3	270	137
コロッケ			
クリームタイプ・フライ済み・冷凍	4	30	
クリームタイプ・フライ用・冷凍	4	50	
ポテトタイプ・フライ済み・冷凍	4	29	
ポテトタイプ・フライ用・冷凍	4	30	
混合ソーセージ	2・C	30	
混合プレスハム・めんよう・ラム	2・B	75	
コンソメ・固形ブイヨン	4	35	208
こんにゃく・赤こんにゃく	3	1600	
こんにゃく・板こんにゃく・精粉	3	1600	129
こんにゃく・板こんにゃく・生芋	3	1100	
こんにゃく・凍みこんにゃく・乾	3	50	
こんにゃく・凍みこんにゃく・ゆで	3	220	
こんにゃく・しらたき	3	1300	129
コンビーフ・缶詰	2・C	40	82
こんぶ			
こんぶ（まこんぶ）・乾	3	55	125
えながおにこんぶ・素干し	3	60	
がごめこんぶ・素干し	3	55	
刻み昆布	3	75	

食品名	群別	1点実用値	ページ
削り昆布	3	70	126
塩こんぶ	3	75	127
つくだ煮	3	50	124
ながこんぶ・素干し	3	55	
ほそめこんぶ・素干し	3	55	
まこんぶ・素干し	3	55	125
みついしこんぶ・素干し	3	50	
利尻こんぶ・素干し	3	60	
昆布だし	4	2000	
さ			
ザーサイ・漬物	3	350	
再仕込みしょうゆ	4	80	209
サイダー	4	200	203
サウザンアイランドドレッシング	4	19	177
サキイカ	2・B	29	
サクラエビ・素干し	2・A	26	
サクラエビ・煮干し	2・A	29	
サクラエビ・ゆで	2・A	90	51
サクラマス・生	2・B	50	
サクラマス・焼き	2・C	35	
桜もち・関西風	4	40	197
桜もち・関東風	4	35	196
さくらんぼ・缶詰	4	110	183
さくらんぼ・国産・生	3	130	130
さくらんぼ・米国産・生	3	120	
ざくろ・生	3	140	
サケ→ギンザケ・養殖・生	2・C	40	
サケ→シロサケ・生	2・B	60	42
サケ→タイセイヨウサケ・養殖・生	2・C	35	37
サケ→ベニザケ・生	2・B	60	

食品名	群別	1点実用値	ページ
酒かす	4	35	
サゴでんぷん	4	23	
サザエ・生	2・A	90	51
サザエ・焼き	2・A	80	
ささげ・全粒・乾	2	24	91
ささげ・全粒・ゆで	2	55	
笹団子	4	35	196
雑穀・五穀	4	22	153
さつま揚げ	2・C	60	64
さつま芋・塊根・皮つき・生	3	55	128
さつま芋・塊根・皮むき・生	3	60	
さつま芋・塊根・皮むき・蒸し	3	55	
さつま芋・塊根・皮むき・焼き	3	50	
さつま芋・蒸し切干	3	26	128
さつま芋・むらさき芋・塊根・皮むき・生	3	60	128
さつま芋でんぷん	4	24	
里芋・球茎・生	3	140	129
里芋・球茎・水煮	3	140	
里芋・球茎・冷凍	3	110	
里芋・セレベス・球茎・生	3	90	
里芋・セレベス・球茎・水煮	3	95	
里芋・たけのこ芋・球茎・生	3	80	
里芋・たけのこ芋・球茎・水煮	3	85	
砂糖・上白糖	4	21	166
サニーレタス・葉・生	3・緑	500	102
サバ→タイセイヨウサバ・生	2・C	25	
サバ→マサバ・生	2・C	30	37
サバ・味つけ缶詰	2・C	35	
サバ・ゴマサバ・生	2・B	55	
サバ・水煮缶詰	2・C	40	58

食品名	群別	1点実用値	ページ
サバ・みそ煮缶詰	2・C	35	
サバ・開き干し	2・C	23	
サバ節	2・A	22	
サフラワー油・ハイオレイック	4	9	172
サフラワー油・ハイリノール	4	9	
サブレ	4	17	187
ざぼん→ぶんたん・砂じょう・生	3	210	
サメ・アブラツノザメ・生	2・C	50	
サメ・フカひれ	2・A	23	
サメ・ヨシキリザメ・生	2・A	95	
さやいんげん・若ざや・生	3・緑	350	99
さやいんげん・若ざや・ゆで	3・緑	310	
さやえんどう・若ざや・生	3・緑	220	94
さやえんどう・若ざや・ゆで	3・緑	240	
サヨリ・生	2・A	85	46
さらしあん・あずき	4	21	178
さらしくじら	2・B	260	
サラダ油・大豆油／調合油／なたね油	4	9	172~173
サラダ菜・葉・生	3・緑	570	
ざらめ糖・グラニュー糖	4	21	167
ざらめ糖・白ざら糖	4	21	
ざらめ糖・中ざら糖	4	21	
サワラ・生	2・C	45	38
サワラ・焼き	2・C	40	
三温糖	4	21	
さんしょう・粉	4	21	
サンチュ・葉・生	3・緑	530	
さんとうさい・塩漬	3	400	
さんとうさい・葉・生	3・緑	570	
さんとうさい・葉・ゆで	3・緑	500	

食品名	群別	1点実用値	ページ
三杯酢	4	95	
さんぼうかん・砂じょう・生	3	180	
サンマ・味つけ缶詰	2・C	30	
サンマ・かば焼き缶詰	2・C	35	
サンマ・皮つき・生	2・C	27	36
サンマ・皮つき・焼き	2・C	30	
サンマ・皮なし・刺身	2・C	24	
サンマ・開き干し	2・C	30	
サンマ・みりん干し	2・C	20	

し

食品名	群別	1点実用値	ページ
シークヮーサー・10%果汁入り飲料	4	170	201
シークヮーサー・果汁・生	3	320	
しいたけだし	4	2000	
しいたけ・生しいたけ			
菌床栽培・生	3	420	120
菌床栽培・ゆで	3	470	
原木栽培・生	3	350	
原木栽培・ゆで	3	420	
しいたけ・干ししいたけ(どんこ、香信)・乾	3	45	122
しいたけ・干ししいたけ(どんこ、香信)・ゆで	3	190	123
しい(椎実)・生	4	30	
シイラ・生	2・A	75	
シェーブル(やぎチーズ)	1	27	32
塩	4	—	
塩イワシ・マイワシ	2・C	50	
しおがま	4	23	
塩こんぶ	3	75	127
塩ザケ・シロサケ	2・C	40	58
塩サバ	2・C	27	
塩ダラ	2・A	120	

食品名	群別	1点実用値	ページ
塩豆・えんどう	4	22	178
しか・あかしか・赤肉・生	2・A	75	79
しか・にほんじか・赤肉・生	2・B	55	
しかくまめ・若ざや・生	3	400	
ししとうがらし・果実・油いため	3・緑	150	
ししとうがらし・果実・生	3・緑	300	98
シジミ・生	2・C	130	54
シシャモ・生干し・生	2・B	50	59
シシャモ・生干し・焼き	2・B	45	
しそ・葉・生	3・緑	220	94
しそ・実・生	3・緑	200	
シタビラメ・生	2・A	85	46
しめんちょう・肉・皮なし・生	2・A	75	79
シチュー・ビーフ・レトルトパウチ	4	70	
シナモン・粉	4	22	
じねんじょ・塊根・生	3	65	
シバエビ・生	2・A	95	52
渋抜き柿	3	130	
シベリア	4	27	194
シマアジ・養殖・生	2・B	50	40
凍みこんにゃく・乾	3	27	
凍みこんにゃく・ゆで	3	220	
しめサバ	2・C	24	
しめじ類・はたけしめじ・生	3	530	
しめじ類・はたけしめじ・ゆで	3	470	
しめじ類・ぶなしめじ・生	3	440	121
しめじ類・ぶなしめじ・ゆで	3	380	
しめじ類・ほんしめじ・生	3	670	
しめじ類・ほんしめじ・ゆで	3	500	
シャーベット	4	65	185

食品名	群別	1点実用値	ページ
ジャイアントコーン・フライ味つけ	4	18	
じゃが芋・塊茎・生	3	110	129
じゃが芋・塊茎・水煮	3	110	
じゃが芋・塊茎・蒸し	3	95	
じゃが芋でんぷん(かたくり粉)	4	24	151
シャコ・ゆで	2・A	80	50
ジャムパン	4	27	165
シュークリーム	4	35	196
充てん豆腐	2	140	
しゅうまいの皮	4	27	161
しゅうまい・冷凍	4	35	
じゅうろくささげ・若ざや・生	3・緑	330	
じゅうろくささげ・若ざや・ゆで	3・緑	270	
春菊・葉・生	3・緑	360	99
春菊・葉・ゆで	3・緑	300	
じゅんさい・若葉・水煮びん詰	3	1600	
しょうが・おろし	4	190	
しょうが・粉	4	22	
しょうが・根茎・生	3	270	
しょうが・漬物・甘酢漬	3	160	
しょうが・漬物・酢漬	3	420	
紹興酒	4	65	205
上新粉	4	22	149
焼酎・単式蒸留しょうちゅう	4	55	204
焼酎・連続式蒸留しょうちゅう	4	80	204
ショートケーキ(果実なし)	4	24	192
ショートニング・家庭用	4	9	174
ショートニング・業務用・製菓	4	9	
ショートニング・業務用・フライ	4	9	
上白糖・砂糖	4	21	166

食品名	群別	1点実用値	ページ
しょうゆ・うす口しょうゆ	4	150	210
しょうゆ・濃い口しょうゆ	4	110	210
しょうゆ・再仕込みしょうゆ	4	80	209
しょうゆ・白しょうゆ	4	90	
しょうゆせんべい	4	21	190
しょうゆ豆	4	40	
食塩	4	—	
食塩不使用バター	4	10	174
食パン	4	30	163
植物油脂類	4	9	
ショルダーハム	2・C	35	
ショルダーベーコン	2・C	45	82
シラウオ・生	2・B	100	48
白子・マダラ・生	2・A	130	63
シラス・生	2・A	110	
シラス干し・半乾燥品	2・A	40	58
シラス干し・微乾燥品	2・A	70	60
しらたき	3	1300	129
白玉粉	4	22	149
しろぬひ・砂じょう・生	3	160	
しるこ・こしあん	4	35	
しるこ・つぶしあん	4	45	
シルバー・果実・生	2・C	50	
しろうり・果実・生	3	530	
しろうり・漬物・塩漬	3	500	
しろうり・漬物・奈良漬	3	50	
白きくらげ・乾	3	50	
白きくらげ・ゆで	3	570	
白酒	4	35	
シロサケ			

食品名	群別	1点実用値	ページ
新巻き・生	2・B	50	59
新巻き・焼き	2・B	40	
イクラ	2・C	29	62
塩ザケ	2・C	40	58
スジコ	2・C	28	62
生	2・B	60	42
水煮	2・A	55	
水煮缶詰	2・C	45	59
めふん	2・A	100	
焼き	2・B	45	
白ざら糖・ざらめ糖	4	21	
白しょうゆ	4	90	
白身フライ・フライ済み・冷凍	4	27	
白身フライ・フライ用・冷凍	4	55	
ジン	4	28	204
人乳	1	120	
酢			
果実酢・バルサミコ酢	4	80	
果実酢・ぶどう酢	4	360	211
果実酢・りんご酢	4	310	
穀物酢	4	320	211
米酢	4	170	211
スイーティー（オロブランコ）・砂じょう	3	200	135
スイートコーン（とうもろこし類）			
缶詰・クリームスタイル	3	95	117
缶詰・ホールカーネルスタイル	3	100	117
未熟種子・カーネル・冷凍	3	80	117
未熟種子・電子レンジ調理	3	75	
未熟種子・生	3	85	105

食品名	群別	1点実用値	ページ
未熟種子・穂軸つき・冷凍	3	80	
未熟種子・ゆで	3	80	
スイートワイン	4	60	205
すいか・赤肉種・生	3	220	137
すいか・黄肉種・生	3	220	
すいか（種実）・いり味つけ	4	15	181
ずいき・生・生ずいき	3	500	
ずいき・生ずいき・ゆで	3	670	
ずいき・干しずいき・乾	3	35	
ずいき・干しずいき・ゆで	3	620	
すいぜんじのり・素干し・水もどし	3	1100	
すきダラ・スケトウダラ	2・A	45	
すぐき菜・すぐき漬	3	240	
すぐき菜・根・生	3	380	
すぐき菜・葉・生	3・緑	310	
スケトウダラ・すきみダラ	2・A	45	
スケトウダラ・すり身	2・A	80	
スケトウダラ・生	2・A	110	49
すし酢・ちらし・稲荷用	4	55	
すし酢・にぎり用	4	110	
すし酢・巻き寿司・箱寿司用	4	75	
スジコ・シロサケ	2・C	28	62
スズキ・生	2・B	65	42
すずめ・肉・骨・皮つき・生	2・B	60	
スターフルーツ・生	3	270	137
すだち・果汁・生	3	400	
すだち・果皮・生	3	120	
ズッキーニ・果実・生	3	570	114
すっぽん・肉・生	2・C	40	
スナップえんどう・若ざや・生	3	190	106

食品名	群別	1点実用値	ページ
スパゲッティ・マカロニ・乾	4	21	154
スパゲッティ・マカロニ・ゆで	4	50	157
スポーツドリンク	4	380	
スポンジケーキ	4	27	194
す巻かまぼこ	2・B	90	
酢みそ	4	35	
スモークサーモン	2・B	50	60
スモークタン	2・C	28	81
スモークレバー	2・B	40	82
するめ	2・A	24	56
スルメイカ			
胴・皮なし・刺身	2・A	95	
生	2・A	95	52
水煮	2・A	80	
耳・足・生	2・A	100	
焼き	2・A	75	
ズワイガニ・生	2・A	130	
ズワイガニ・水煮缶詰	2・A	110	61
ズワイガニ・ゆで	2・A	120	54
せ			
成鶏→にわとり・成鶏	2		
成形ポテトチップス	4	15	186
清酒・吟醸酒	4	75	206
清酒・純米吟醸酒	4	80	206
清酒・純米酒	4	80	206
清酒・普通酒	4	75	205
清酒・本醸造酒	4	75	205
精製塩・(家庭用、業務用)	4	—	
生乳・ジャージー種	1	100	28
生乳・ホルスタイン種	1	120	

食品名	群別	1点実用値	ページ
精白米・うるち米・ごはん	4	50	145
精白米・おもゆ	4	380	
精白米・かゆ	4	110	
精白米・米・うるち米	4	22	142
西洋かぼちゃ・果実・生	3・緑	90	92
西洋かぼちゃ・果実・ゆで	3・緑	85	
西洋かぼちゃ・果実・冷凍	3・緑	95	
西洋なし・缶詰	4	95	182
西洋なし・生	3	150	
セージ・粉	4	21	
赤色辛みそ・米みそ	4	45	208
赤飯	4	40	146
せとか・砂じょう・生	3	170	
セミドライソーセージ	2・C	24	
セミノール・砂じょう・生	3	160	
ゼラチン	2・A	23	
せり・茎葉・生	3・緑	470	
せり・茎葉・ゆで	3・緑	440	
ゼリー・オレンジ	4	90	185
ゼリー・コーヒー	4	170	
ゼリー・ミルク	4	75	
ゼリー・ワイン	4	120	
ゼリーキャンディ	4	24	192
ゼリービーンズ	4	22	192
セレベス・球茎・水煮	3	95	
セロリ・葉柄・生	3	530	113
せん茶・浸出液	4	4000	
せん茶・茶	4	24	
全粉乳	1	16	
せんべい			

食品名	群別	1点実用値	ページ
小麦粉せんべい・磯部せんべい	4	21	189
小麦粉せんべい・かわらせんべい	4	20	189
小麦粉せんべい・南部せんべい・ごま入り	4	19	
小麦粉せんべい・南部せんべい・落花生入り	4	19	
小麦粉せんべい・巻きせんべい	4	20	189
米菓・揚げせんべい	4	17	
米菓・甘辛せんべい	4	21	191
米菓・あられ	4	21	191
米菓・しょうゆせんべい	4	21	190
ぜんまい・生ぜんまい・若芽・生	3	280	
ぜんまい・生ぜんまい・若芽・ゆで	3	380	
ぜんまい・干しぜんまい・干し若芽・乾	3	27	
ぜんまい・干しぜんまい・干し若芽・ゆで	3	280	
そ			
ソウダガツオ・生	2・A	60	
そうめん・ひやむぎ・乾	4	22	154
そうめん・ひやむぎ・ゆで	4	65	158
そうめんかぼちゃ・果実・生	3	330	
ソース・ウスターソース	4	70	209
ソース・中濃ソース	4	60	
ソース・濃厚ソース	4	60	208
ソーセージ・ウインナー	2・C	25	80
ソーセージ・混合	2・C	30	
ソーセージ・セミドライ	2・C	24	
ソーセージ・ドライ	2・C	16	80
ソーセージ・生	2・C	29	81
ソーセージ・フランクフルト	2・C	27	81
ソーセージ・ボロニア	2・C	30	
ソーセージ・リオナ	2・C	40	
ソーセージ・レバー	2・C	22	

食品名	群別	1点実用値	ページ
ソーダクラッカー	4	19	
即席すまし汁	4	40	
即席中華めん・油揚げ	4	17	154
即席中華めん・油揚げ味つけ	4	18	
即席中華めん・非油揚げ	4	22	
即席みそ・粉末タイプ	4	23	
即席みそ・ペーストタイプ	4	60	
そば粉・全層粉	4	22	149
そば粉・中層粉	4	22	
そば粉・内層粉	4	22	
そば粉・表層粉	4	22	
そば・生	4	29	156
そばボーロ	4	20	189
そば米	4	22	
そば・ゆで	4	60	157
ソフトクリーム	4	55	
ソフトタイプマーガリン・家庭用	4	10	174
ソフトタイプマーガリン・業務用	4	10	
ソフト豆腐	2	140	89
ソフトビスケット	4	15	
そら豆・おたふく豆	4	30	178
そら豆・しょうゆ豆	4	40	
そら豆・全粒・乾	2	23	90
そら豆・ふき豆	4	30	
そら豆・フライビーンズ	4	17	178
そら豆・未熟豆・生	3	75	104
そら豆・未熟豆・ゆで	3	70	

た

食品名	群別	1点実用値	ページ
タアサイ・葉・生	3・緑	620	
タアサイ・葉・ゆで	3・緑	620	
タイ			
キダイ	2・A	75	
クロダイ	2・B	55	41
チダイ	2・A	75	
マダイ・天然・生	2・B	55	41
マダイ・養殖・皮つき・生	2・C	45	
マダイ・養殖・皮つき・水煮	2・C	40	
マダイ・養殖・皮つき・焼き	2・C	40	
マダイ・養殖・皮なし・刺身	2・B	55	
大根			
たくあん漬・塩押し	3	130	
たくあん漬・干し	3	300	
ぬかみそ漬	3	270	
根・皮つき・生	3	440	111
根・皮つき・ゆで	3	440	
根・皮むき・生	3	440	
根・皮むき・ゆで	3	440	
葉・生	3・緑	320	
葉・ゆで	3・緑	320	
福神漬	3	60	
べったら漬	3	140	
みそ漬	3	100	
守口漬	3	45	
たいさい・塩漬	3	400	
たいさい・葉・生	3・緑	500	
タイショウエビ・生	2・A	85	
だいじょ・塊根・生	3	75	
大豆			
油揚げ	2	20	85
油揚げ・油抜き・生	2	28	
油揚げ・油抜き・ゆで	2	45	
いり大豆・青大豆	2	18	
いり大豆・黄大豆	2	18	84
いり大豆・黒大豆	2	18	
おから・乾燥	2	19	
きな粉・全粒大豆・青大豆	2	19	
きな粉・全粒大豆・黄大豆	2	18	84
きな粉・脱皮大豆・黄大豆	2	18	
凍り豆腐・水煮	2	70	
全粒・国産・黄大豆・乾	2	19	85
全粒・国産・黄大豆・蒸し	2	40	87
全粒・国産・黄大豆・ゆで	2	45	87
全粒・国産・黒大豆・乾	2	19	85
全粒・中国産・黄大豆・乾	2	19	
全粒・ブラジル産・黄大豆・乾	2	18	
全粒・米国産・黄大豆・乾	2	18	
水煮缶詰・黄大豆	2	55	
蒸し大豆・黄大豆	2	40	87
湯葉・生	2	35	86
湯葉・干し・乾	2	15	84
湯葉・干し・湯戻し	2	50	
ろくじょう豆腐	2	23	
大豆油	4	9	172
大豆たんぱく			
繊維状大豆たんぱく	2	21	
粒状大豆たんぱく	2	22	
濃縮大豆たんぱく	2	22	
分離大豆たんぱく・塩分調整	2	21	
分離大豆たんぱく・塩分無調整タイプ	2	21	
大豆胚芽	2	18	

食品名	群別	1点実用値	ページ
大豆もやし・生	3	220	107
大豆もやし・ゆで	3	240	
タイセイヨウアジ→ニシマアジ・生	2・C	45	
タイセイヨウサケ・養殖・生	2・C	35	37
タイセイヨウサケ・養殖・焼き	2・C	27	
タイセイヨウサバ・生	2・C	25	
タイセイヨウサバ・水煮	2・C	23	
タイセイヨウサバ・焼き	2・C	22	
だいだい・果汁・生	3	330	
大福もち	4	35	196
タイム・粉	4	23	
タイラガイ・貝柱・生	2・A	80	50
タカサゴ・生	2・A	80	45
高菜漬	3	240	
高菜・葉・生	3・緑	380	
タカベ・生	2・C	50	
たけあずき・乾→つるあずき・乾	2	23	90
竹の子・水煮缶詰	3	350	118
竹の子・めんま・塩蔵・塩抜き	3	420	
竹の子・若茎・生	3	310	
竹の子・若茎・ゆで	3	270	
たけのこ芋・球茎・生	3	80	
たけのこ芋・球茎・水煮	3	85	
タコ			
イイダコ・生	2・A	110	
マダコ・生	2・A	110	
マダコ・ゆで	2・A	80	50
だし			
カツオ昆布だし	4	4000	
カツオだし	4	2700	

食品名	群別	1点実用値	ページ
顆粒おでん用	4	50	
顆粒中華だし	4	40	
顆粒和風だし	4	35	
固形ブイヨン	4	35	208
昆布だし	4	2000	
しいたけだし	4	2000	
中華だし	4	2700	
鶏がらだし	4	1100	
煮干しだし	4	8000	
めんつゆ・三倍濃縮	4	80	209
めんつゆ・ストレート	4	180	210
洋風だし	4	1300	
だし入りみそ	4	40	
だししょうゆ	4	220	
だし巻卵	1	65	
たたみイワシ	2・A	22	56
タチウオ・生	2・C	30	36
脱脂乳	1	240	
脱脂粉乳	1	22	29
だて巻	2・C	40	64
タニシ・生	2・B	100	
タピオカ→キャッサバでんぷん	4	23	
タピオカパール・乾	4	23	161
タピオカパール・ゆで	4	130	161
卵→うこっけい卵・全卵・生	1	45	
卵→うずら卵・全卵・生	1	45	34
卵→鶏卵・全卵・生	1	55	35
卵豆腐	1	100	35
たまご焼・厚焼きたまご	1	55	
たまご焼・だし巻たまご	1	65	

食品名	群別	1点実用値	ページ
玉ねぎ・葉たまねぎ・りん茎及び葉・生	3	220	
玉ねぎ・りん茎・生	3	220	106
玉ねぎ・りん茎・水さらし	3	310	
玉ねぎ・りん茎・ゆで	3	260	
たまりしょうゆ	4	70	209
たもぎたけ・生	3	500	
タラ			
スケトウダラ・すきみダラ	2・A	45	
スケトウダラ・すり身	2・A	80	
スケトウダラ・生	2・A	110	49
マダラ・塩ダラ	2・A	120	
マダラ・白子・生	2・A	130	63
マダラ・でんぶ	2・C	29	57
マダラ・生	2・A	100	48
マダラ・干しダラ	2・A	25	57
マダラ・焼き	2・A	75	
タラコ・生	2・B	55	63
タラコ・焼き	2・B	45	
たらのめ・若芽・生	3・緑	300	
たらのめ・若芽・ゆで	3・緑	310	
タラバガニ・生	2・A	140	
タラバガニ・水煮缶詰	2・A	90	61
タラバガニ・ゆで	2・A	100	53
タルト（いちごタルト）	4	30	195
タルト（シベリア）	4	27	194
タルト（和菓子）	4	27	194
炭酸飲料・果実色	4	160	199
炭酸飲料・コーラ	4	170	201
炭酸飲料・サイダー	4	200	203
淡色辛みそ・米みそ	4	40	208

食品名	群別	1点実用値	ページ
ち			
チーズケーキ・ベイクドチーズケーキ	4	25	
チーズケーキ・レアチーズケーキ	4	22	192
チーズスプレッド	1	26	32
チーズ・ナチュラルチーズ			
エダム	1	22	31
エメンタール	1	19	31
カテージ	1	75	33
カマンベール	1	26	32
クリーム	1	23	31
ゴーダ	1	21	31
チェダー	1	19	31
パルメザン	1	17	31
ブルー	1	23	31
マスカルポーネ	1	27	32
モッツァレラ	1	29	33
やぎ（シェーブル）	1	27	32
リコッタ	1	50	33
チーズ・プロセスチーズ	1	24	32
チーズホエーパウダー	1	22	
チェダーチーズ	1	19	31
チェリモヤ・生	3	100	
チカ・生	2・A	90	
チキンナゲット	2・C	40	
ちくわぶ	4	45	
竹輪→焼き竹輪	2・C	65	64
チコリ・若芽・生	3	500	112
チダイ・生	2・A	75	
ちまき	4	50	
ちゃつう	4	24	193

食品名	群別	1点実用値	ページ
チューインガム・板ガム	4	21	191
チューインガム・糖衣ガム	4	21	190
チューインガム・風船ガム	4	21	
中華スタイル即席カップめん・油揚げ	4	18	154
中華スタイル即席めん・油揚げ・焼きそば	4	18	
中華スタイル即席カップめん・非油揚げ	4	23	
中華だし	4	2700	
中華風合わせ酢	4	55	
中華風クッキー	4	15	
中華まんじゅう・あんまん	4	29	165
中華まんじゅう・肉まん	4	30	165
中華めん・生	4	28	156
中華めん・ゆで	4	55	157
中国栗・甘栗	4	35	181
中国なし・生	3	170	
中ざら糖・ざらめ糖	4	60	
中濃ソース	4	60	
調合油	4	9	173
チョウセンハマグリ・生	2・B	190	
チョココロネ	4	24	164
チョコパン・薄皮タイプ	4	23	
チョコレート・カバーリング	4	16	
チョコレート・ホワイト	4	14	186
チョコレート・ミルク	4	14	186
チョップドハム	2・C	60	
チリソース	4	70	
チリパウダー	4	21	
チリペッパーソース	4	150	
青梗菜・葉・生	3・緑	890	103
青梗菜・葉・ゆで	3・緑	670	

食品名	群別	1点実用値	ページ
つ			
つくし・胞子茎・生	3・緑	210	
つくし・胞子茎・ゆで	3・緑	240	
つくね（にわとり）	2・C	35	
粒ウニ	2・C	45	62
つぶしあん（あずき）	4	35	179
つぶしあん・しるこ	4	45	
ツブ・生	2・A	95	
つまみ菜・葉・生	3・緑	400	100
つみれ	2・C	70	64
つるあずき・乾	2	23	90
つる菜・茎葉・生	3・緑	530	
つるむらさき・茎葉・生	3・緑	620	
つるむらさき・茎葉・ゆで	3・緑	530	
つわぶき・葉柄・生	3	380	
つわぶき・葉柄・ゆで	3	500	
て			
デニッシュペストリー	4	19	164
手延そうめん・手延ひやむぎ・乾	4	23	
手延そうめん・手延ひやむぎ・ゆで	4	65	
デミグラスソース	4	100	
寺納豆	2	30	
テラピア・生	2・B	60	
照りしょうゆ	4	45	
てんぐさ・角寒天	3	50	125
てんぐさ・粉寒天	3	50	124
てんぐさ・素干し	3	55	
天ぷら用バッター	4	60	
でんぷ・マダラ	2・C	29	57
でんぷん			

食品名	群別	1点実用値	ページ
かたくり粉→じゃが芋でんぷん	4	24	151
キャッサバでんぷん	4	23	
くずでんぷん	4	23	
コーンスターチ→とうもろこしでんぷん	4	23	
小麦でんぷん	4	23	
米でんぷん	4	22	
サゴでんぷん	4	23	
さつま芋でんぷん	4	24	
じゃが芋でんぷん	4	24	151
タピオカ→キャッサバでんぷん			
とうもろこしでんぷん	4	23	
でんぷん製品			
くずきり・乾	4	22	
くずきり・ゆで	4	60	
タピオカパール・乾	4	23	161
タピオカパール・ゆで	4	130	161
でんぷんめん・乾	4	23	155
でんぷんめん・乾・ゆで	4	95	159
普通はるさめ・乾	4	23	155
普通はるさめ・ゆで	4	100	159
緑豆はるさめ・乾	4	22	155
緑豆はるさめ・ゆで	4	95	159
でんぷんめん・生	4	60	
でんぷんめん・乾	4	23	155
でんぷんめん・乾・ゆで	4	95	159
テンペ	2	40	87
テンメンジャン	4	30	

と

食品名	群別	1点実用値	ページ
糖衣ガム	4	21	190
とうがらし・果実・乾	3	23	
とうがらし・果実・生	3・緑	85	92
とうがらし・粉	4	19	
とうがらし・葉・果実・油いため	3・緑	95	
とうがらし・葉・果実・生	3・緑	230	
とうがん・果実・生	3	500	113
とうがん・果実・ゆで	3	500	
とうな(蕓菜)→みずかけ菜・葉・生	3・緑	320	
豆乳	2	170	89
豆乳飲料・麦芽コーヒー	4	130	
豆乳・調製豆乳	2	130	
豆板醤	4	130	210
豆腐			
沖縄豆腐	2	75	88
絹ごし豆腐	2	140	89
ごま豆腐	4	100	161
充てん豆腐	2	140	
ソフト豆腐	2	140	89
もめん豆腐	2	110	88
ゆし豆腐	2	160	89
豆腐竹輪・蒸し	2	65	
豆腐竹輪・焼き	2	60	
豆腐よう	2	40	87
とうまんじゅう	4	27	
トウミョウ・茎葉・生	3・緑	300	
トウミョウ・芽ばえ・生	3・緑	330	98
トウミョウ・芽ばえ・ゆで	3・緑	300	
道明寺粉	4		
とうもろこし・玄穀・黄色種	4	22	149
とうもろこし・玄穀・白色種	4	23	
とうもろこし・コーングリッツ 白色種	4	23	

食品名	群別	1点実用値	ページ
とうもろこし・コーンフラワー 白色種	4	22	
とうもろこし・コーンミール 白色種	4	22	
とうもろこしでん粉(コーンスターチ)	4	23	
とうもろこし油	4	9	173
とうもろこし類→スイートコーン各種	3		
トコブシ・生	2・A	95	52
ところてん	3	4000	
とさかのり・青とさか・塩蔵・塩抜き	3	620	
とさかのり・赤とさか・塩蔵・塩抜き	3	570	
ドジョウ・生	2・A	100	49
ドジョウ・水煮	2・A	95	
とち(橡)実・蒸し	4	50	
トビウオ・生	2・A	85	46
トマト			
果実・生	3・緑	420	101
缶詰・トマトジュース・食塩無添加	3・緑	470	119
缶詰・ホール・食塩無添加	3	400	119
缶詰・ミックスジュース・食塩無添加	3・緑	470	
トマトケチャップ	4	65	208
トマトジュース・缶詰・食塩無添加	3・緑	470	119
トマトソース	4	180	
トマトピューレー	4	200	
トマトペースト	4	90	
トマトミックスジュース・缶詰・食塩添加	3・緑	470	
トマピー・果実・生	3・緑	260	
ドライソーセージ	2・C	16	80
ドラゴンフルーツ	3	160	132
トラフグ・養殖・生	2・A	95	48
どら焼き	4	28	194
ドリアン・生	3	60	

食品名	群別	1点実用値	ページ
トリガイ・斧足・生	2・B	95	52
鶏がらだし	4	1100	
鶏肉→にわとり各種	2		
ドレッシング・ごまドレッシング	4	22	177
ドレッシング・和風ドレッシング	4	40	177
トレビス・葉・生	3	440	111
ドロップ	4	20	188
どんぶり・ゆで	3・緑	90	

な

食品名	群別	1点実用値	ページ
長芋・塊根・生	3	120	129
長芋・塊根・水煮	3	140	
ながこんぶ・素干し	3	55	
ながさき白菜・葉・生	3・緑	620	
ながさき白菜・葉・ゆで	3・緑	440	
なし			
西洋なし・缶詰	4	95	182
西洋なし・生	3	150	
中国なし・生	3	170	
日本なし・缶詰	4	100	
日本なし・生	3	190	134
なす			
果実・生	3	360	109
果実・ゆで	3	420	
漬物・からし漬	3	70	
漬物・こうじ漬	3	100	
漬物・塩漬	3	350	
漬物・しば漬	3	270	
漬物・ぬかみそ漬	3	300	
米なす・果実・素揚げ	3	45	
米なす・果実・生	3	360	110

食品名	群別	1点実用値	ページ
なずな・葉・生	3・緑	220	
ナタデココ・ココナッツ	4	110	183
なたね油	4	9	173
ナチュラルチーズ→チーズ・ナチュラルチーズ	1		31～33
納豆			
糸引き納豆	2	40	86
五斗納豆	2	35	
寺納豆	2	30	
挽きわり納豆	2	40	86
夏みかん・缶詰	4	100	
夏みかん・砂じょう・生	3	200	
なつめ・乾	3	28	140
ナツメグ・粉	4	14	
なつめやし・乾	3	30	141
なばな・洋種・茎葉・生	3・緑	230	94
なばな・洋種・茎葉・ゆで	3・緑	260	
なばな・和種・花らい・茎・生	3・緑	240	95
なばな・和種・花らい・茎・ゆで	3・緑	290	
生揚げ	2	55	88
生芋こんにゃく	3	1100	
生ウニ→ウニ・生ウニ	2・B	65	63
ナマコ・このわた	2・A	130	
ナマコ・生	2・A	350	
生しいたけ・菌床栽培・生	3	420	120
生しいたけ・菌床栽培・ゆで	3	470	
生しいたけ・原木栽培・生	3	350	
生しいたけ・原木栽培・ゆで	3	420	
ナマズ・生	2・C	50	
生ソーセージ	2・C	29	81
生パスタ・生	4	30	

食品名	群別	1点実用値	ページ
生ハム・促成	2・C	30	81
生ハム・長期熟成	2・C	30	81
生麩	4	50	
生八つ橋・あん入り	4	29	195
なまり	2・A	60	60
なまり節	2・A	45	
並塩	4	—	
なめこ・生	3	530	121
なめこ・水煮缶詰	3	890	
なめこ・ゆで	3	570	
奈良漬	3	50	
なると	2・C	100	65
ナン	4	30	163
南部せんべい・ごま入り	4	19	
南部せんべい・落花生入り	4	19	
ナンプラー	4	170	

に

食品名	群別	1点実用値	ページ
にがうり・果実・油いため	3	160	
にがうり・果実・生	3	470	112
ニギス・生	2・A	90	
肉まん	4	30	165
ニシマアジ・生	2・C	45	
ニシマアジ・水煮	2・C	45	
ニシマアジ・焼き	2・C	40	
ニジマス・海面養殖・皮つき・生	2・C	35	
ニジマス・海面養殖・皮つき・焼き	2・C	35	
ニジマス・海面養殖・皮なし・刺身	2・C	40	
ニジマス・淡水養殖・皮つき・生	2・B	65	43
ニシン・くん製	2・C	26	
ニシン・生	2・C	35	37

食品名	群別	1点実用値	ページ
ニシン・開き干し	2・C	30	
ニシン・身欠きにしん	2・C	35	57
二杯酢	4	140	
煮干し・カタクチイワシ	2・A	24	
煮干しだし	4	8000	
日本かぼちゃ・果実・生	3・緑	160	92
日本かぼちゃ・果実・ゆで	3・緑	130	
日本栗・甘露煮	4	35	181
日本栗・生	4	50	171
日本栗・ゆで	4	50	
日本酒→清酒	4		
にほんじか・赤肉・生	2・B	55	
日本すもも・生	3	180	
日本なし・缶詰	4	100	
日本なし・生	3	190	134
乳飲料・コーヒー	4	140	199
乳飲料・フルーツ	4	170	200
乳酸菌飲料・殺菌乳製品	4	35	199
乳酸菌飲料・乳製品	4	110	199
乳酸菌飲料・非乳製品	4	140	
乳児用調製粉乳	1	16	
乳用肥育牛肉→うし・乳用肥育牛肉(国産牛肉)	2		
にら・黄にら・葉・生	3	440	111
にら・葉・生	3・緑	380	100
にら・葉・ゆで	3・緑	260	
にら・花にら・花茎・花らい・生	3・緑	300	97
にわとり			
皮・むね・生	2・C	16	74
皮・もも・生	2・C	16	74
肝臓（レバー）・生	2・B	70	76

食品名	群別	1点実用値	ページ
筋胃（砂ぎも）・生	2・A	85	77
心臓（はつ）・生	2・C	40	
チキンナゲット	2・C	40	
つくね	2・C	35	
軟骨・生	2・A	150	77
ひき肉・生	2・C	45	75
にわとり・成鶏			
ささ身・生	2・A	70	
手羽・皮つき・生	2・C	40	
むね・皮つき・生	2・C	35	
むね・皮なし・生	2・C	65	
もも・皮つき・生	2・C	30	
もも・皮なし・生	2・B	60	
にわとり・若鶏			
ささ身・生	2・A	75	77
ささ身・焼き	2・A	65	
ささ身・ゆで	2・A	65	
手羽・皮つき・生	2・C	40	
手羽先・皮つき・生	2・C	35	75
手羽元・皮つき・生	2・C	40	75
むね・皮つき・生	2・B	55	76
むね・皮なし・生	2・A	70	76
もも・皮つき・生	2・C	40	75
もも・皮つき・焼き	2・C	35	
もも・皮つき・ゆで	2・C	35	
もも・皮なし・生	2・B	65	76
もも・皮なし・焼き	2・B	50	
もも・皮なし・ゆで	2・B	50	
にんじん			
きんときにんじん・根・皮つき・生	3・緑	180	93

食品名	群別	1点実用値	ページ
きんときにんじん・根・皮つき・ゆで	3・緑	190	
きんときにんじん・根・皮むき・生	3・緑	180	
きんときにんじん・根・皮むき・ゆで	3・緑	180	
ジュース・缶詰	3・緑	290	118
根・皮・生	3・緑	260	
根・皮つき・生	3・緑	210	93
根・皮つき・ゆで	3・緑	220	
根・皮むき・生	3・緑	220	
根・皮むき・ゆで	3・緑	220	
根・冷凍	4	230	
ミニキャロット・根・生	3・緑	250	95
にんにく・おろし	4		
にんにく・ガーリックパウダー・(食塩添加、食塩無添加)	4	21	
にんにく・りん茎・生	3	60	104
ぬ			
ぬめりすぎたけ・生	3	530	
ね			
ネーブル・砂じょう・生	3	170	133
ねぎ・こねぎ・葉・生	3・緑	300	97
ねぎ・根深ねぎ・葉・軟白・生	3	240	107
ねぎ・根深ねぎ・葉・軟白・ゆで	3	290	
ねぎ・葉ねぎ・葉・生	3・緑	270	
ネクタリン・生	3	190	
根深ねぎ・葉・軟白・生	3	240	107
根深ねぎ・葉・軟白・ゆで	3	290	
根みつば・葉・ゆで	3・緑	400	
練りウニ	2・C	45	
ねりきり	4	30	195
練りみそ	4	29	
練りようかん	4	27	194

食品名	群別	1点実用値	ページ
の			
濃厚ソース	4	60	208
野沢菜・塩漬	3	440	
野沢菜・調味漬	3	350	
野沢菜・葉・生	3・緑	500	
のびる・りん茎葉・生	3・緑	120	
のり・あまのり・味つけのり	3	22	
のり・あまのり・干しのり	3	45	
のり・あまのり・焼きのり	3	45	124
のりのつくだ煮→ひとえぐさ(のり)・つくだ煮	3	50	124
は			
ハードビスケット	4	19	188
パーム核油、パーム油	4	9	
パイ・生	2・A	90	51
胚芽精米・ごはん	4	50	145
胚芽精米・米	4	22	142
パイ皮	4	18	
パインアップル			
果実飲料・10%果汁入り飲料	4	160	
果実飲料・50%果汁入り飲料	4	160	
果実飲料・ストレートジュース	4	200	202
果実飲料・濃縮還元ジュース	4	200	
缶詰	4	95	182
砂糖漬	4	23	
生	3	160	132
バカガイ・生	2・A	130	
白菜・結球葉・生	3	570	114
白菜・結球葉・ゆで	3	620	
白菜・漬物・キムチ	3	170	118
白菜・漬物・塩漬	3	500	

食品名	群別	1点実用値	ページ
パクチョイ・葉・生	3・緑	530	
葉しょうが・根茎・生	3	730	
バジル・粉	4	26	
バジル・葉・生	3・緑	330	
はす→れんこん・根茎・生	3	120	105
ハスカップ・生	3	150	
はす(種実)・成熟・乾	4	23	171
はす(種実)・成熟・ゆで	4	60	
はす(種実)・未熟・生	4	95	
ハゼ・甘露煮	2・C	30	
ハゼ・つくだ煮	2・C	28	
ハゼ・生	2・A	95	
パセリ・乾	4	23	
パセリ・葉・生	3・緑	190	93
バター・食塩不使用バター	4	10	174
バター・発酵バター	4	11	175
バター・有塩バター	4	11	175
バターケーキ	4	18	187
バタースコッチ	4	19	188
バターピーナッツ	4	14	180
葉大根・葉・生	3・緑	440	
はたけしめじ・生	3	530	
はたけしめじ・ゆで	3	470	
ハタハタ・生	2・C	70	
ハタハタ・生干し	2・C	50	
葉たまねぎ・りん茎及び葉・生	3	220	
はち・はちの子・缶詰	2・C	30	
はちみつ	4	27	168
発芽玄米・米	4	22	143
発芽玄米・ごはん	4	50	144

食品名	群別	1点実用値	ページ
二十日大根・根・生	3	530	113
発酵バター	4	11	175
はっさく・砂じょう・生	3	180	133
パッションフルーツ・果汁・生	3	130	
発泡酒	4	180	207
はと・肉・皮なし・生	2・B	55	
はとむぎ・精白粒	4	22	
バナナ・乾	3	27	138
バナナ・生	3	95	130
花にら	3・緑	300	97
バナメイエビ・養殖・生	2・A	90	51
葉にんじん・葉・生	3・緑	440	101
葉ねぎ・葉・生	3・緑	270	
パパイア・完熟・生	3	210	136
パパイア・未熟・生	3	210	136
ババロア	4	35	
パプリカ・粉	4	21	
ハマグリ・つくだ煮	2・C	35	
ハマグリ・生	2・B	210	55
ハマグリ・水煮	2・B	90	
ハマグリ・焼き	2・B	100	
ハマチ・養殖・皮つき・生	2・C	30	36
ハマチ・養殖・皮なし・刺身	2・C	40	
ハマフエフキ・生	2・A	90	47
ハム(ぶた)			
ショルダーハム	2・C	35	
チョップドハム	2・C	60	
生ハム・促成	2・C	30	81
生ハム・長期熟成	2・C	30	81
プレスハム	2・B	70	81

食品名	群別	1点実用値	ページ
骨つきハム	2・C	35	
ボンレスハム	2・B	70	
ロースハム	2・C	40	82
ハム(めんよう・ラム)・混合プレスハム	2・B	75	
ハモ・生	2・B	55	
ハヤシルウ	4	16	
はやとうり・果実・白色種・生	3	400	
はやとうり・果実・白色種・塩漬	3	400	
はやとうり・果実・緑色種・生	3	400	
バラクータ・生	2・A	65	
はらみ・生	2・C	27	72
バルサミコ酢	4	80	
はるさめ・普通はるさめ・乾	4	23	155
はるさめ・普通はるさめ・ゆで	4	100	159
はるさめ・緑豆はるさめ・乾	4	22	155
はるさめ・緑豆はるさめ・ゆで	4	95	159
はるみ・砂じょう・生	3	170	
パルメザンチーズ	1	17	31
バレンシアオレンジ			
果実飲料・30%果汁入りジュース	4	200	203
果実飲料・50%果汁入りジュース	4	170	
果実飲料・ストレートジュース	4	190	202
果実飲料・濃縮還元ジュース	4	190	202
米国産・砂じょう・生	3	210	136
パン粉・乾燥	4	21	160
パン粉・生	4	29	
パン粉・半生	4	25	
番茶・浸出液	4	—	
ハンバーグ・冷凍	4	35	
はんぺん	2・C	85	64

食品名	群別	1点実用値	ページ
ひ			
ピータン	1	35	34
ビーツ・根・生	3	200	106
ビーツ・根・ゆで	3	180	
ピーナッツバター	4	13	180
ビーフジャーキー	2・B	25	80
ビーフン	4	21	154
ピーマン			
青ピーマン・果実・油いため	3・緑	130	
青ピーマン・果実・生	3・緑	360	99
赤ピーマン・果実・油いため	3	120	
赤ピーマン・果実・生	3・緑	270	96
黄ピーマン・果実・油いため	3	120	
黄ピーマン・果実・生	3	300	108
ビール・黒	4	170	207
ビール・スタウト	4	130	207
ビール・淡色	4	200	207
ビール風味炭酸飲料	4	1600	
ひえ	4	22	152
ひき肉・うし・生	2・C	29	67
ひき肉・にわとり・生	2・C	45	75
ひき肉・ぶた・生	2・C	35	71
挽きわり納豆	2	40	86
ピザ生地	4	30	161
ひしおみそ	2	40	
ひじき・干しひじき・ステンレス釜・乾	3	55	126
ひじき・干しひじき・ステンレス釜・ゆで	3	800	
ひじき・干しひじき・鉄釜・乾	3	55	
ひじき・干しひじき・鉄釜・ゆで	3	800	
ひし・生	4	40	

食品名	群別	1点実用値	ページ
ビスケット・ソフトビスケット	4	15	
ビスケット・ハードビスケット	4	19	188
ピスタチオ・いり味つけ	4	13	180
ひつじ→マトン、ラム	2		
ひとえぐさ・素干し	3	60	
ひとえぐさ(のり)・つくだ煮	3	50	124
ひなあられ・関西風	4	20	
ひなあられ・関東風	4	20	
ひの菜・根・茎葉・甘酢漬	3	120	
ひの菜・根・茎葉・生	3・緑	420	
ひまわり・フライ味つけ	4	13	180
ひまわり油・ハイオレイック	4	9	173
ひまわり油・ハイリノール	4	9	
ひまわり油・ミッドオレイック	4	9	
冷やし中華のたれ	4	140	
ひやむぎ・そうめん・乾	4	22	154
ひやむぎ・そうめん・ゆで	4	65	158
ピュアココア	4	30	198
ひゅうがなつ・砂じょう・生	3	240	
ひゅうがなつ・じょうのう及びアルベド・生	3	180	
氷糖みつ	4		
ひよこ豆(ガルバンゾ)・全粒・乾	2	21	90
ひよこ豆(ガルバンゾ)・全粒・フライ味つけ	4	19	
ひよこ豆(ガルバンゾ)・全粒・ゆで	2	45	
ひらたけ・生	3	400	
ひらたけ・ゆで	3	380	
ピラフ・冷凍	4	50	
ヒラマサ・生	2・B	55	
ヒラメ・天然・生	2・A	80	45
ヒラメ・養殖・皮つき・生	2・A	65	

食品名	群別	1点実用値	ページ
ヒラメ・養殖・皮なし・刺身	2・A	70	43
広島菜・塩漬	3	500	
広島菜・葉・生	3・緑	400	
びわ・缶詰	4	100	183
びわ・生	3	200	134
ビンナガマグロ・生	2・A	70	
ふ			
麩			
生麩	4	50	
焼き麩・板麩	4	21	160
焼き麩・釜焼き麩（小町麩）	4	21	160
焼き麩・車麩	4	21	160
ファットスプレッド	4	13	175
風船ガム	4	21	
フォアグラ・ゆで	2・C	16	
フカヒレ	2・A	23	
ふきのとう・花序・生	3	190	
ふきのとう・花序・ゆで	3	250	
ふき豆	4	30	
ふき・葉柄・生	3	730	115
ふき・葉柄・ゆで	3	1000	
福神漬	3	60	
福原オレンジ・砂じょう・生	3	210	
フグ・トラフグ・養殖・生	2・A	95	48
フグ・マフグ・生	2・A	95	
ふじ豆・若ざや・生	3	240	
ぶた			
胃（がつ）・ゆで	2・B	65	
肝臓（レバー）・生	2・B	65	73
子宮（こぶくろ）・生	2・A	110	

食品名	群別	1点実用値	ページ
舌（たん）・生	2・C	35	
小腸（ひも）・ゆで	2・C	45	
心臓（はつ）・生	2・C	60	73
腎臓（まめ）・生	2・C	70	
大腸・ゆで	2・C	45	
豚足・ゆで	2・C	35	72
軟骨・ゆで	2・C	35	
ひき肉・生	2・C	35	71
ぶた・大型種肉			
かた・赤肉・生	2・B	65	
かた・脂身つき・生	2・C	35	71
かた・脂身・生	4	11	
かた・皮下脂肪なし・生	2・C	45	
かたロース・赤肉・生	2・C	50	
かたロース・脂身つき・生	2・C	30	70
かたロース・脂身・生	4	12	
かたロース・皮下脂肪なし・生	2・C	35	
そともも・赤肉・生	2・B	55	
そともも・脂身つき・生	2・C	35	70
そともも・脂身・生	4	11	
そともも・皮下脂肪なし・生	2・C	45	
ばら・脂身つき・生	2・C	20	70
ヒレ・赤肉・生	2・B	60	71
もも・赤肉・生	2・A	65	
もも・脂身つき・生	2・C	45	71
もも・脂身・生	4	12	
もも・皮下脂肪なし・生	2・B	55	
もも・皮下脂肪なし・焼き	2・B	40	
もも・皮下脂肪なし・ゆで	2・B	40	
ロース・赤肉・生	2・B	55	

食品名	群別	1点実用値	ページ
ロース・脂身つき・生	2・C	30	70
ロース・脂身つき・焼き	2・C	24	
ロース・脂身つき・ゆで	2・C	24	
ロース・脂身・生	4	11	
ロース・皮下脂肪なし・生	2・C	40	
ぶた・中型種肉			
かた・赤肉・生	2・B	65	
かた・脂身つき・生	2・C	35	
かた・脂身・生	4	11	
かた・皮下脂肪なし・生	2・C	45	
かたロース・赤肉・生	2・B	55	
かたロース・脂身つき・生	2・C	30	
かたロース・脂身・生	4	11	
かたロース・皮下脂肪なし・生	2・C	35	
そともも・赤肉・生	2・B	60	
そともも・脂身つき・生	2・C	35	
そともも・脂身・生	4	11	
そともも・皮下脂肪なし・生	2・C	45	
ばら・脂身つき・生	2・C	18	
ヒレ・赤肉・生	2・A	70	
もも・赤肉・生	2・B	55	
もも・脂身つき・生	2・C	35	
もも・脂身・生	4	11	
もも・皮下脂肪なし・生	2・B	50	
ロース・赤肉・生	2・B	55	
ロース・脂身つき・生	2・C	27	
ロース・脂身・生	4	11	
ロース・皮下脂肪なし・生	2・C	35	
豚肉→ぶた各種	2		
ふだんそう・葉・生	3・緑	420	

食品名	群別	1点実用値	ページ
ふだんそう・葉・ゆで	3・緑	300	
普通牛乳	1	120	28
普通はるさめ・乾	4	23	155
普通はるさめ・ゆで	4	100	159
ぶどう			
果実飲料・10%果汁入り飲料	4	150	
果実飲料・70%果汁入り飲料	4	150	
果実飲料・ストレートジュース	4	150	
果実飲料・濃縮還元ジュース	4	170	200
缶詰	4	95	
生	3	140	131
干しぶどう	3	27	139
ぶどう油	4	9	173
ぶどうジャム	4	40	
ぶどう酒類→ワイン類	4		
ぶどう酢	4	360	211
ぶどう糖・含水結晶	4	24	
ぶどう糖・全糖	4	24	
ぶどう糖・無水結晶	4	22	167
ぶどう糖果糖液糖	4	29	
ぶどうパン	4	30	163
ぶどう豆	2	28	
フナ・甘露煮	2・C	29	
ぶなしめじ・生	3	440	121
ぶなしめじ・ゆで	3	380	
フナ・生	2・A	80	
フナ・水煮	2・A	70	
ふのり・素干し	3	55	
フライドポテト	4	35	
フライビーンズ	4	17	178

食品名	群別	1点実用値	ページ
ブラジルナッツ・フライ・味つけ	4	12	
ブラックタイガー・養殖・生	2・A	100	53
ブラックマッペもやし・生	3	530	114
ブラックマッペもやし・ゆで	3	620	
フランクフルトソーセージ	2・C	27	81
フランスパン	4	29	162
ブランデー	4	35	204
ふりかけ・たまご	4	18	
ブリ・成魚・生	2・C	30	
ブリ・成魚・焼き	2・C	26	
ブリ・ハマチ・養殖・皮つき・生	2・C	30	36
ブリ・ハマチ・養殖・皮なし・刺身	2・C	40	
ブリットル	4	15	
ブルーチーズ	1	23	31
ブルーベリー・乾	3	28	139
ブルーベリー・生	3	160	132
ブルーベリージャム	4	45	
プルーン・乾	3	35	141
プルーン・生	3	160	
プレスハム	2・B	70	83
プレッツェル	4	17	187
プレミックス粉・お好み焼き用	4	23	
プレミックス粉・から揚げ用	4	24	
フレンチドレッシング・分離型	4	20	177
プロセスチーズ	1	24	32
ブロッコリー・花序・生	3・緑	240	95
ブロッコリー・花序・ゆで	3・緑	300	
ブロッコリー・芽ばえ・生	3・緑	420	
ぶんたん・砂じょう・生	3	210	
ぶんたん・ざぼん漬	4	23	

食品名	群別	1点実用値	ページ
粉糖	4	21	
分離大豆たんぱく・塩分調整	2	21	
へ			
ベイクドチーズケーキ	4	25	
米なす・果実・素揚げ	3	45	
米なす・果実・生	3	360	110
ベーキングパウダー	4	65	
ベーグル	4	29	162
ベーコン	2・C	20	80
ベーコン・ショルダーベーコン	2・C	45	
ベーコン・ロースベーコン	2・C	40	
ヘーゼルナッツ・フライ味つけ	4	12	180
ペカン・フライ味つけ	4	11	180
へちま・果実・生	3	500	112
へちま・果実・ゆで	3	440	
ベニザケ・くん製（スモークサーモン）	2・B	50	60
ベニザケ・生	2・B	60	
ベニザケ・焼き	2・B	45	
べにばないんげん・全粒・乾	2	24	91
べにばないんげん・全粒・ゆで	2	65	
ペパーミント	4	26	
ベルモット・甘口タイプ	4	55	
ベルモット・辛口タイプ	4	70	
ほ			
ホイップクリーム・植物性脂肪	4	20	
ホイップクリーム・乳脂肪	4	19	176
ホイップクリーム・乳脂肪・植物性脂肪	4	19	
ほうじ茶・浸出液	4	—	
ホウボウ・生	2・B	65	
ほうれん草			

食品名	群別	1点実用値	ページ
葉・通年平均・生	3・緑	400	101
葉・通年平均・ゆで	3・緑	320	
葉・夏採り・生	3・緑	400	
葉・夏採り・ゆで	3・緑	320	
葉・冬採り・生	3・緑	400	
葉・冬採り・ゆで	3・緑	320	
葉・冷凍	3・緑	380	
ホースラディッシュ・根茎・生	3	100	
ボーロ・小粒	4	20	
ホキ・生	2・A	95	
干しうどん・乾	4	23	156
干しうどん・ゆで	4	65	158
干しエビ (加工品)	2・A	35	
干し沖縄そば・乾	4	23	
干し沖縄そば・ゆで	4	55	
干し柿	3	29	140
干しカレイ	2・A	70	
干ししいたけ (どんこ、香信)・乾	3	45	122
干ししいたけ (どんこ、香信)・ゆで	3	190	123
干しそば・乾	4	23	155
干しそば・ゆで	4	70	158
干し中華めん・乾	4	22	
干し中華めん・ゆで	4	55	
干しのり・あまのり	3	45	
干しひじき・ステンレス釜・乾	3	55	126
干しひじき・ステンレス釜・ゆで	3	800	
干しひじき・鉄釜・乾	3	55	
干しひじき・鉄釜・ゆで	3	800	
干しぶどう	3	27	139
ほそめこんぶ・素干し	3	55	

食品名	群別	1点実用値	ページ
ホタテガイ・貝柱・生	2・A	90	50
ホタテガイ・貝柱・煮干し	2・A	25	57
ホタテガイ・貝柱・水煮缶詰	2・A	85	61
ホタテガイ・生	2・A	110	53
ホタテガイ・水煮	2・A	80	
ホタルイカ・くん製	2・B	25	
ホタルイカ・つくだ煮	2・C	30	
ホタルイカ・生	2・B	95	
ホタルイカ・ゆで	2・B	75	50
ホッキガイ・生	2・B	110	53
ホッケ・塩ホッケ	2・B	65	
ホッケ・生	2・B	70	
ホッケ・開き干し	2・C	45	
ホットケーキ	4	30	
ポップコーン	4	17	187
ポテトコロッケ・フライ済み・冷凍	4	29	
ポテトコロッケ・フライ用・冷凍	4	50	
ポテトチップス	4	14	186
骨つきハム	2・C	35	
ホヤ・塩辛	2・B	110	
ホヤ・生	2・B	270	55
ボラ・からすみ	2・C	19	62
ボラ・生	2・B	65	
ボロニアソーセージ	2・C	30	
ほろほろちょう・肉・皮なし・生	2・A	75	79
ホワイトサボテン・生	3	110	
ホワイトソース	4	80	
ホワイトチョコレート	4	14	186
ぽんかん・砂じょう・生	3	200	
ほんしめじ・生	3	670	

食品名	群別	1点実用値	ページ
ほんしめじ・ゆで	3	500	
ぽん酢しょうゆ	4	170	
ホンマグロ→クロマグロ	2		
赤身・生	2・A	65	42
脂身・生	2・C	23	36
本みりん	4	35	
ホンモロコ・生	2・B	70	
ボンレスハム	2・B	70	
ま			
マーガリン・ソフトタイプマーガリン	4	10	174
マーガリン・ファットスプレッド	4	13	175
マアジ			
皮つき・生	2・B	65	42
皮つき・水煮	2・B	55	
皮つき・焼き	2・B	45	
皮なし・刺身	2・B	65	
小型・骨付き・生	2・B	65	
開き干し・生	2・B	50	59
開き干し・焼き	2・C	35	
マーボー豆腐の素	4	70	
マーマレード・オレンジ・バレンシア・高糖度	4	30	168
マーマレード・オレンジ・バレンシア・低糖度	4	40	169
まいたけ・乾	3	45	
まいたけ・生	3	530	121
まいたけ・ゆで	3	440	
マイワシ			
塩イワシ	2・C	50	
生	2・C	45	38
生干し	2・C	35	
丸干し	2・B	40	

食品名	群別	1点実用値	ページ
水煮	2・B	45	
みりん干し	2・C	24	
焼き	2・B	40	
マオタイ酒	4	25	
マカジキ・生	2・A	70	43
マカダミアナッツ・いり味つけ	4	11	180
まがも・肉・皮なし・生	2・A	65	78
マガレイ・生	2・A	85	46
マガレイ・水煮	2・A	75	
マガレイ・焼き	2・A	75	
マカロニ・スパゲティ・乾	4	21	154
マカロニ・スパゲティ・ゆで	4	50	157
巻きせんべい	4	20	189
マグロ			
味つけ缶詰・フレーク	2・B	60	
油漬缶詰・フレーク・ホワイト	2・C	28	
油漬缶詰・フレーク・ライト	2・C	30	
キハダ・生	2・A	75	
クロマグロ・生・赤身	2・A	65	42
クロマグロ・生・脂身	2・C	23	36
ビンナガマグロ・生	2・A	70	
水煮缶詰・フレーク・ホワイト	2・A	80	
水煮缶詰・フレーク・ライト	2・A	110	
ミナミマグロ・生・赤身	2・A	85	
ミナミマグロ・生・脂身	2・C	23	
メジマグロ・生	2・B	55	
メバチマグロ・生	2・A	75	44
まくわうり・黄肉種・生	3	250	
まくわうり・白肉種・生	3	250	
マコガレイ・生	2・A	85	45

食品名	群別	1点実用値	ページ
マゴチ・生	2・A	80	45
まこも・茎・生	3	380	110
まこんぶ (こんぶ)・素干し	3	55	125
マサバ・サバ節	2・A	22	
マサバ・生	2・C	30	37
マサバ・水煮	2・C	26	
マサバ・焼き	2・C	25	
マジェランアイナメ (メロ)・生	2・C	29	36
マシュマロ	4	25	193
マス			
カラフトマス・塩マス	2・B	50	
カラフトマス・生	2・B	50	
カラフトマス・水煮缶詰	2・B	50	
カラフトマス・焼き	2・B	40	
サクラマス・生	2・B	50	
サクラマス・焼き	2・C	35	
ニジマス・海面養殖・皮なし・刺身	2・C	40	
ニジマス・海面養殖・生	2・C	35	
ニジマス・海面養殖・焼き	2・C	30	
ニジマス・淡水養殖・生	2・B	65	43
マスノスケ (キングサーモン)・生	2・C	40	37
マスノスケ (キングサーモン)・焼き	2・C	30	
マスカルポーネチーズ	1	27	32
マスタード・粒入り	4	35	
マスタード・練り	4	45	
マスノスケ (キングサーモン)・生	2・C	40	37
マスノスケ (キングサーモン)・焼き	2・C	30	
マダイ・天然・生	2・B	55	41
マダイ・養殖・皮なし・刺身	2・B	55	
マダイ・養殖・生	2・C	45	

食品名	群別	1点実用値	ページ
マダイ・養殖・水煮	2・C	40	
マダイ・養殖・焼き	2・C	40	
マダコ・生	2・A	110	
マダコ・ゆで	2・A	80	50
マダラ・塩ダラ	2・A	120	
マダラ・白子	2・A	130	63
マダラ・でんぶ	2・C	29	57
マダラ・生	2・A	100	48
マダラ・干しダラ	2・A	25	57
マダラ・焼き	2・A	75	
まつ (種実)・いり	4	12	170
まつ (種実)・生	4	12	
松風	4	21	191
マッシュルーム・生	3	730	121
マッシュルーム・水煮缶詰	3	570	123
マッシュルーム・ゆで	3	500	
まつたけ・生	3	350	
抹茶	4	25	198
まつも・素干し	3	50	
マトン・もも・脂身つき・生	2・C	35	
マトン・ロース・脂身つき・焼き	2・C	22	
マトン・ロース・脂身つき・生	2・C	35	78
マナガツオ・生	2・C	45	38
マフグ・生	2・A	95	
豆きんとん	4	30	
豆みそ	4	35	
マヨネーズ・全卵型	4	11	177
マヨネーズタイプ調味料・低カロリータイプ	4	28	
マヨネーズ・卵黄型	4	12	177
マリネ液	4	120	

食品名	群別	1点実用値	ページ
マルアジ・生	2・B	55	
マルメロ・生	3	140	
マロングラッセ	4	25	193
マンゴー・生	3	130	131
マンゴスチン・生	3	120	
まんじゅう			
カステラまんじゅう	4	27	
くずまんじゅう	4	35	196
栗まんじゅう	4	26	
中華まんじゅう・あんまん	4	29	165
中華まんじゅう・肉まん	4	30	165
とうまんじゅう	4	27	
蒸しまんじゅう	4	30	195

み

食品名	群別	1点実用値	ページ
ミートソース	4	80	
ミートパイ	4	20	
ミートボール・冷凍	4	35	
身欠きニシン	2・C	35	57
みかん→温州みかん	3		
三島豆	4	19	188
水あめ・酵素糖化	4	24	
水あめ・酸糖化	4	24	168
水芋・球茎・生	3	70	
水芋・球茎・水煮	3	75	
みずかけ菜・塩漬	3	250	
みずかけ菜・葉・生	3・緑	320	
水菜 (京菜)・塩漬	3	300	
水菜 (京菜)・葉・生	3・緑	350	98
水菜 (京菜)・葉・ゆで	3・緑	360	
水ようかん	4	45	197

食品名	群別	1点実用値	ページ
みそ			
からし酢みそ	4	35	
減塩みそ	4	40	
ごまみそ	4	30	
米みそ・甘みそ	4	35	
米みそ・赤色辛みそ	4	45	208
米みそ・淡色辛みそ	4	40	208
酢みそ	4	35	
即席みそ・粉末タイプ	4	23	
即席みそ・ペーストタイプ	4	60	
だし入りみそ	4	40	
練りみそ	4	29	
豆みそ	4	35	
麦みそ	4	40	
みたらしのたれ	4	65	
みついしこんぶ・素干し	3	50	
みつば			
糸みつば・葉・生	3・緑	620	
糸みつば・葉・ゆで	3・緑	470	
切りみつば・葉・生	3・緑	440	
切りみつば・葉・ゆで	3・緑	500	
根みつば・葉・生	3・緑	400	
根みつば・葉・ゆで	3・緑	400	
ミナミダラ・生	2・A	110	
ミナミマグロ・赤身・生	2・A	85	
ミナミマグロ・脂身・生	2・C	23	
ミニキャロット・根・生	3・緑	250	95
ミニトマト・果実・生	3・緑	280	96
みぶ菜 (京菜)・葉・生	3・緑	530	102
みょうが・花穂・生	3	670	

食品名	群別	1点実用値	ページ
みょうがたけ・茎葉・生	3	1100	
みりん干し・カタクチイワシ	2・B	24	56
みりん干し・サンマ	2・C	20	
みりん干し・マイワシ	2・C	24	
みりん・本直し	4	45	
みりん・本みりん	4	35	
みりん風調味料	4	35	
ミルガイ・水管	2・A	100	53
ミルクココア	4	19	198
ミルクチョコレート	4	14	186

む

食品名	群別	1点実用値	ページ
無塩バター→食塩不使用バター	4	10	174
ムールガイ (イガイ)・生	2・B	110	
むかご・肉芽・生	3	85	
むかでのり・塩蔵・塩抜き	3	800	
麦こがし	4	20	
麦茶・浸出液	4	8000	
麦みそ	4	40	
麦らくがん	4	20	189
蒸しかまぼこ	2・B	85	65
蒸し大豆・黄大豆	2	40	87
蒸し中華めん	4	40	156
蒸しまんじゅう	4	30	195
蒸しようかん	4	35	
ムツ・生	2・C	40	37
ムツ・水煮	2・B	45	
無糖練乳	1	55	29
むらさき芋・皮むき	3	60	128
ムロアジ・くさや	2・A	35	
ムロアジ・生	2・B	50	

食品名	群別	1点実用値	ページ
ムロアジ・開き干し	2・B	50	
ムロアジ・焼き	2・B	45	
め			
メープルシロップ	4	30	169
メカジキ・生	2・C	50	39
めかぶわかめ・生	3	730	
芽キャベツ・結球葉・生	3・緑	160	92
芽キャベツ・結球葉・ゆで	3・緑	160	
メゴチ・生	2・A	110	49
目刺し・生	2・C	30	57
目刺し・焼き	2・C	35	
めし→ごはん	4		
メジナ・生	2・B	65	43
メジマグロ・生	2・B	55	
めだて・芽ばえ・生	3・緑	190	
メバチマグロ・生	2・A	75	44
メバル・生	2・B	75	44
めふん・シロサケ	2・A	100	
メルルーサ・生	2・C	29	36
メロ(マジェランアイナメ)・生	2・C	29	36
メロン・温室メロン・生	3	190	134
メロン・露地メロン・赤肉種・生	3	190	
メロン・露地メロン・緑肉腫・生	3	190	134
メロンパン	4	22	164
綿実油	4	9	173
めんたいこ→カラシメンタイコ	2・B	65	63
メンチカツ・フライ済み・冷凍	4	26	
メンチカツ・フライ用・冷凍	4	40	
めんつゆ・三倍濃厚	4	80	209
めんつゆ・ストレート	4	180	210

食品名	群別	1点実用値	ページ
めんま・塩蔵・塩抜き	3	420	
めんよう→マトン、ラム	2		
も			
モガイ・味つけ缶詰	2・C	60	
もずく・塩蔵・塩抜き	3	2000	
もち	4	35	146
もち米・精白米・ごはん	4	40	144
モッツァレラチーズ	1	29	33
もなか	4	28	194
もめん豆腐	2	110	88
もも・30%果汁入り飲料(ネクター)	4	170	200
もも・黄肉種・缶詰・果肉	4	95	
もも・白肉種・缶詰・液汁	4	100	
もも・白肉種・缶詰・果肉	4	95	182
もも・生	3	200	135
もやし			
アルファルファもやし・生	3	670	115
大豆もやし・生	3	220	107
大豆もやし・ゆで	3	240	
ブラックマッペもやし・生	3	530	114
ブラックマッペもやし・ゆで	3	620	
緑豆もやし・生	3	570	114
緑豆もやし・ゆで	3	670	
守口漬	3	45	
もろこし・玄穀	4	23	
もろこし・精白粒	4	22	153
もろこしらくがん	4	21	190
モロヘイヤ・茎葉・生	3・緑	210	93
モロヘイヤ・茎葉・ゆで	3・緑	320	

食品名	群別	1点実用値	ページ
ヤーコン・塊根・水煮	3	180	
ヤーコン・塊根・生	3	150	
焼きおにぎり	4	45	147
焼き竹輪	2・C	65	64
焼き豆腐	2	90	88
焼き鳥・缶詰	2・C	45	83
焼き鳥のたれ	4	60	
焼き肉のたれ	4	45	
焼き抜きかまぼこ	2・B	80	
焼きのり・あまのり	3	45	124
焼き麩			
板麩	4	21	160
釜焼き麩(小町麩)	4	21	160
車麩	4	21	160
焼きぶた	2・C	45	83
やぎ・肉・赤肉・生	2・A	75	
やぎチーズ(シェーブル)	1	27	32
やぎ乳	1	130	
薬味酒	4	45	
やし油	4	9	173
ハツ頭・球茎・生	3	80	
ハツ頭・球茎・水煮	3	85	
八つ橋	4	20	189
ヤツメウナギ・生	2・C	29	
ヤツメウナギ・干しヤツメ	2・C	16	
やなぎまつたけ・生	3	620	
山芋			
ながいも・いちょう芋・塊根・生	3	75	128
長芋・塊根・生	3	120	129
長芋・塊根・水煮	3	140	

食品名	群別	1点実用値	ページ
ながいも・やまといも・塊根・生	3	65	
山うど・茎・生	3	420	110
山ごぼう・みそ漬	3	110	
ヤマメ・養殖・生	2・B	65	
やまもも・生	3	180	
ヤリイカ・生	2・A	95	52
ヤングコーン・幼雌穂・生	3	280	108
ゆ			
有塩バター	4	11	175
ゆし豆腐	2	160	89
ゆず・果汁・生	3	380	131
ゆず・果皮・生	3	140	131
ゆずこしょう	4	160	
輸入牛肉→うし・輸入牛肉	2		
湯葉・生	2	35	86
湯葉・干し・乾	2	15	84
湯葉・干し・湯戻し	2	50	
ゆべし	4	24	192
ゆりね・りん茎・生	3	65	
ゆりね・りん茎・ゆで	3	65	
よ			
ようかん・練りようかん	4	27	194
ようかん・水ようかん	4	45	197
ようかん・蒸しようかん	4	35	
ようさい（空心菜）・茎葉・生	3・緑	470	
ようさい（空心菜）・茎葉・ゆで	3・緑	380	
洋風だし	4	1300	
ヨーグルト・全脂無糖	1	130	30
ヨーグルト・脱脂加糖	1	120	29
ヨーグルト・低脂肪無糖	1	180	30

食品名	群別	1点実用値	ページ
ヨーグルト・ドリンクタイプ・加糖	1	120	29
ヨーグルト・無脂肪無糖	1	190	30
ヨシキリザメ・生	2・A	95	
よめ菜・葉・生	3・緑	170	
よもぎ・葉・生	3・緑	170	
よもぎ・葉・ゆで	3・緑	190	
ら			
ラード（豚脂）	4	9	174
ラー油	4	9	
ライチー・生	3	130	130
らい豆・全粒・乾	2	23	
ライム・果汁・生	3	300	
ライ麦粉	4	23	151
ライ麦・全粒粉	4	24	151
ライ麦パン	4	30	163
らかん	4	21	190
ラクトアイス・低脂肪	4	75	185
ラクトアイス・普通脂肪	4	35	184
ラズベリー・生	3	200	135
落花生・いり・大粒種	4	14	171
落花生・いり・小粒種	4	14	
落花生・乾・大粒種	4	14	
落花生・乾・小粒種	4	14	
落花生・未熟豆・生	3	27	
落花生・未熟豆・ゆで	3	28	
落花生油	4	9	173
らっきょう・甘酢漬	3	70	116
らっきょう・りん茎・生	3	70	
ラム（蒸留酒類）	4	35	204
ラム（羊肉）・かた・脂身つき・生	2・C	35	

食品名	群別	1点実用値	ページ
ラム（羊肉）・もも・脂身つき・生	2・C	40	
ラム（羊肉）・ロース・脂身つき・生	2・C	26	78
ラムネ	4	21	
り			
リーキ・りん茎葉・生	3	280	108
リーキ・りん茎葉・ゆで	3	290	
リーフパイ	4	14	186
リーフレタス・葉・生	3・緑	500	102
リオナソーセージ	2・C	40	
リコッタチーズ	1	50	33
利尻こんぶ・素干し	3	60	
リモネン	3	28	
緑豆・全粒・乾	2	23	90
緑豆・全粒・ゆで	2	60	
緑豆はるさめ・乾	4	22	155
緑豆はるさめ・ゆで	4	95	159
緑豆もやし・生	3	570	114
緑豆もやし・ゆで	3	670	
りんご			
果実飲料・30％果汁入り飲料	4	170	200
果実飲料・50％果汁入り飲料	4	170	
果実飲料・ストレートジュース	4	180	201
果実飲料・濃縮還元ジュース	4	190	201
皮つき・生	3	130	131
皮むき・生	3	140	
缶詰	4	95	
りんごジャム	4	40	169
りんご酢	4	310	
る			
ルッコラ・葉・生	3・緑	420	

食品名	群別	1点実用値	ページ
ルバーブ・葉柄・生	3	330	109
ルバーブ・葉柄・ゆで	3	440	
れ			
レアチーズケーキ	4	22	192
冷めん・生	4	30	
レタス・サンチュ・葉・生	3・緑	530	
レタス・水耕栽培・結球葉・生	3・緑	570	
レタス・土耕栽培・結球葉・生	3	670	115
レッドキャベツ・結球葉・生	3	270	107
レバーソーセージ	2・C	22	
レバーペースト	2・C	21	80
レモン・果汁・生	3	310	
レモン・全果・生	3	150	132
れんこん・根茎・生	3	120	105
れんこん・根茎・ゆで	3	120	
レンズ豆・全粒・乾	2	23	90
練乳・加糖練乳	1	24	29
練乳・無糖練乳	1	55	29
ろ			
ローストビーフ	2・C	40	82
ロースハム	2・C	40	82
ロースベーコン	2・C	40	
ローメインレタス	3	470	
ロールパン	4	25	162
ろくじょう豆腐	2	23	
ロシアケーキ	4	16	187
ロメインレタス(コスレタス)・葉・生	3	470	112
わ			
ワイン・赤	4	110	206
ワイン・白	4	110	206

食品名	群別	1点実用値	ページ
ワイン・ロゼ	4	100	206
ワカサギ・あめ煮	2・C	26	
ワカサギ・つくだ煮	2・C	25	
ワカサギ・生	2・A	100	49
若鶏→にわとり・若鶏	2		
わかめ			
乾燥わかめ・板わかめ	3	60	
乾燥わかめ・素干し	3	70	
乾燥わかめ・素干し・水もどし	3	470	
乾燥わかめ・灰干し・水もどし	3	1100	
くきわかめ・湯通し塩蔵・塩抜き	3	530	
原藻・生	3	500	
めかぶわかめ・生	3	730	
湯通し塩蔵・塩抜き	3	730	127
和牛肉→うし・和牛肉	2		
わけぎ・葉・生	3・緑	270	95
わけぎ・葉・ゆで	3・緑	280	
わさび・粉・からし粉入り	4	21	
わさび・根茎・生	3	90	
わさび漬	3	55	
わさび・練り	4	30	
和三盆糖	4	21	167
ワッフル・カスタードクリーム入り	4	30	195
ワッフル・ジャム入り	4	28	
和風スタイル即席カップめん・油揚げ	4	18	
和風ドレッシング	4	40	177
和風ドレッシングタイプ調味料	4	100	210
わらび・生わらび・生	3	380	
わらび・生わらび・ゆで	3	530	
わらび・干しわらび・乾	3	29	

標準計量カップ・スプーンによる重量表(g) 実測値

食品名	小さじ(5mℓ)	大さじ(15mℓ)	カップ(200mℓ)
水・酒・酢	5	15	200
あら塩(並塩)	5	15	180
食塩・精製塩	6	18	240
しょうゆ(濃い口・うす口)	6	18	230
みそ(淡色辛みそ)	6	18	230
みそ(赤色辛みそ)	6	18	230
みりん	6	18	230
砂糖(上白糖)	3	9	130
グラニュー糖	4	12	180
はちみつ	7	21	280
メープルシロップ	7	21	280
ジャム	7	21	250
油・バター	4	12	180
ラード	4	12	170
ショートニング	4	12	160
生クリーム	5	15	200
マヨネーズ	4	12	190
ドレッシング	5	15	—

食品名	小さじ(5mℓ)	大さじ(15mℓ)	カップ(200mℓ)
牛乳(普通牛乳)	5	15	210
ヨーグルト	5	15	210
脱脂粉乳	2	6	90
粉チーズ	2	6	90
トマトピュレ	6	18	230
トマトケチャップ	6	18	240
ウスターソース	6	18	240
中濃ソース	7	21	250
わさび(練り)	5	15	—
からし(練り)	5	15	—
粒マスタード	5	15	—
カレー粉	2	6	—
豆板醤・甜麺醤	7	21	—
コチュジャン	7	21	—
オイスターソース	6	18	—
ナンプラー	6	18	—
めんつゆ(ストレート)	6	18	230
めんつゆ(3倍希釈)	7	21	240
ポン酢しょうゆ	6	18	—
焼き肉のたれ	6	18	—
顆粒だしのもと(和洋中)	3	9	—

食品名	小さじ(5mℓ)	大さじ(15mℓ)	カップ(200mℓ)
小麦粉(薄力粉・強力粉)	3	9	110
小麦粉(全粒粉)	3	9	100
米粉	3	9	100
かたくり粉	3	9	130
上新粉	3	9	130
コーンスターチ	2	6	100
ベーキングパウダー	4	12	—
重曹	4	12	—
パン粉・生パン粉	1	3	40
すりごま・いりごま	2	6	—
練りごま	6	18	—
粉ゼラチン	3	9	—
煎茶・番茶・紅茶(茶葉)	2	6	—
抹茶	2	6	—
レギュラーコーヒー	2	6	—
ココア(純ココア)	2	6	—
米(胚芽精米・精白米・玄米)	—	—	170
米(もち米)	—	—	175
米(無洗米)	—	—	180

- あら塩(並塩) ミニスプーン(1mℓ) = 1.0g
- 食塩・精製塩 ミニスプーン(1mℓ) = 1.2g
- しょうゆ ミニスプーン(1mℓ) = 1.2g

- 胚芽精米・精白米・玄米 1合(180mℓ) = 150g
- もち米 1合(180mℓ) = 155g
- 無洗米 1合(180mℓ) = 160g

2017年1月改訂

> おすすめ！

女子栄養大学出版部の本

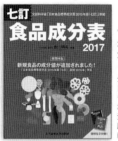

七訂食品成分表 年度版
定価 本体1400円(税別)
ＡＢ判

外表紙をとりはずすと「本表編」と「資料編」の2冊に分けることができます。本表編には「日本食品標準成分表2015年版(七訂)」を、資料編には「アミノ酸成分表」「脂肪酸成分表」「炭水化物成分表」ほかを収載。

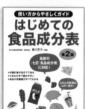

はじめての食品成分表 第2版
定価 本体1000円(税別)
A5判

食品成分表をどなたでも手軽に利用できるよう、食品名は一般になじみのある名称にし、栄養素は日常の食事管理で必要な18種類に厳選。大きな文字も特徴です。

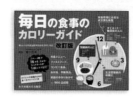

毎日の食事の カロリーガイド 改訂版
定価 本体1700円(税別)
A5横判

外食やファストフード、市販食品などに加え、家庭の手作りおかずなど約900点を収載。カロリーガイドの決定版です。

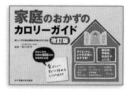

家庭のおかずの カロリーガイド 改訂版
定価 本体1700円(税別)
A5横判

4つの食品群それぞれの食材をさまざまな料理に展開し、カロリーの違いを示します。掲載料理約600品のレシピと詳細な栄養成分値つき。

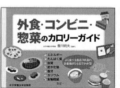

外食・コンビニ・惣菜の カロリーガイド
定価 本体1400円(税別)
A5横判

外食や市販食品など約740点の栄養成分値を掲載。外食、コンビニ弁当、デパ地下食品などをよく利用する人は必携です。

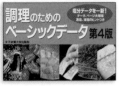

調理のための
ベーシックデータ　第4版

定価　本体 1800 円（税別）　A5横判

揚げ物の吸油率、乾物のもどし率、食品の廃棄率、野菜の調理前後のビタミン変化など、献立作成や栄養価計算をするのに不可欠なデータが満載。

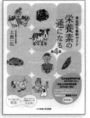

栄養素の通になる
第4版

定価　本体 1800 円（税別）
A5判

栄養素の基礎知識をわかりやすく紹介した解説書。栄養素のエピソードを集めた豆知識も充実し、「あの情報はホント!?」と迷ったときにもおすすめします。

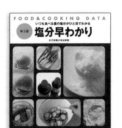

エネルギー早わかり
第4版

定価　本体 1400 円（税別）
B5判変型

身近な食品約 860 点のエネルギーを写真とともに紹介。調理法による変化や外食のエネルギーなども収載し、コントロール術が身につく1冊に。

塩分早わかり
第3版

定価　本体 1400 円（税別）
B5判変型

ふだん食べている食品や料理にどのくらい塩分が含まれるかがひと目でわかります。「減塩商品」も多数掲載。減塩に役立つアドバイスも充実しています。

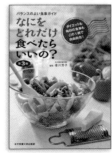

なにをどれだけ
食べたらいいの？
第3版

定価　本体 1000 円（税別）
B5判

女子栄養大学が提唱する「バランスのよい食事法」の解説本。1日1600kcal の献立を基本に、エネルギーやコレステロール、食塩相当量を減らすくふうも紹介します。

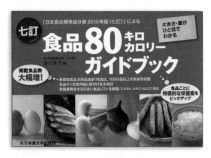

七訂
食品 80 キロカロリー ガイドブック
定価　本体 1500 円（税別）A5横判

本書の内容がA5横判に拡大され、食品の量や大きさが見やすい一冊。さらに、ミネラルやビタミン、コレステロールなど 27 項目の栄養素別に含有量の多い食品リストがついています。

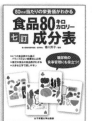

七訂
食品 80 キロカロリー 成分表
定価　本体 1100 円（税別）
A5判

「日本食品標準成分表 2015 年版（七訂）」の 100 g あたりの成分値を、1点（= 80kcal）実用値あたりに換算。栄養成分値を 16 種類に絞り、文字を大きく見やすくしました。

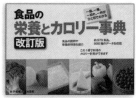

食品の栄養とカロリー事典 改訂版
定価　本体 1500 円（税別）A5横判

食品の1個、1尾、1切れなどわかりやすい単位での栄養データや食品の栄養的特徴を紹介。一般のかた、栄養士さん、どちらにも使いやすい栄養事典です。